U0320140

孕产妇怎么吃

——孕育完美宝贝的营养方案

马方 编著
北京协和医院营养科主任
中华医学会北京分会临床营养专业委员

中国轻工业出版社

邂逅这本书是在　　　　年　　月　　日，在　　　　　（城市）的　　　　　书店。

写给自己

纪录下自己买这本书时的美丽孕事和温馨心情吧！

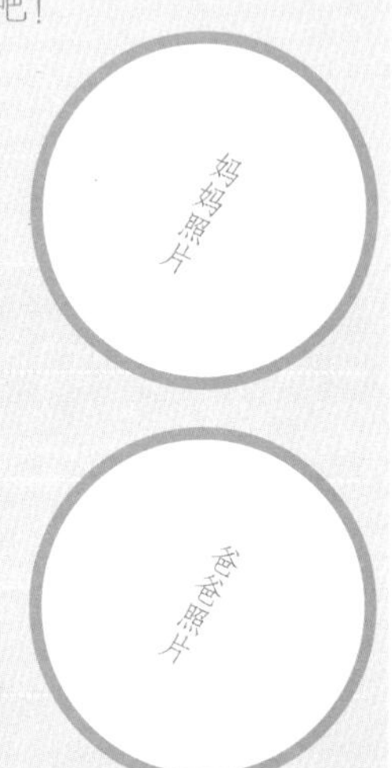

写给宝宝

我的宝贝，许多奇迹，因为有你，就会存在！

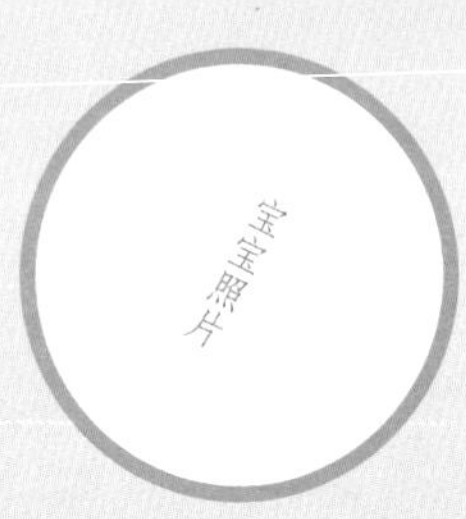

宝宝啊！陪着你慢慢长大，是一件多么幸福的事！

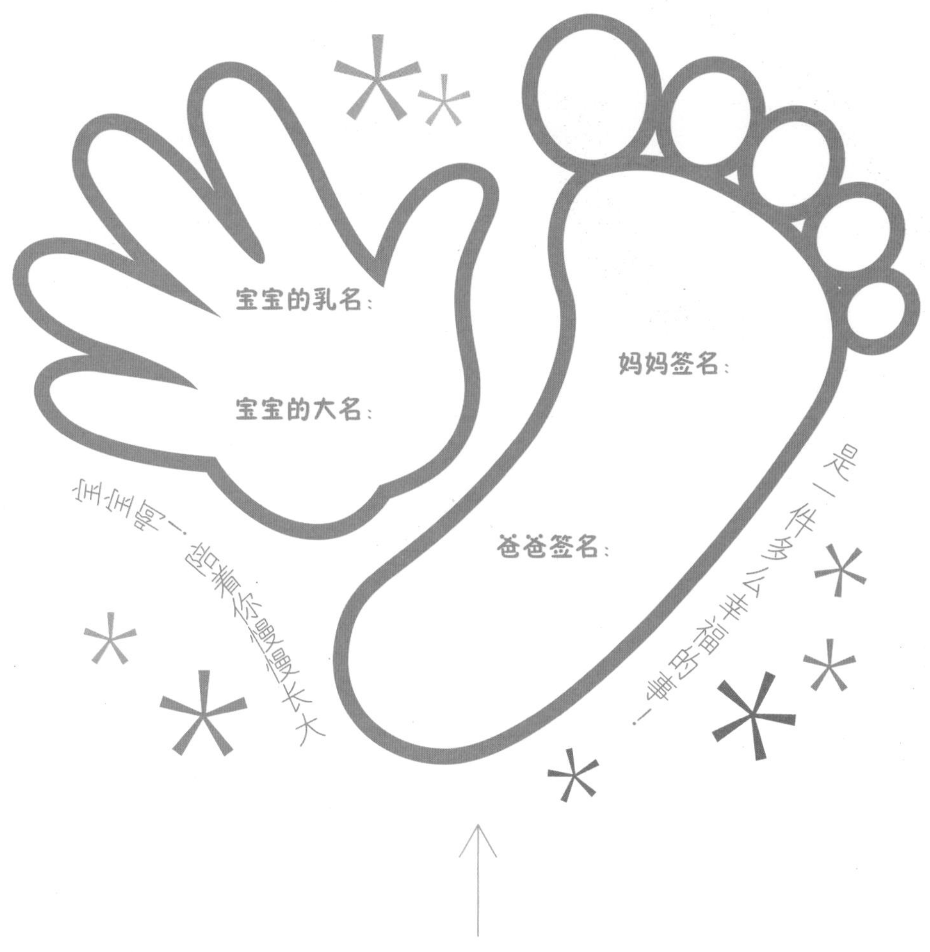

在这里盖上宝宝的小手印和小脚印吧，

许多年后，

在宝宝的成人礼上，

这会是一件意义非凡的礼物呢！

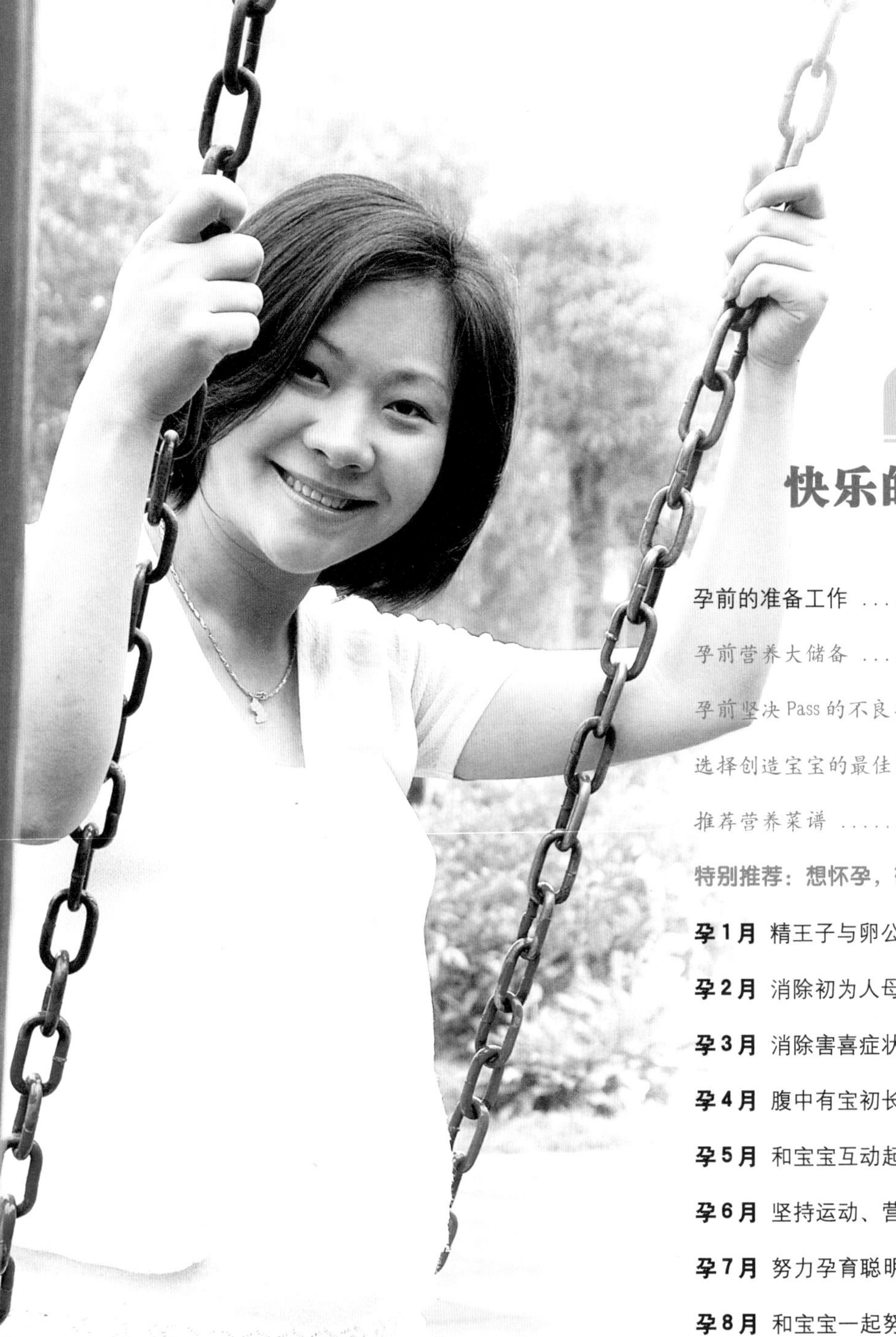

目录

*| Part 1 |

快乐的孕期生活

* | *Part* **2** |

大受好评的孕期26种营养速报

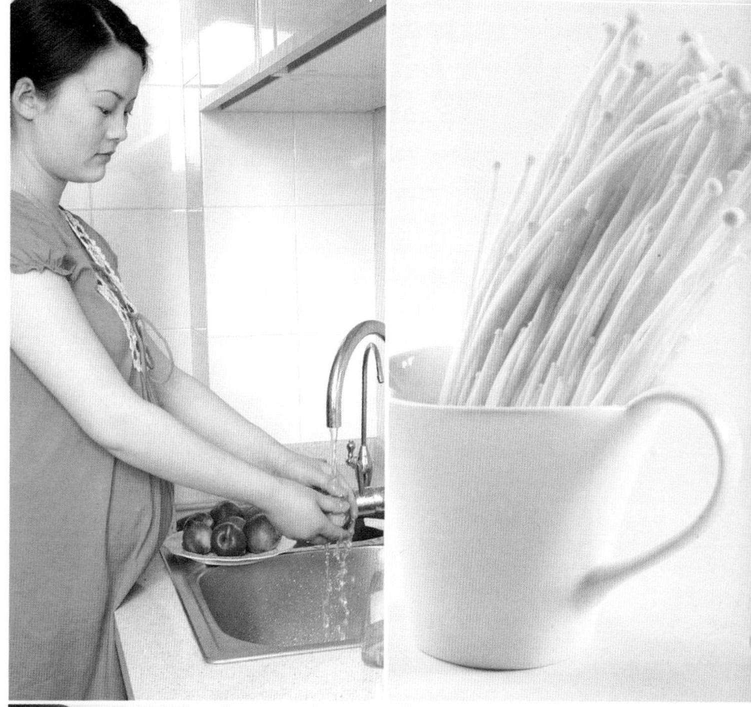

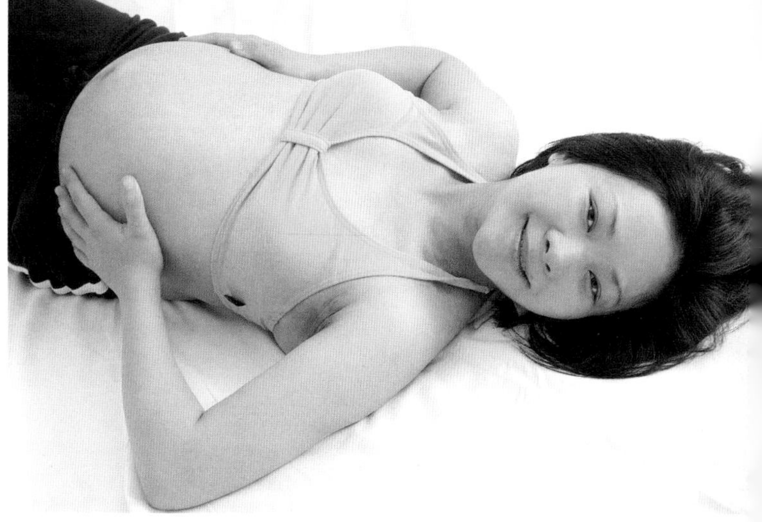

* | Part 3 |

缓解孕期不适的营养膳食

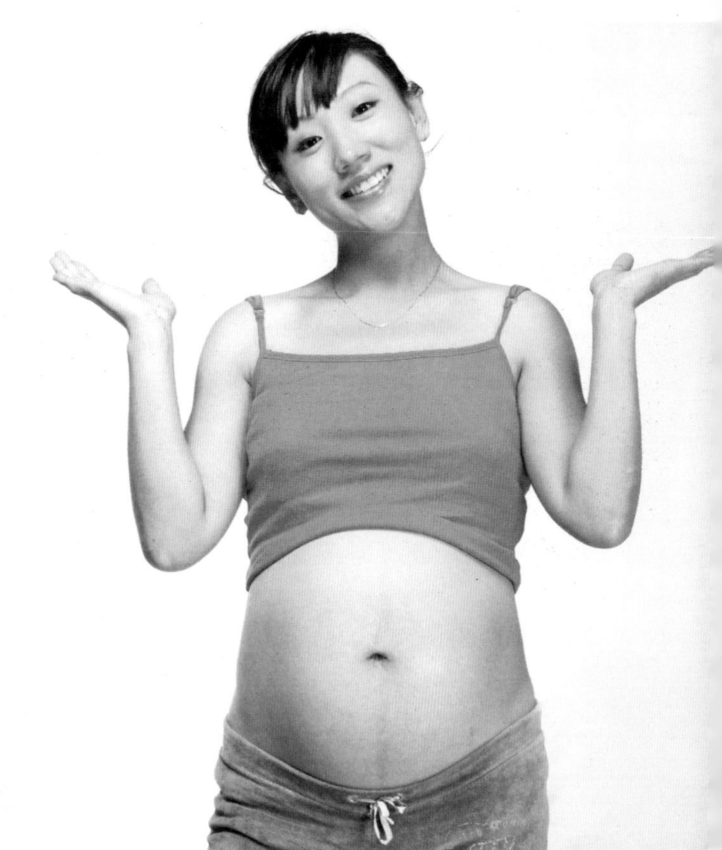

Part 4

新妈妈的月子调理方案

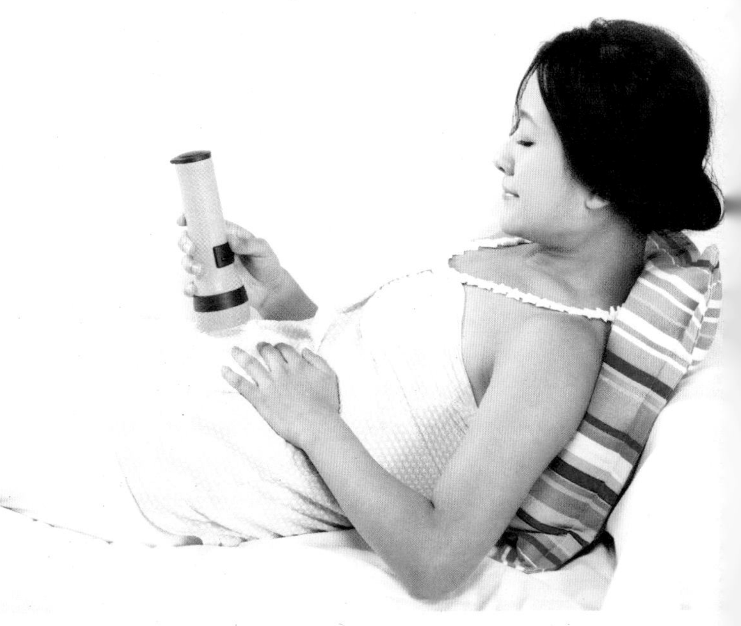

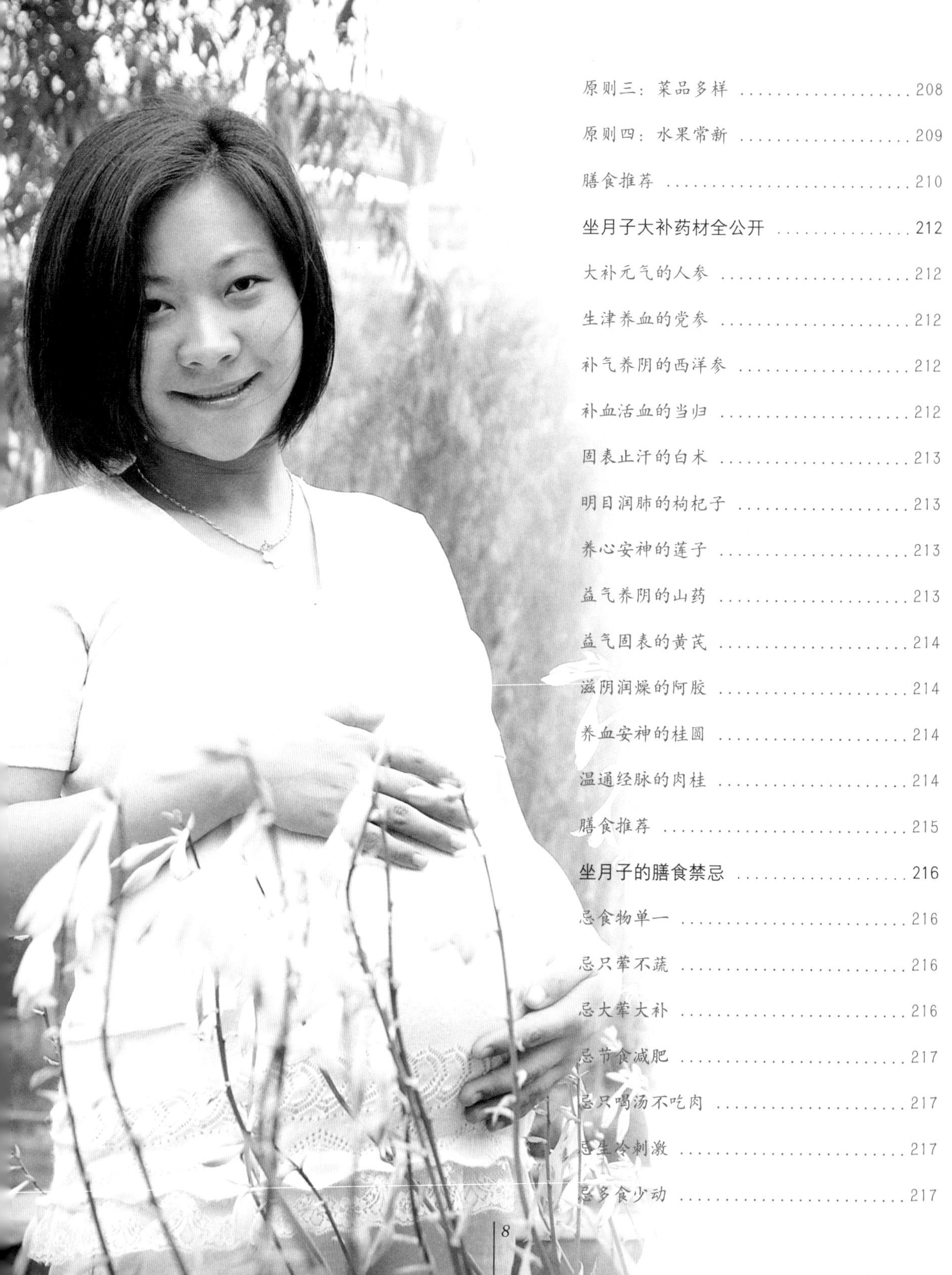

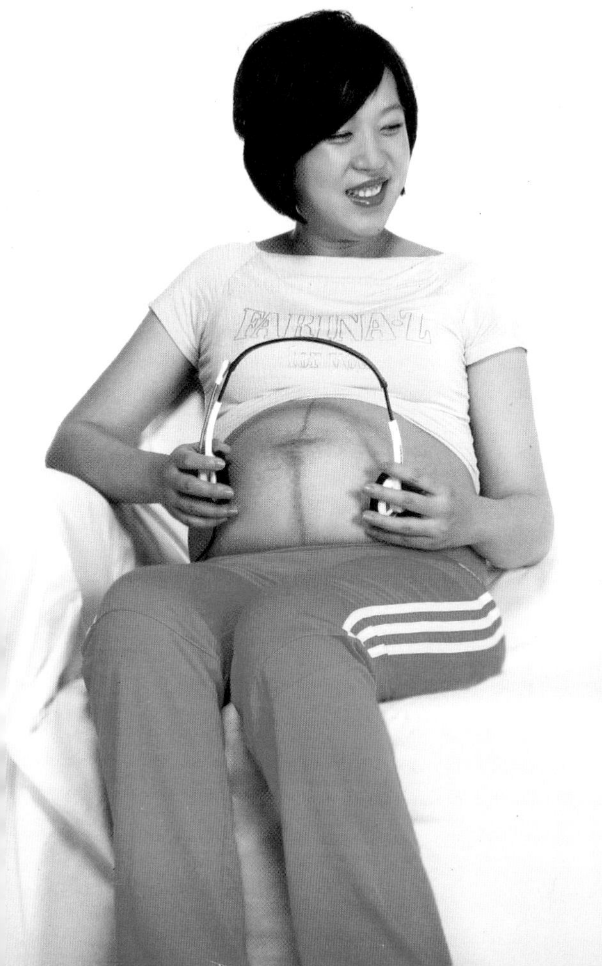

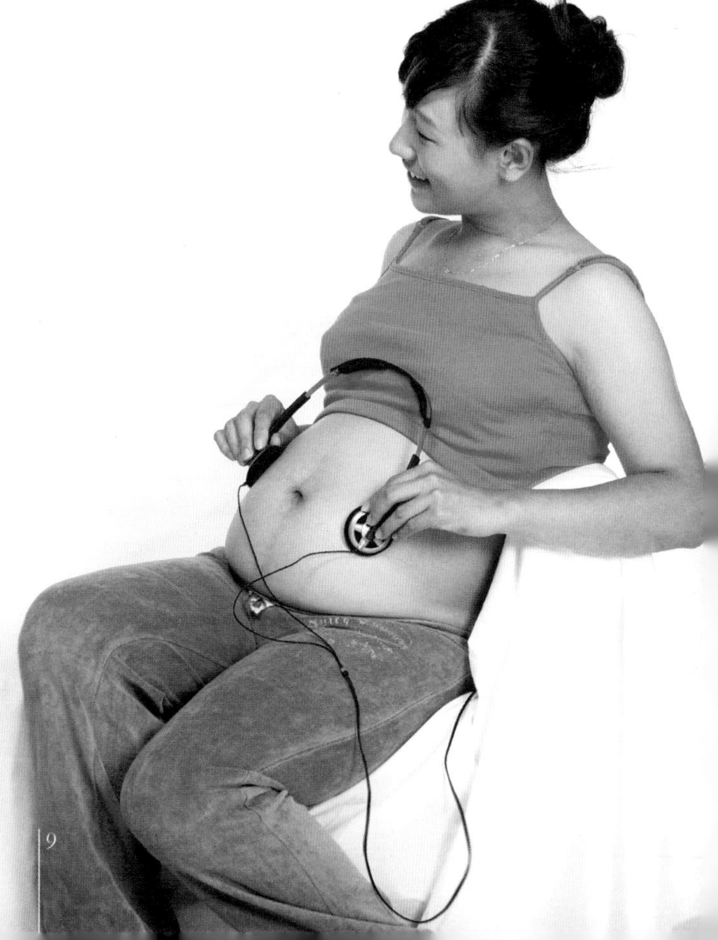

Part 1

Part 1

快乐的孕期生活

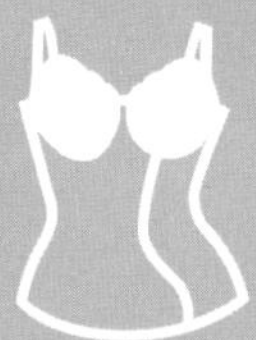

发现自己怀孕是什么时候呢?
想着肚子中有了另一个生命,
是不是有一丝不安呢?
本章将会和你一起见证胎宝宝的成长,
教你如何让胎宝宝健康地长大!

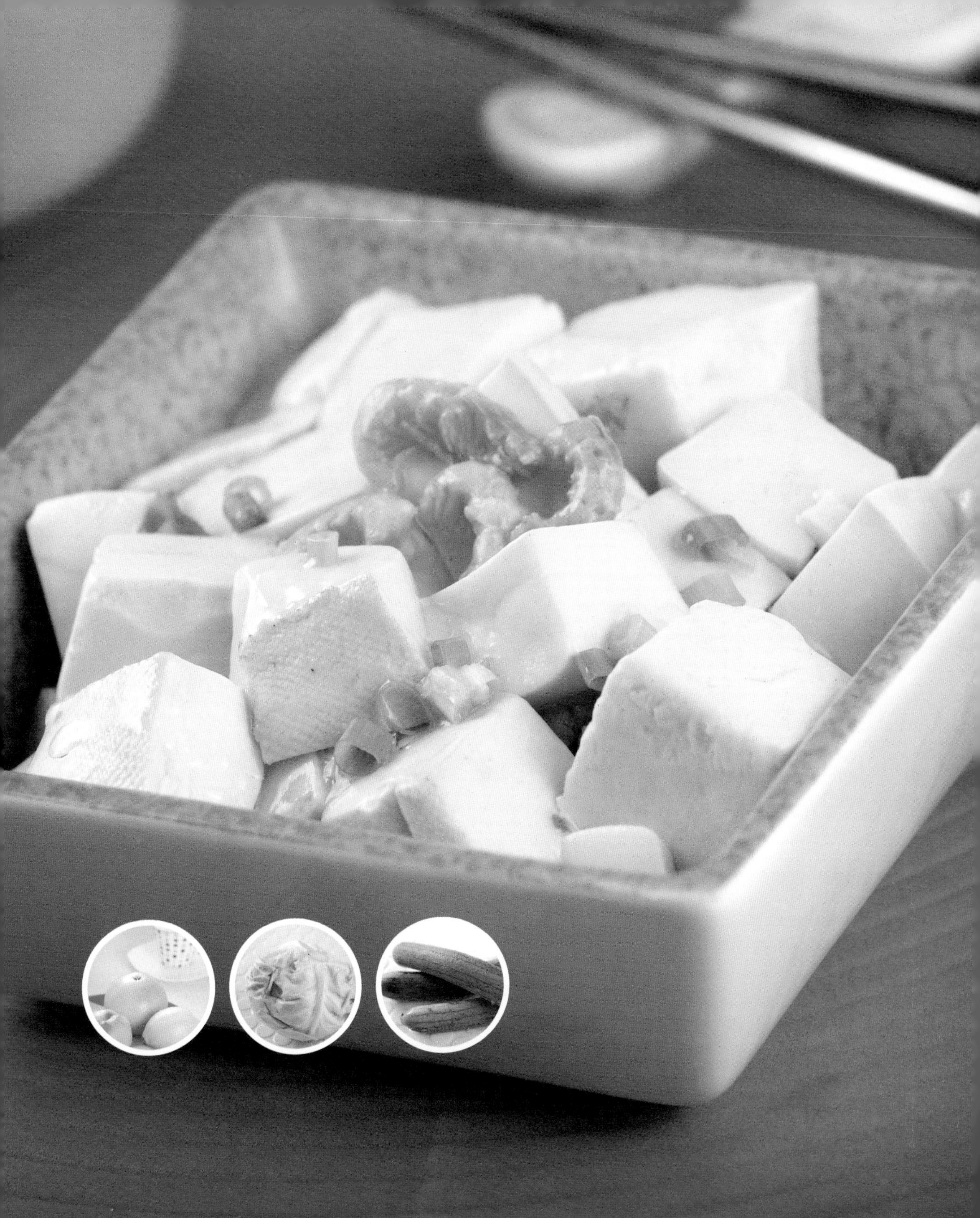

孕前的准备工作

怀孕对于女性来说，是生命中最神奇的一段旅程，它让人参与了创造生命的过程。有很多准妈妈当知道自己怀孕时，往往已经怀孕一两个月了，这对胎宝宝是不利的。准妈妈只有清楚地了解怀孕的过程，并预先做好准备，才能舒服地度过孕期，并拥有一个健康又聪明的宝宝。

孕前营养大储备

很多女性都是知道自己怀孕后，才开始注意饮食的选择和营养的补充，希望吃得好些，妈妈健康，胎宝宝正常发育。但只重视怀孕后的饮食是不够的，对于孕前的饮食也不可忽视。

营养储备的重要性

其实夫妇在准备要宝宝前，就应该做好怀孕前的相关准备工作，如保持身体健康无疾病，不能有营养缺乏症等。尤其是准备怀孕的女性更不可缺乏营养，切忌偏食、挑食或节食，以免造成某些营养素的缺乏，给怀孕带来麻烦，甚至是危害。所以准备做妈妈的女性在孕前补充营养很重要。

女性孕前营养不足会造成的危害主要有两方面：一方面可导致不孕；另一方面，女性孕前营养不足有可能导致胎宝宝缺乏营养。此外，孕前营养不良的女性，还可能造成乳腺发育不良，产后泌乳不足，直接影响新生儿的喂养。

另外，平时营养不良的女性体质必然不好。即使孕后加强了营养，但由于胎宝宝的需求，孕妈妈的体质不可能有明显的增强。因此，往往不易承受怀孕和分娩期间大量的体内消耗，致使分娩时产力弱、子宫收缩无力产程延长，甚至造成难产，给妈妈、新生儿带来危险。

所以，为了能生一个健康聪明的宝宝，夫妻在想要宝宝的适当时候，就必须做好各方面的准备，提前加强营养是最关键的一步。

孕前如何储备营养

具体从什么时候开始进行营养储备，储备多少营养，储备哪些营养素比较好呢？

这也要因人而异。一般来说，到怀孕时能达到比一般情况下稍好一些即可。一般情况下，在准备怀孕前3个月就要开始多吃瘦肉、蛋类、鱼虾、动物肝脏、豆类及豆制品、海产品、新鲜蔬菜、时令水果等，同时还需主副食合理搭配，并且要多样化。饮食上不偏食、不挑食，也不要依赖滋补品进补。由于怀孕初期的早孕反应会大大影响准妈妈进食量，为减少早孕反应造成身体的营养损失，女性在孕前要多吃一些身体储存量较少的营养素，如富含叶酸、锌、铁、钙等的食物，为早期胚胎正常发育打下物质基础。男性则要多吃鳝鱼、泥鳅、鸽子、牡蛎、韭菜等富含锌和氨基酸的补肾壮阳食物，因为它们有助于形成优质的精子。

* 孕前坚决Pass的不良习惯

日常生活中的一些不良习惯会直接影响未来宝宝的健康，因此，有些不良习惯在孕前就一定要戒除。

□ 孕前夫妻双方应戒烟

在夫妻计划要宝宝之前，丈夫不可吸烟，因为香烟中的有害物质会通过吸烟者的血液循环进入生殖系统，可使精子发生变异，即染色体和遗传基因发生异变。有人检测120名1年以上烟龄男子的精液，发现每天吸烟30支以上者，精子的畸形率超过20%，烟龄越长，吸烟量越大，精子的数量越少，精子的畸形率也越高，精子的活动能力也越低。

精液中精子数量的减少与新生儿先天性缺陷有直接关系，因为当精液中精子数量减少时，染色体发生畸变的可能性显著增加。精液中如果精子大量减少，便会形成男性不育症。

吸烟男子在尼古丁等有害物质的刺激下，精子所需要的适宜的内环境遭到破坏，使精子发育不良、畸形或有缺陷的精子生成较多，结果会增加流产、死胎和早产的发生率，或者使宝宝出现形态功能等方面的缺陷。所以，孕前夫妇均应戒烟。

□ 孕前夫妻双方都要慎用药物

孕前3个月内夫妻用药都需慎重，包括不要使用含雌激素的护肤品。通常，人们对女性使用药物还挺慎重，而对男性用药却不太在意，尤其是在怀孕前。然而，不少药物对于男性的精子也有很大的损害。正常情况下，睾丸组织与流经睾丸的血液之间有一个血睾屏障，很多药物能通过血睾屏障影响精卵结合，如吗啡、氯丙嗪、红霉素、利福平、解热止痛药、环丙沙星、大量阿司匹林、维生素E等也有类似抑制生精的作用；利血平、5－羟色胺等能抑制间脑－垂体系统，间接抑制生精过程；食物中的防腐剂、过氧化氢等也会对精子产生毒性。

此外，睾丸中含有药液的精液，也可通过性生活进入阴道，经阴道黏膜吸收后进入血液循环影响受精卵，会使低体重儿及畸形儿的发生率增高。

□ 孕前夫妻双方需戒酒

酒的主要成分是乙醇，当乙醇被胃、肠吸收进入血液并运行到全身以后，只有少量通过汗、尿等形式排出体外，其余大部分由肝脏代谢。肝脏首先把乙醇转化为乙醛，进而变成醋酸被利用，但这种功能是有限的。所以，随着饮酒量的增加，血液中的乙醇浓度也随之增大，对身体的损害作用也相应增大。乙醇在体内达到一定浓度时，对大脑、心脏、肝脏、生殖系统都有危害。

乙醇可使生殖细胞受到损害，使受精卵不健全。酒后受孕，可能会造成胎宝宝发育迟缓，出生后智力低下。因此，为了使后代健康成长，发育正常，孕前和孕期千万不可饮酒。

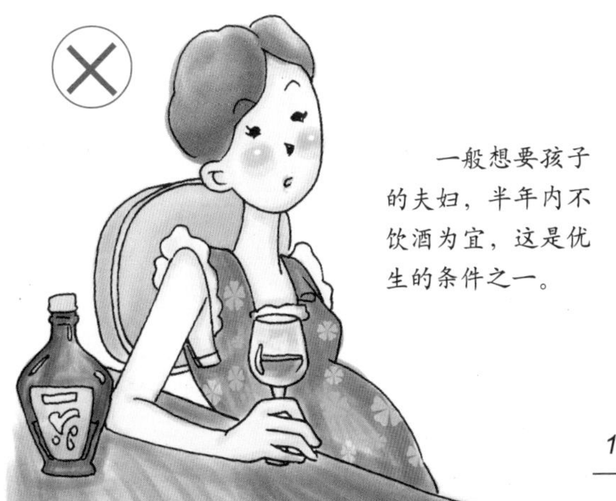

一般想要孩子的夫妇，半年内不饮酒为宜，这是优生的条件之一。

选择创造宝宝的最佳条件

最佳生育年龄

现在很多人都选择晚婚晚育，晚婚晚育会不会造成难产?会不会影响后代的智力发育或使后代体质下降？什么年龄生育最合适?

妇产科临床经验证明，分娩是否顺利主要取决于产力、产道和胎宝宝三个方面，年龄虽有一定影响，但不起直接作用。产力是指子宫收缩力，最主要的产力异常是指子宫收缩乏力；产道包括骨产道和软产道，产道异常主要是指骨盆狭窄；至于胎宝宝方面，胎宝宝的大小与胎宝宝在子宫里的位置起决定性作用。有科学实验证明，子宫收缩力在20～30岁间无明显差异，以后随着年龄的增长而递减。产道方面骨盆的变化不显著，然而35岁以后骨盆韧带松弛、骨盆底和会阴肌肉的弹性有所减弱。胎宝宝位置与年龄无关，但胎宝宝大小却有随年龄增长而减小的倾向。从优生角度来看，过晚生育，特别是超过35岁，后代的体质和智力可能较差，先天性畸形的发生率和围产儿死亡率也会增高。

国家提倡晚婚晚育，并不是鼓励越晚越好，一般认为25～29岁是最适合的生育年龄，不但不会增加难产率及影响后代的健康和智力，而且对个人、家庭和国家都有利。

结婚后何时生第一个宝宝好呢?由于夫妻双方的年龄、经济状况、身体状况等情况不同，当然应该因人而异。当然，这些条件当中最重要的是妻子的年龄。

女性的年龄直接关系到胎宝宝及分娩情况。因此，女性在身体最健壮的25～26岁时生第一胎是比较理想的，如果做不到，最好争取在30岁前生第一胎。

受孕的最佳季节

孕前及孕期的营养补充与季节的关系极为密切。专家们普遍认为，从营养供给的角度来看，受孕的最佳时间应是夏末秋初的7～9月份。因为这个时期正是蔬菜、瓜果的收获季节，特别是在农村，粮食、鸡、鱼、肉、蛋等更加充足，有利于孕妈妈摄取足够的营

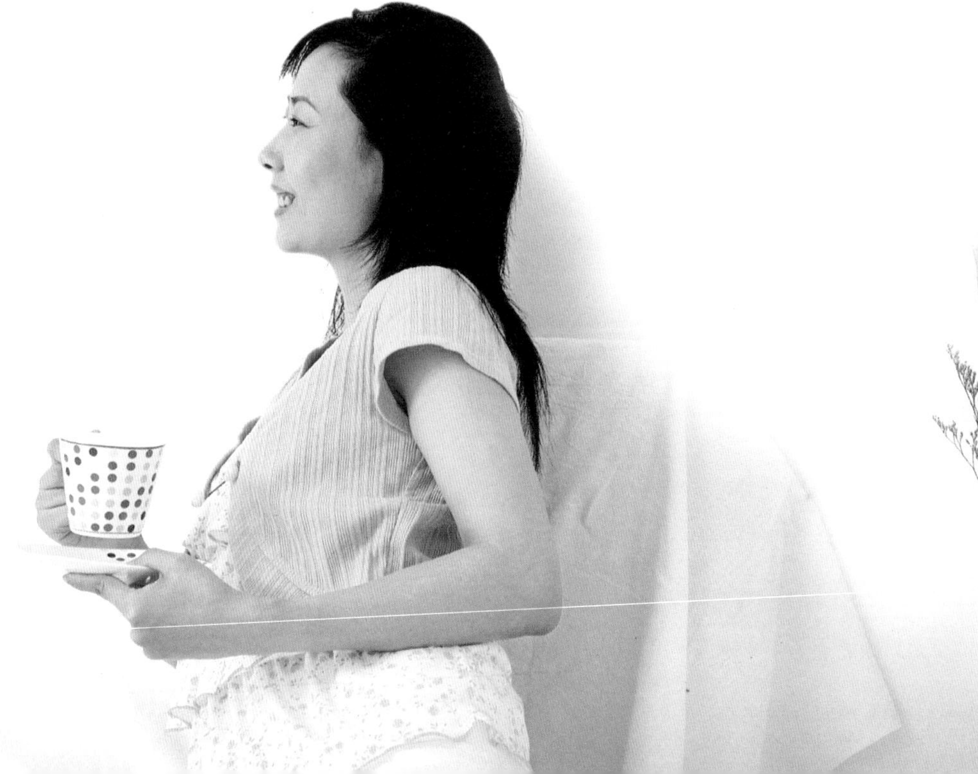

养物质，这对孕妈妈来说是最好的时机。

7～9月份受孕，在第二年4～6月份分娩，正是春末夏初，气候温和，也是有丰富的营养物质可供选择与调配的时候。有利于新妈妈顺利度过产褥期，使身体尽快康复。同时，新妈妈乳汁营养丰富，利于哺育宝宝。

□ 最佳生育时机

选择适宜的受孕时机，也是生一个健康宝宝不可缺少的条件之一。婚后经过一段时间，双方在生活习惯、爱好等方面都彼此适应了，感情也更深厚甜蜜，如果正值女方最佳生育年龄，那么宝宝就可以在夫妻的计划中孕育了。为了确保受孕成功，就必须注重选择合适的受孕时机。那么，何时受孕比较合适呢？

从新婚开始测基础体温

在有条件的情况下，每天清晨未起床前，女性应先用体温计测量一下基础体温。在坚持每天测量的基础上掌握体温下降和复升的时间，以确定排卵的日期，一般应测到3个月以上。

基础体温的测量和记录方法是：

1.早上醒来后，在身体不动的状态下，用温度计测出体温（以口腔温度为准）。

2.将测出的体温数标在基础体温图表上。

3.将一段时间的体温数用线连接起来，形成曲线，由此曲线可以判断出是否正值排卵期。

4.每日要在同一时间测量。

女性的基础体温是对应月经周期变化的，这是因为孕激素在起作用。孕激素分泌活跃时，基础体温上升；孕激素不分泌时，则出现低温。正常情况下，从月经开始那一天起，到排卵的那一天，因孕激素分泌很少，所以一直处于低温，一般为36.2℃～36.5℃；排卵后，空卵泡分泌孕激素，基础体温猛然上升到高温段，一般在36.8℃左右。

可以把从低温段向高温段移动的几日视为排卵日，这期间同房，容易受孕。

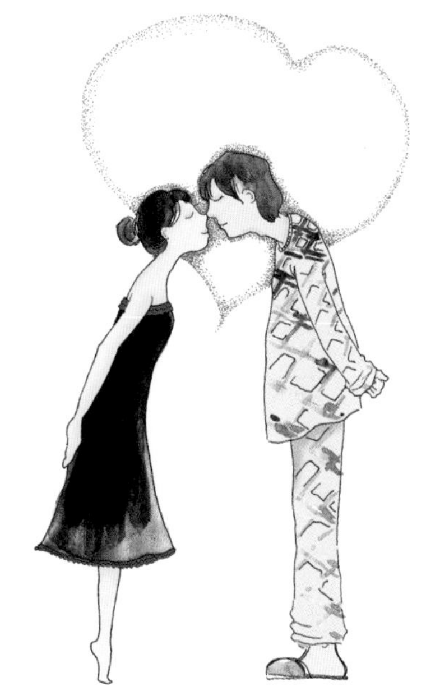

夫妻把握好最佳生育时机，将会有助于生出一个健康聪明的宝宝。

在排卵期前应减少同房的次数

这可使男方养精蓄锐，以产生足够数量和高质量的精子。有些地区因落后的习俗影响，讲究在女性月经期同房，认为这样受孕会保险一点。其实这是不符合女性生理特点的，不但不会使女性怀孕，反而会使细菌乘虚而入，使女性生殖器官出现炎症，结果只能是影响正常排卵，根本不能保证受孕。

注意衣装

在计划受孕的日期以前（指女方排卵期以前），男女双方均不要穿紧身裤，如尼龙裤、牛仔裤等。因为这些织物透气性差，容易给病菌形成滋生地，使女方阴道炎症增多，直接影响受孕成功率。男方则易使睾丸压向股沟管，增加睾丸的温度，使其生精能力减退。在这种情况下受孕，畸形儿或有先天性缺陷的宝宝出生率会有所增高。

注意环境、心理因素

夜深人静，居室清洁，心境恬和，恩爱缠绵之时，则被认为是最好的受孕时机。这可能是因为良好的心情和外界条件能对夫妻产生较好的心理暗示作用，是有一定道理的。

推荐营养菜谱

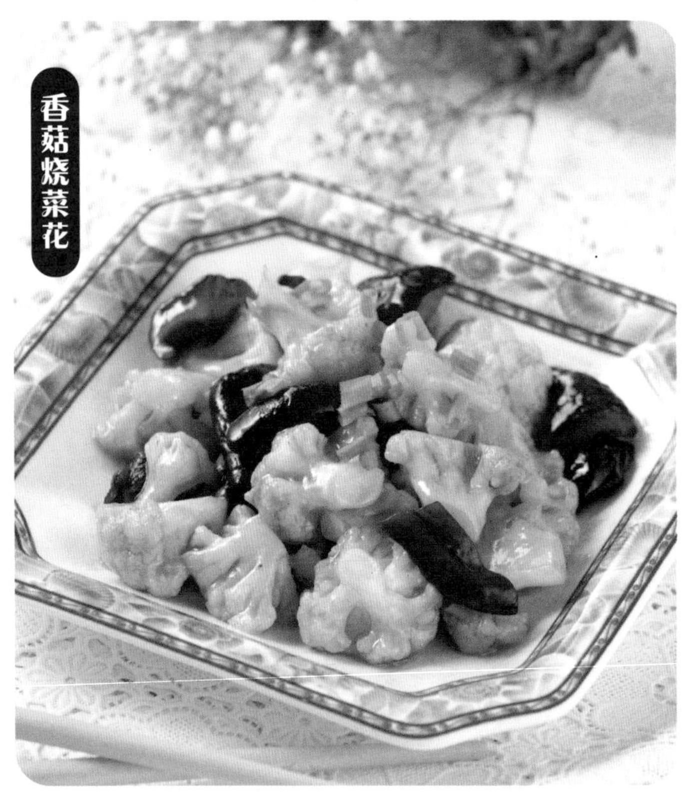

香菇烧菜花

□材料：菜花300克，水发香菇100克，葱末、姜末、蒜末各适量

□调料：料酒1小匙，盐适量，鸡精少许

□做法：

1.将菜花洗净，掰成小朵；香菇去蒂，洗净，切成片。

2.油锅烧热，先爆香葱末、姜末、蒜末，再下菜花煸炒。

3.然后把香菇放入一起炒，加盐、料酒、鸡精，并加少量泡香菇的原汤，一起炒熟即成。

营养功效 这道菜性味甘平，具有益气、补虚、健胃的作用。香菇中的麦角甾醇在阳光照射下又能转化为维生素D，能有效促进体内钙的吸收，非常适宜于需要很多钙元素的孕妇食用。

香菜拌豆腐皮

□材料：香菜、绿豆芽、豆腐皮各100克

□调料：香油、酱油、醋各适量

□做法：

1.绿豆芽洗净，放入沸水中氽烫一下，立即捞出，放入冷水中泡凉后控干水分，放入盘内。

2.豆腐皮切成细丝，放在绿豆芽上面。

3.掐去香菜老梗，洗净，切成约3厘米长的段，放在绿豆芽和豆腐皮上面。

4.最后放酱油、醋和香油，拌匀即可。

蚝油豆腐

□材料：嫩豆腐1块，葱1根，姜少许，毛豆50克

□调料：A：料酒1大匙，糖1小匙，花椒粉少许　B：酱油1小匙，盐少许，蚝油2大匙，高汤1杯，水淀粉3小匙

□做法：

1.豆腐洗净切小块；葱切段；姜切片；毛豆烫熟后去壳。

2.油锅烧热，爆香葱段、姜片，加蚝油略炒一下，再倒进高汤煮开，加入豆腐、调料A，用中火煮3分钟。

3.加调料B中剩余调料（水淀粉除外）调味，再加入毛豆，最后用水淀粉勾芡即可。

花生米炒肉丁

□**材料**：油炸花生米100克，猪瘦肉200克，胡萝卜、红柿椒、山药各25克，葱花、姜丝各适量

□**调料**：糖、料酒、盐、鸡精各适量

□**做法**：

1.将胡萝卜去根，红椒去蒂、子，山药去皮，分别洗净，切成小丁。

2.油锅烧热，下葱花、姜丝煸香，投入猪肉煸炒，烹入料酒，加入盐、糖和少量水。

3.炒至肉丁入味时，投入胡萝卜丁、红椒丁、山药丁共同煸炒。

4.最后再加入油炸花生米、盐、鸡精，炒几下即可出锅装盘。

暖宫肥鸽

□**材料**：巴戟天3克，肉桂粉1克，肥鸽1只

□**调料**：盐、料酒各适量

□**做法**：

1.肥鸽去毛及内脏，洗净。

2.肉桂粉及巴戟天置于鸽腹内。

3.加清水及料酒、盐，加盖，隔水炖熟。

4.最后去肉桂、巴戟天，饮汤食肉。

营养功效 鸽肉属民间食补验方，可以补益精髓，振奋阳道，令人有子。肉桂，辛甘大热，温肾助阳。在准备要宝宝前多食此菜，对孕育一个健康宝宝十分有利。

鸽杞黄芪粥

□**材料**：大米200克，乳鸽肉100克，枸杞子、黄芪各30克

□**调料**：盐、鸡精、香油各适量

□**做法**：

1.在锅中放入适量清水，放入黄芪煎煮取汁；鸽肉洗净，剁成肉泥；大米、枸杞子洗净备用。

2.在锅中加入适量清水，放入大米、黄芪汁、鸽肉泥、枸杞子，小火煮至米烂粥稠，再加入盐、鸡精，淋入香油，拌匀即可。

营养功效 这款粥有滋阴补血的功效，非常适合孕妇食用。鸽肉是扶助阳气、强精固肾的佳品，非常适合准备要宝宝的夫妻食用。

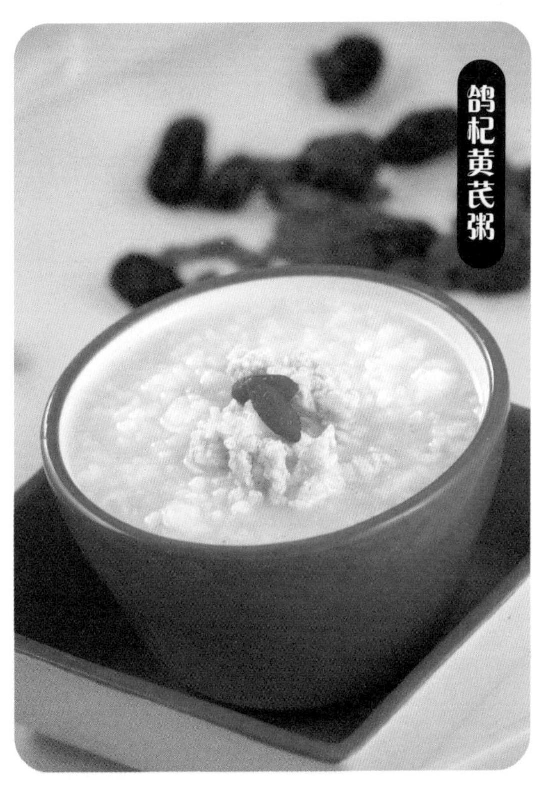

特别推荐

想怀孕，微量元素不可少

近年来，微量元素与人体健康的关系越来越引起人们的重视。这些元素对人体都有极其重要的作用，它们在人体中都有一定的含量，过多或过少都会引起病症。育龄女性如果在孕前体内微量元素储备不足，那么怀孕后会更容易出现缺乏微量元素的相应症状。而微量元素对胎儿的生长发育也非常重要。因此，在准备怀孕时，别忘了补充微量元素。

补锌最关键

人体生长发育和维持正常生命活动所需要的微量元素很多，但与受孕关系最大的就是锌。锌对人体的生理作用是相当重要的。首先，锌是人体内一系列生物化学反应所必需的多种酶的重要组成部分，对人体内新陈代谢活动有着重大影响。缺锌会导致味觉及食欲下降，减少营养物质的摄入，影响生长发育。近年来发现，锌还具有影响垂体促性腺激素分泌、促进性腺发育和维持性腺正常机能的作用。因此，缺锌不但可以使人体生长发育迟缓，使人身材矮小，而且可致女性乳房不发育，没有月经，男性精液中精子数减少，甚至无精子。

因此，缺锌也是导致男性不育和女性不孕的一个原因。植物性食物中，含锌量比较高的有豆类、小米、萝卜、大白菜；动物性食物中，以牡蛎含锌最为丰富，其他如羊排、仔鸡等也含有较丰富的锌。实践证明，经常多吃一些含锌丰富的食物，不但可使矮个子长高，瘦者体重增加，而且可通过性激素分泌的增加，促进第二性征的发育，使精子数量增多或促进排卵，从而增加受孕机会。

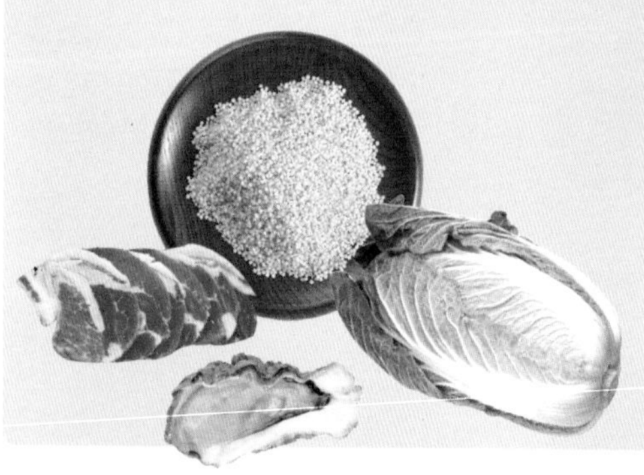

总之，人体所需的微量元素是通过饮食来获得的。各种食物中微量元素的种类和含量各不相同。因此，饮食应多种多样，不要偏食，以保证人体必需的各种微量元素的摄入，而锌普遍存在于食物中，只要不偏食，人体一般不会缺锌。

＊ 好孕私房话

怀孕后也要注意及时补锌

怀孕期间，孕妇对各种矿物质、微量元素的需求量增多，其中，对锌的需求也在增加，如不能摄入足够的锌，可导致胎儿脑细胞分化异常，脑细胞总数减少；新生儿出生体重低下，甚至出现发育畸形。同时，血锌水平还可影响到孕妇子宫的收缩。血锌水平正常，子宫收缩有力；反之，子宫收缩无力。因此，应注意锌的补充，以保证胎儿的正常发育，孕妇的顺利分娩。

妇女妊娠后，为防止畸形儿的产生，做到优生优育，应注意早期补锌。为此，在饮食上应多食用含锌丰富的食品，如：鱼类、动物内脏、奶类、瘦肉、大豆及其制品、花生、坚果类、蛤蜊、蚌、牡蛎等。必要时在专科医师的指导下酌情药补。另外，孕早期也应积极防治妊娠反应，防止偏食、厌食，增加饮食量，以防摄锌不足，丢锌过多。

孕前注意补钙补铁

女性怀孕后随着血液系统的变化，发生血液稀释，孕妇会出现贫血、缺钙的情况，特别是孕前已经存在缺铁、缺钙的女性。如果在夜里发生腿抽筋的现象，很可能是因为缺钙而引起的神经肌肉兴奋性增高，导致肌肉抽搐，通常通过补充钙剂，症状可以逐渐缓解。同时，孕前还要注意补铁，含铁量高的食物有海藻、瘦肉、肝、绿叶蔬菜、谷类、豆、西瓜、蛋黄等。一般建议在补充3个月后开始准备怀孕。

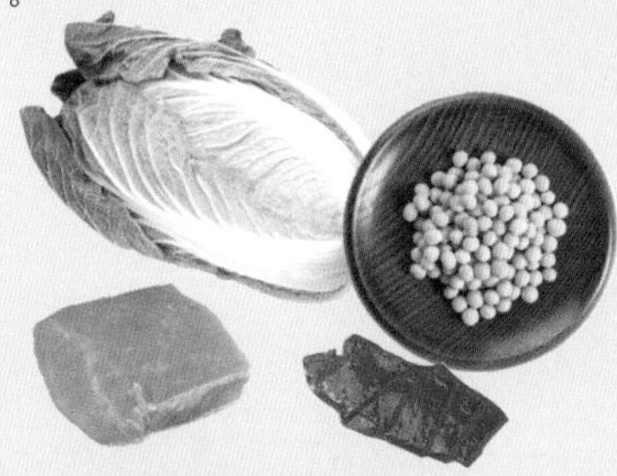

更需要注意的是，一定要注意平衡膳食，合理摄取多种营养素，以使其他一些必需微量元素，如碘、锌、锰等也得到一定的补充。这样，才能为胎儿生长发育提供充足而必需的营养。

孕前注意补充的其他微量元素

>>碘

碘是合成甲状腺素的重要原料，碘缺乏必然导致甲状腺激素减少，造成胎儿发育期大脑皮质中主管语言、听觉和智力的部分不能得到完全分化和发育，增大呆小病的发病可能。目前，对于呆小病一般尚无特效的治疗方法，所以必须重视预防。

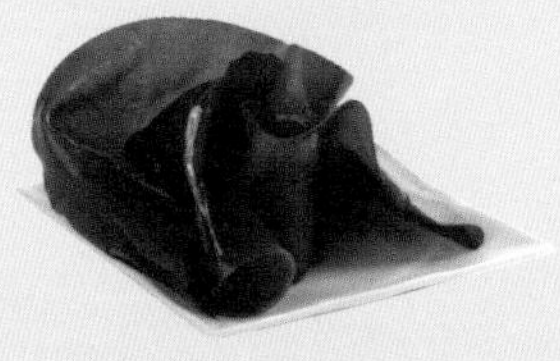

>>锰

缺锰可以造成显著的智力低下，母体缺锰能使后代产生多种畸变，尤其是对骨骼的影响最大，常出现关节严重变形，而且死亡率较高。

* 好孕私房话

微量元素补充小提醒

1.孕前丈夫需预防微量元素缺乏，也必须遵医嘱配合妻子一起补充微量元素。研究证明，微量元素对男性的生殖内分泌功能有重要影响，特别是影响到精液的质量。

2.为了给胎儿创造一个良好的孕育空间，最好从孕前3个月起就开始服用专门针对孕妇的特殊需要而研制的微量营养素补充剂，切忌滥补。

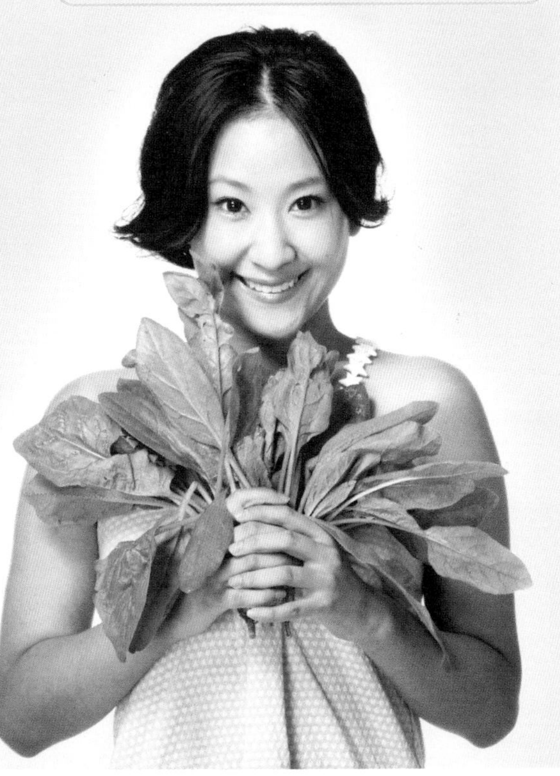

孕1月 精王子与卵公主相爱了——

这个时候因为怀孕的征兆不明显，所以很多孕妈妈对于自己怀孕的事实都不自知。所以孕妈妈应密切观察自己的体征变化，发现并确认自己的受孕情况，并好好注意饮食营养让胎宝宝赢在起跑线上！

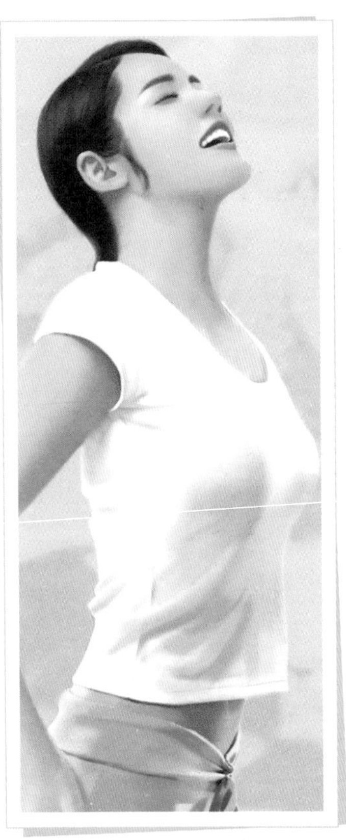

孕妈妈的变化

这个时期因为胚胎太小，母体的孕激素水平较低，因此大部分孕妈妈都没有自觉症状，少部分比较敏感的孕妈妈可能会出现类似感冒的症状：身体疲乏无力、发热、畏寒等。

这时子宫、乳房大小形态还看不出有什么变化，和没怀孕时差不多。由于没有怀孕的自觉症状，大部分孕妈妈不知道自己已经怀孕，所以一定要注意观察自己的身体状况，一旦发现有怀孕的征兆，就不要随便吃药，不要轻易接受X线检查，更不要参加剧烈的体育活动。

胎宝宝的变化

孕妈妈的卵子与准爸爸的精子结合成肉眼见不到的受精卵，一个新生命就形成了。

受精卵7～12天左右着床，逐渐成长。受精卵着床后直至发育到第8周为止，称为胎芽。这时的胎宝宝身长分两大部分，非常大的部分为头部，占了身长的一半，头部相连着的躯体，有长长的尾巴，很像小海马的形状。胎芽的表面覆盖着绒毛组织，这种组织不久将要形成胎盘，胎宝宝通过胎盘吸收母体的营养成分，排出代谢产物。

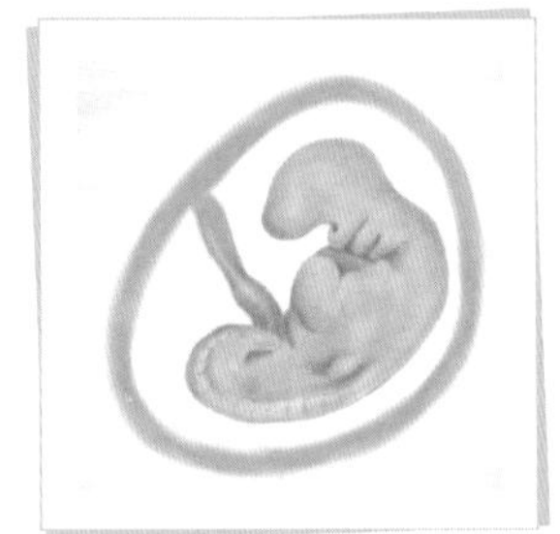

这个时期的胎芽，眼睛、鼻子、耳朵尚未形成，但嘴和下巴的雏形已经能看到了。血液循环系统器官原型已出现，胳膊和腿大体上也已经有了，但因为太小还看不清楚。

聪明宝宝胎教

适时胎教

胎教的实际意义就是有意识地对胎宝宝进行教育。通常情况下我们将胎教分为直接教育和间接教育。

直接教育

是指直接作用于胎宝宝，使胎宝宝受到良好的影响。比如说给胎宝宝听音乐等都属于直接教育。

间接教育

是指通过对母体的作用来影响胎宝宝，如孕妈妈营养和孕期保健操等都属于间接教育。

无论采用直接教育还是间接教育，胎教的目的都是希望促进胎宝宝的大脑发育。鉴于这个时期胎宝宝的感觉器官还未发育起来，因此胎教的重点是间接教育。

□ 情绪胎教

孕妈妈的精神情绪不仅影响本人的食欲、睡眠、精力、体力等几个方面的状况，而且可以通过神经——体液的变化影响胎宝宝的血液供给、心率、呼吸和胎动等许多方面。所以从确诊怀孕的第1天起，就应当树立“宁静养胎即教胎”的观点，在怀孕期间确保孕妈妈的情绪乐观稳定，忌发生大悲大怒，甚至吵架斗殴等情况。因为受孕以后妈妈的一举一动都会对胎宝宝产生影响，所以千万不要以为胎宝宝“毫无知觉”。为了鼓励孕妈妈能自觉地对胎宝宝实施胎教，就必须让孕妈妈经常维持一种稳定平和的心态，始终保持轻松而愉快的精神状态。

首先，作为家庭主要成员的丈夫，应当经常关心和体贴妻子。

其次，为了控制或调节孕妈妈的不良情绪，可以主动去看一些轻松愉快的电影，听一听温馨优美的乐曲，读一些内容乐观的文学作品，甚至可以到旅游胜地散散心。总之，孕妈妈要尽量保持一种平和、稳定和舒畅的心态。

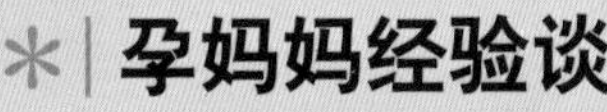

*| 孕妈妈经验谈

□ 为什么孕妈妈的口味会发生变化

孕妈妈的口味发生变化的原因

许多孕妈妈在孕早期会出现口味的变化，有些人特别喜欢吃酸，有些人特别喜欢吃辣，甚至有些人还会出现一些比较特别的异食癖。

孕妈妈口味发生变化应该怎么办

一般情况下，这种口味的变化主要出现在孕早期，到了孕中期或孕晚期就会慢慢减轻，或者消失。因此，只要不出现异食癖，不必过于担心。如果出现了异食癖，应立即去医院做检查，看看是不是由于缺乏某种微量元素而引起的。

*| 专家面面谈

□ 孕早期的饮食安排

孕早期的饮食注意

怀孕早期由于胎宝宝生长缓慢，所以孕妈妈对食物没有太多的要求。但毕竟怀孕与未孕前有些区别，一是胚胎的发育需要营养，二是在怀孕早期易出现怀孕反应，所以在饮食的安排方面要予以注意。

孕早期的饮食建议

烹调多样化

根据孕妈妈的口味和怀孕反应情况，选用恰当的烹调方法。对喜酸、嗜辣者，烹调中可适当增加相

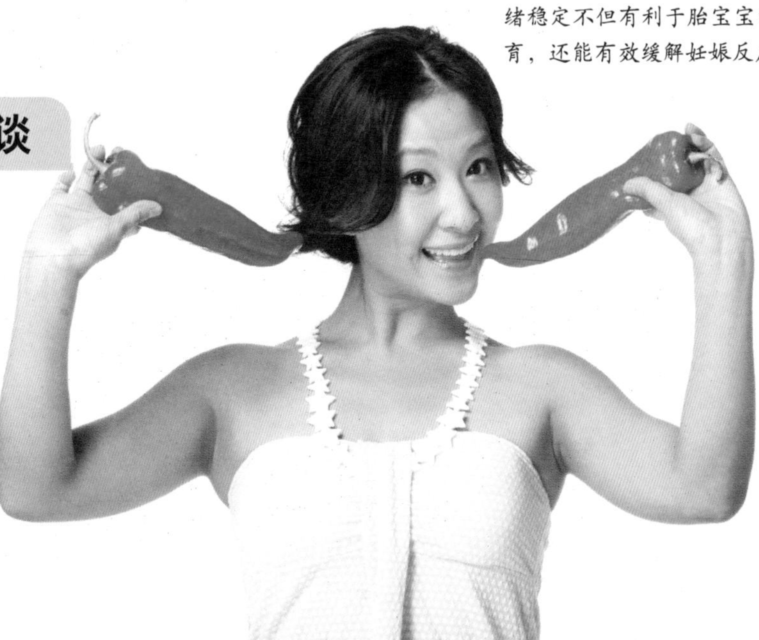

孕妈妈保持心情舒畅、情绪稳定不但有利于胎宝宝的发育，还能有效缓解妊娠反应。

应调料，增强孕妈妈食欲。呕吐脱水者，要多食水果、蔬菜，补充水分、维生素、矿物质。热食气味浓，怀孕呕吐者比较敏感，可以适当食用冷食或晾凉再用，以防止呕吐。

少食多餐

孕妈妈恶心呕吐严重时多发生在早晨起床或是傍晚。这样孕妈妈可采取少食多餐的方法，不必拘泥于进餐时间，想吃就吃，细嚼慢咽。尤其要多吃蛋白质和维生素多的食物，如乳酪、牛奶、水果等，多喝水，少饮汤。早上起床前先喝一杯白开水，再将食物吃下去，稍躺一会儿再起来，可减轻恶心与呕吐。

多吃易消化的食物

孕妈妈应选用易于消化、清淡，在胃内存留时间短的食物，如大米粥、小米粥、馒头片、饼干等，以减少呕吐的发生。

讲究饮食卫生

孕早期饮食一定要讲究卫生，食物一定要干净、新鲜，防止发生腹泻，腹泻不仅损失营养，而且易引起流产。另外，孕早期易发生便秘，所以要多食富含纤维素的蔬菜、水果及薯类食品。

＊ 一日膳食推荐

早餐	**牛奶**：250克；**馒头**：面粉100克；**酱猪肝**：10克；**芝麻酱**：10克
午餐	**米饭**：大米100克；**豆腐干炒芹菜**：芹菜100克，豆腐干50克；**排骨烧油菜**：排骨50克，油菜100克；**蛋花汤**：鸡蛋50克，紫菜5克
下午茶	**草莓**：100克；**面包**：50克
晚餐	**二米饭**：大米50克，小米25克；**鲜菇鸡片**：鸡胸片50克，鲜蘑菇50克；**海蛎肉生菜**：海蛎肉20克，生菜200克
宵夜	**牛奶**：250克

★全日烹调用油约20克

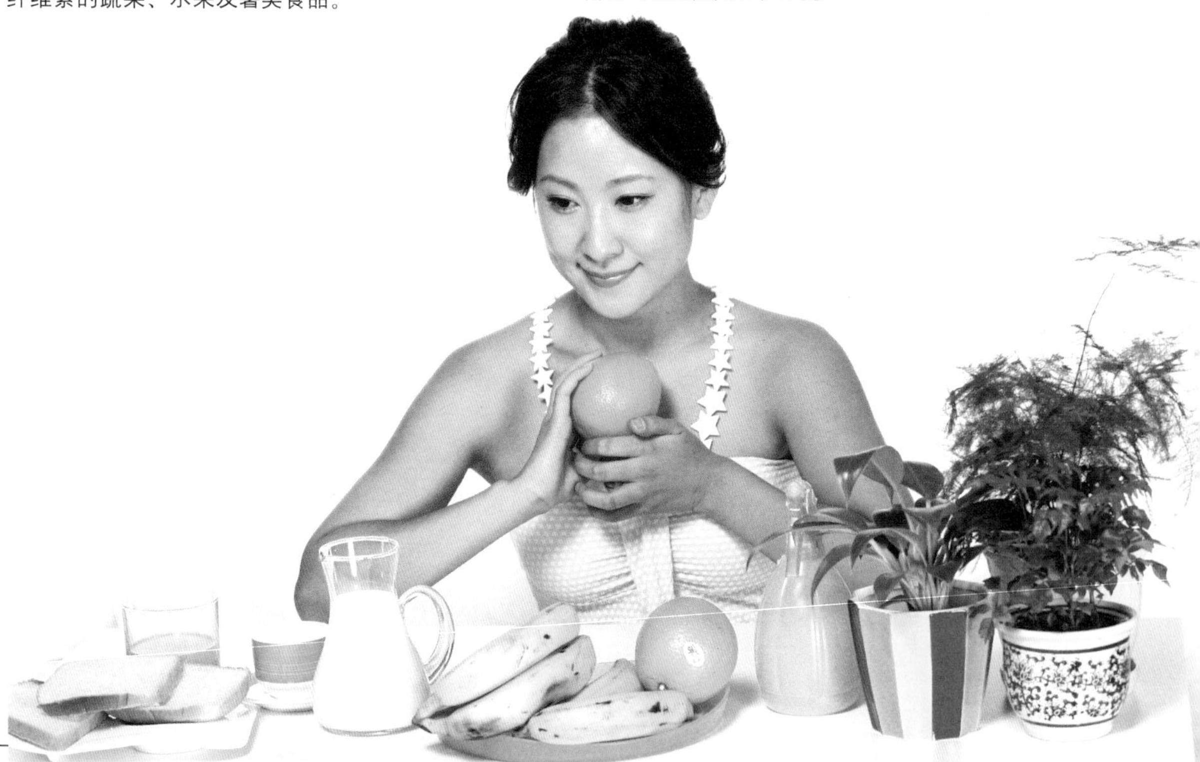

特别推荐

胎儿营养补充的两个关键时间

对于准妈妈来说，孕期往往会出现一些生理反应，如：恶心、呕吐、食欲不振、偏食等，有些甚至持续整个孕期，长时间会引起各种营养素的缺乏，从而影响孕妇健康，并会导致胎儿发育不良或者畸形。因此，准妈妈要注意及时补充营养，不要让宝贝“先天不足”。

胎儿器官发育时期

首先，胎儿神经管发育的关键时期在怀孕初期第17～30天。此时，如果叶酸摄入不足，可能引起胎儿神经系统发育异常。如果孕妈妈从计划怀孕开始补充叶酸，就可有效地预防胎儿神经管畸形。

孕妇应尽早补充铁，以预防缺铁性贫血及缺铁带来的其他不良后果。因为怀孕后，孕妇的血容量扩充，铁的需要量就会增加一倍。如果不注意铁质的摄入，就很容易患上缺铁性贫血，并可能导致胎儿也患上缺铁性贫血。另外，充足的锌对胎儿器官的早期发育很重要，有助于防止流产及早产。

在怀孕早期，胎儿的器官发育特别需要维生素和矿物质，特别是叶酸、铁、锌，有助于胎儿的健康发育。但是，孕妇通常很难确定自己什么时候怀孕，所以必须从准备怀孕开始，就要注意补充额外的维生素及矿物质。

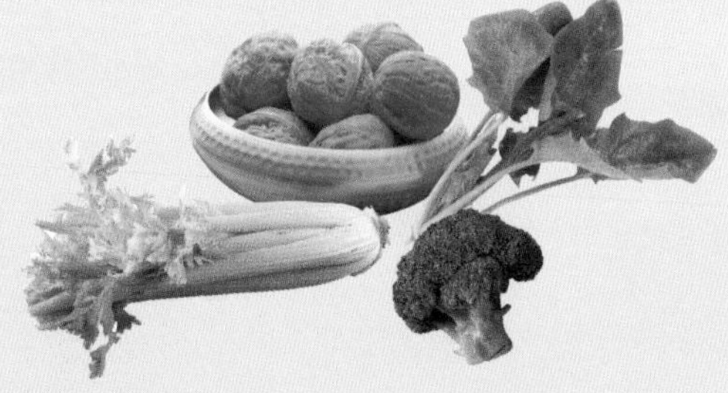

胎儿迅速发育时期

怀孕的第4～10个月，是胎儿迅速发育及增重的时期，对营养需求相应更多，特别是能量、蛋白质、钙和铁。

到怀孕期第4个月时，胎儿所有器官都已形成，以后将会继续增加体重，因此对能量和蛋白质的需求大大增加。孕妈妈需注意对这两种物质的摄入。

这段时期要保证胎儿骨骼的正常发育，钙的需求量会增加40%，每天约需要1200毫克钙才能满足母体与胎儿的需求。钙摄入不足，会给胎儿带来严重的后果，可能引致先天性佝偻病。因此，孕妇必须摄取充足的钙，并补充维生素D帮助钙的吸收。

在怀孕中、晚期，铁和叶酸以及各种维生素、矿物质的补充依然很重要。充足的铁除了可预防胎儿贫血外，更可进一步预防早产、流产、胎儿出生时体重过低。

为了满足这一阶段胎儿成长发育对各种营养的需要，除了日常饮食外，应选择适合自己的营养补充品。除了三大营养素（蛋白质、脂肪、碳水化合物）之外，还含有24种维生素和矿物质。

* 好孕私房话

优质蛋白不可少

在孕1月，孕妈妈的饮食中要注意增加动物蛋白和植物蛋白的摄入量，这样可以降低流产、高脂血和妊娠性高血压疾病的发生率。适合怀孕后获取优质蛋白质的食物有牛奶、牛肉、鱼虾、鸡和豆制品，这类食品营养丰富，易于消化吸收。

推荐营养菜谱

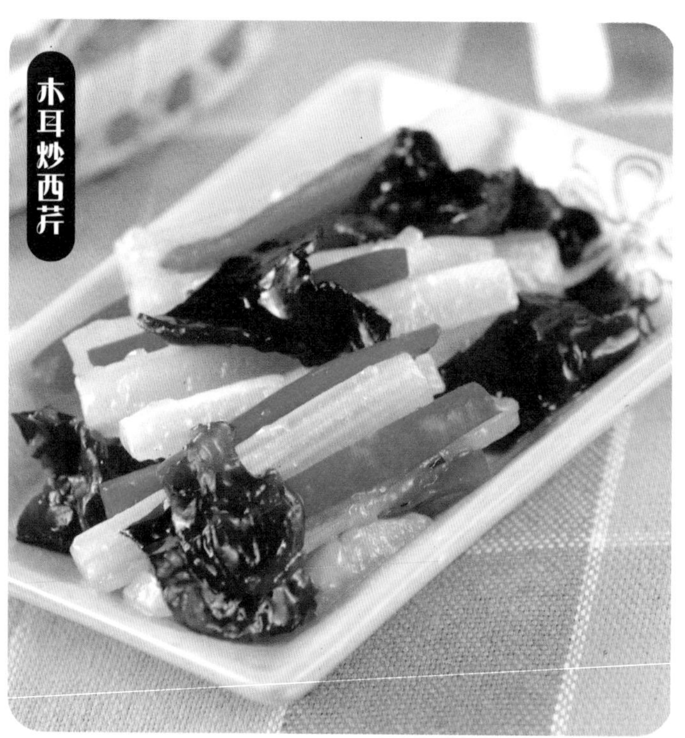

木耳炒西芹

□材料：鲜木耳、嫩西芹各100克，红椒1个，大蒜3瓣（碾碎）

□调料：盐、鸡精、白糖、水淀粉各适量

□做法：

1.木耳洗净用手撕成小块；西芹去叶洗净切条；红椒切条备用。

2.锅内倒入水烧开，放入切好的木耳、西芹用大火稍煮，捞出。

3.另起锅倒油烧热，放入碾碎的蒜瓣、红椒条煸炒，放入煮过的木耳、西芹翻炒。

4.锅中加入盐、鸡精、白糖，用中火烧透入味，用水淀粉勾芡翻炒几次即可。

营养功效 芹菜粗纤维多，能增加肠蠕动，可有效防止孕妈妈在怀孕早期发生便秘。

蒜末黄瓜

□材料：黄瓜300克，蒜末适量

□调料：盐、蒸鱼豉油、醋、香油各适量

□做法：

1.黄瓜去皮，切成薄片，加入盐，放冰箱里冷藏。

2.把黄瓜取出，加入蒜末及适量的蒸鱼豉油和醋，最后放入香油搅拌一下即可。

营养功效 黄瓜放到冰箱里冻一下，夏天吃起来冰冰凉凉的，很爽口。蒸鱼豉油可以用生抽代替，味道也很鲜美。不想吃辣的，可少放蒜末。

豆腐炝花生米

□材料：豆腐60克，花生米10克，豌豆5克，木耳适量

□调料：香油、盐各适量

□做法：

1.将豆腐用开水煮透，捞出后过冷水晾凉，切成丁；花生米用水泡涨，放锅内煮熟，捞出，过冷水；把木耳洗净，切成小丁，用开水烫一下，捞出，过冷水；豌豆用开水煮熟捞出，沥水。

2.将豆腐丁、花生米、木耳丁、豌豆放入盘内，加入盐，浇香油拌匀即可。

油酥饼

□材料：白面粉100克

□调料：无

□做法：

1.炒锅洗净放油烧至八成热时将1/3的面粉倒入搅拌，待烧至略呈黄色时停火，此为油酥，放在一边，冷后备用。

2.将剩余面粉以清水和成软面(一般烙饼的面即可)，搁置一会儿。

3.把搁置的面擀成片状，将炒好的油酥均匀地平铺在上面，然后卷起，切成小饼坯，擀平上锅烙熟即可。

4.也可将饼坯糅合，使面与油酥糅合在一起，再做成饼坯擀平上锅，熟后即可食用。

什锦素杂烩汤

□材料：冬苋菜、莴笋各25克，胡萝卜、白萝卜、蘑菇片、土豆、黄豆芽各15克，面筋、豆筋、黄花菜、口蘑各10克，冬菜尖20克，姜适量

□调料：盐、香油各适量

□做法：

1.所有材料均洗净；冬菜尖，切节；姜拍破；土豆、莴笋、胡萝卜、白萝卜、面筋、豆筋、口蘑均切片，并入开水锅内汆至断生，捞出过凉，沥净水分，备用。

2.将上述各料放入净锅中，加清水用小火熬制成鲜汤，捞去各料不用。

3.将熬制好的鲜汤舀入锅内，投入冬苋菜、黄豆芽、黄花菜、蘑菇片及上述各种切片的材料略煮一下，加盐调味，滴香油即可。

鱼头豆腐汤

□材料：新鲜鱼头1个，嫩豆腐1盒，裙带菜适量，葱花1大匙

□调料：味噌2大匙，盐适量

□做法：

1.鱼头清洗后剁成块，入油锅中略煎后捞出；豆腐切厚片；裙带菜洗净。

2.锅内放水烧开，放入鱼头块，煮15分钟后放豆腐片，煮约5分钟使豆腐入味。

3.味噌加水调稀，倒入锅中调味，加盐适量，撒下葱花和裙带菜，煮开即可。

营养功效 将买回的新鲜豆腐先放在淡盐水中浸泡半小时，豆腐烹饪起来就不易破碎；或者将豆腐放入开水中煮几分钟，然后再烹调，豆腐也不易破碎。而且，这样处理的豆腐，还没有豆腥味。鱼头煮汤之前可以先用滚水汆烫片刻，捞出再用。

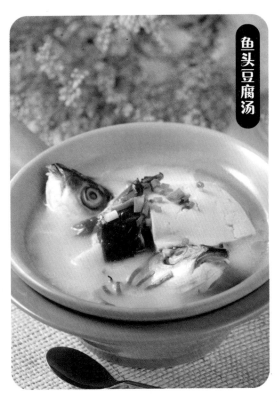

鱼头豆腐汤

孕2月 消除初为人母的不安

在孕2月，孕妈妈会明显地感到自己将要做妈妈了，身体也会有些异常，有些敏感的女性已经出现早孕反应。由于这段时间是最容易引起流产的时期，因此要特别加强保健与护理。

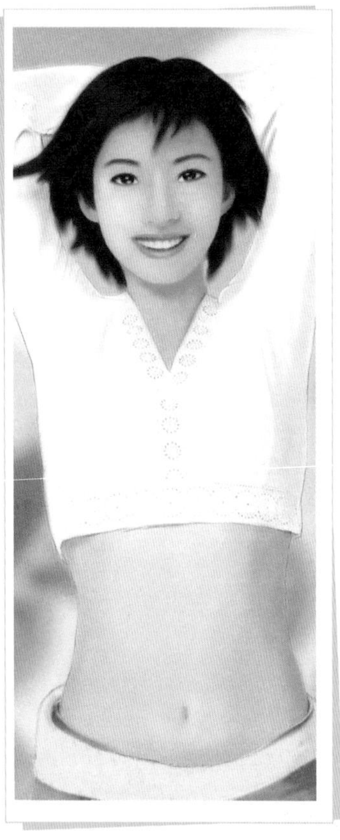

孕妈妈的变化

这个时期虽然孕妈妈的小腹尚看不出有什么变化，但是大部分孕妈妈已经可以通过一些妊娠反应知道自己怀孕了。

眩晕、乏力、嗜睡、流涎、恶心、呕吐、喜食酸性食物、厌油腻等早孕反应表现明显；而且多数孕妈妈会有尿频、乳房增大、乳房胀痛、腰腹部酸胀等症状，有人还会感觉到身体发热。这段时期容易发生流产，所以孕妈妈应避免剧烈的体育活动和过度疲劳，应注意安静休养。

而且这段时期孕妈妈的嗅觉会变得非常敏感，闻到异味甚至厨房的味道都会感到恶心呕吐，所以准爸爸一定要多加注意。

胎宝宝的变化

第2个月是胎宝宝发育的重要时期。在第1个月胚胎发育的基础上，各个胚层的细胞进一步分裂，建立了人体各个主要器官系统的雏形。

至7周末，胎宝宝的长尾巴逐渐变短，头和躯体的区别渐清晰，大体上有人的轮廓了。

这个时期的胎芽，嘴巴、眼睛、耳朵也出现了，虽然眼睛还长在两侧，但人脸的模样已经基本成形。

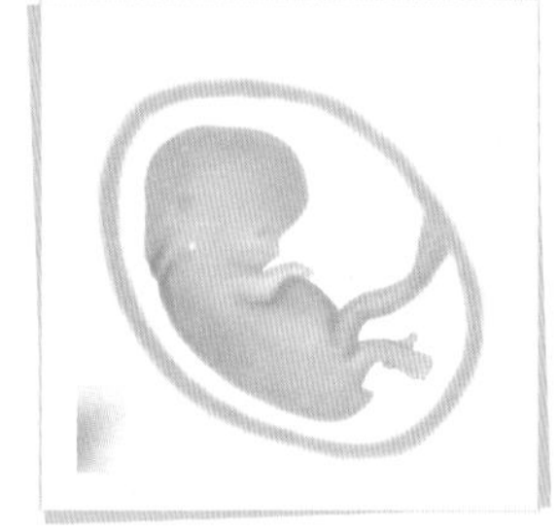

此时胎芽骨骼还处于软体状态，富有弹性；神经管膨胀，大脑发育迅速；胃、肠、肝、心等器官发育成形；内外生殖器的原基已经形成，但性别还无法分清；手、脚已长出，5个手指和脚趾也形成了；羊膜腔里有羊水，胎芽好像漂浮在那里；子宫内底蜕膜内绒毛大量增殖，逐渐形成胎盘；脐带也开始形成，母体与胎宝宝的联系进一步加强。

聪明宝宝胎教

情绪胎教

受孕以后，孕妈妈的一举一动都会对胎儿产生影响，为了能让孕妈妈自觉地对胎儿实施胎教，稳定孕妇的情绪至关重要。

孕妈妈应时刻保持心平气和的状态，不要轻易动怒，要学会以宽容的态度对待别人。同时，怀孕的女性都有一种上升了的母爱感、崇高感，这在无形中增强了孕妈妈抵御不良情绪的能力。在此期间，孕妈妈还要注意培养处理各种冲突的心理素质。

为了控制和扭转不良的情绪，孕妈妈还可以去看一些轻松愉快的电影，听一些温馨优美的乐曲，读一些内容乐观的文学作品，或者去环境优美的地方散散心。总之，尽量让孕妇保持一种平和、稳定和舒畅的心态，对促进胎儿的大脑发育起到间接胎教的作用。

准爸爸必须做到的3点

孕早期是怀孕反应最强烈的一个时期，常伴有呕吐、眩晕、懒散等症状，因而丈夫的作用更显重要。

- 要注意妻子的性格和心理的变化，为妻子创造一个和睦、温馨的生活环境。多体贴照顾妻子，主动承担家务，尽量多花些时间陪妻子消遣娱乐。
- 帮助妻子创造一个良好的胎教环境。环境的绿化、美化、净化是胎宝宝健康发育的必要条件，应力求排除环境污染和噪音的危害。因为强烈的噪音或振动会引起胎宝宝心跳加快和痉挛性胎动。
- 要激发妻子的爱子之情。妻子的情绪会直接影响胎宝宝的发育和身心健康。要引导她产生爱护胎宝宝、关心胎宝宝、期盼宝宝到来的情感，这对增进母子感情是十分重要的。

准爸爸要多抽时间陪妻子消遣，比如陪她去逛街购物。

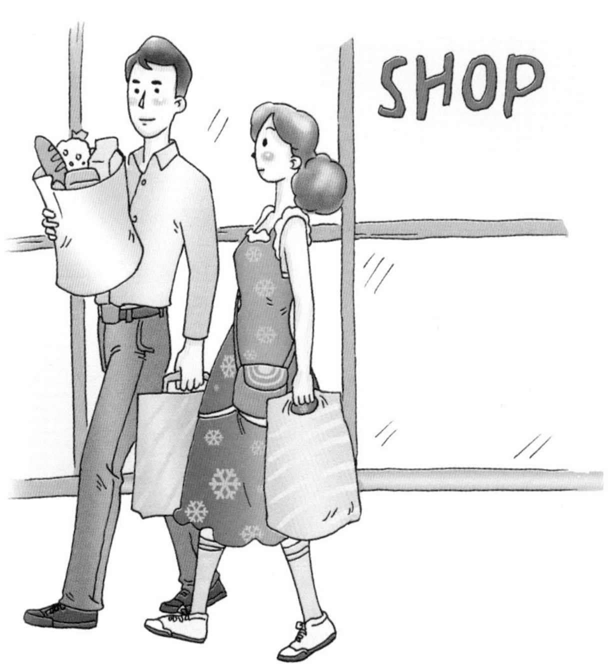

音乐胎教

由于在怀孕第2个月胎宝宝的听觉器官已经开始发育，而且神经系统也已初步形成。尽管发育得还很不成熟，但已具备了可以接受训练的最基本条件，因此从这个月的月底开始，可以给孕妈妈和胎宝宝放一些优美、柔和的乐曲。每天放1～2次，每次放5～10分钟。这不仅可以激发孕妈妈愉快的情绪，也可以给胎宝宝的听觉以适应性的刺激作用，为进一步实施的音乐胎教和听觉胎教开个好头。

＊孕妈妈经验谈

外卖也能吃出健康

现代生活中，因为生活习惯的改变以及消费观念的变化，吃外卖的人也在逐渐增加。

外卖固然方便，但在选择餐馆及食物时，除了考虑价钱、口味之外，其实最让人伤脑筋的是营养不易均衡。那么外卖族怎样才能吃出健康呢?尤其对于孕妈妈来说，是不是怀孕了就不能吃外卖呢?

把握“三低一高”原则

外卖要吃得健康，要把握“三低一高”原则，也就是“低盐、低油、低糖、高纤维”。

有的餐馆口味很重，菜品过于油腻，经常食用会增加身体的负担。所以要选择菜品口味较清爽的餐馆，或特别要求厨师给自己点的菜少放点盐、油、味精。如果觉得放得太多，可以准备一碗汤或开水，把食物放在汤或开水里面过一下再吃。

对于烹饪也要讲究

多注意食物的烹调方式，例如清蒸和油炸的食物在热量和油脂含量上有很大的差异。油炸食物不要吃得过于频繁，除因热量及油脂含量高外，烹调过程也容易产生自由基等对身体有害的物质。

对于食材也要讲究

肥肉、香肠等动物性油脂含量高的食品应节制。

饮料方面应选择牛奶、豆浆及无糖或低糖茶类饮料。

外卖族应当设法多摄取蔬菜、水果，以补充不足的维生素、矿物质及纤维素，而且最好是买新鲜水果来吃，加工过的水果因为担心卫生及添加剂问题，不建议食用。

可以吃五谷饭、糙米饭来代替白米饭，因其维生素、矿物质及纤维素含量都较高。

食物的卫生安全应注意

食物的供应场所或食物加工厂卫生状况不良、食物做后保存不当，或是生熟食交叉污染等，都很有可能使食物的卫生出问题，不小心吃到这些食物，可能导致肠胃不适，甚至出现更严重的后果。

选择餐厅时，记得观察用餐场所是否明亮干净、厨师和服务生是否仪容整齐、清洁且卫生习惯是否良好。在食物的选择上，应选择保鲜状况良好的食物，减少生食；如果是有包装的食品，应选择有食品检验认证、包装完整、保存期限标示清楚的食品。

外卖的多种选择

早餐

早餐是补充体力的最佳来源，可以使头脑清醒、不易疲劳。中式早餐若吃稀饭，可选五谷杂粮粥或红薯稀饭，并搭配酱瓜、肉松、豆腐，最好再配上水果，少吃多油的蛋饼或是烧饼、油条。选择西式早餐的人，可以烤两片面包，夹荷包蛋、西红柿切片及生菜。吃三明治时，请厨师多放青菜。另外，最好把奶茶改成低脂牛奶或酸奶，可以增加钙质的吸收。如能再搭配水果，可以让营养更均衡。

中式套餐

一般的排骨或鸡腿套餐，能提供充足的热量及蛋白质，但蔬菜的分量通常不足，而且主菜多是以油炸的方式烹调，不但不适合天天吃，而且必须要注意店家是不是使用回锅油。最好能选择非油炸方式烹调的主菜。此外，必须注意所添加的盐、味精是否太多。

西式快餐

汉堡、炸鸡、薯条都是油炸食品，汽水、可乐只提供热量，但缺乏其他营养素，所以西式快餐往往给人留下热量、脂肪过高，维生素、矿物质及膳食纤维不足的印象。比萨也与汉堡、炸鸡有相似的问题。但现在快餐店已渐渐改善此类现象，开始提供生菜沙拉、牛奶等，让消费者有更健康的选择。

面食

现在许多面都会放青菜，最好看一看它拌的是什么油，植物油比动物油健康，

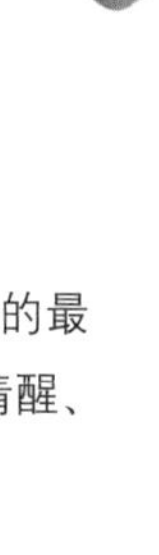

孕妈妈要尽量少吃西式快餐中热量高的食物，可选择更具营养的蔬菜沙拉等。

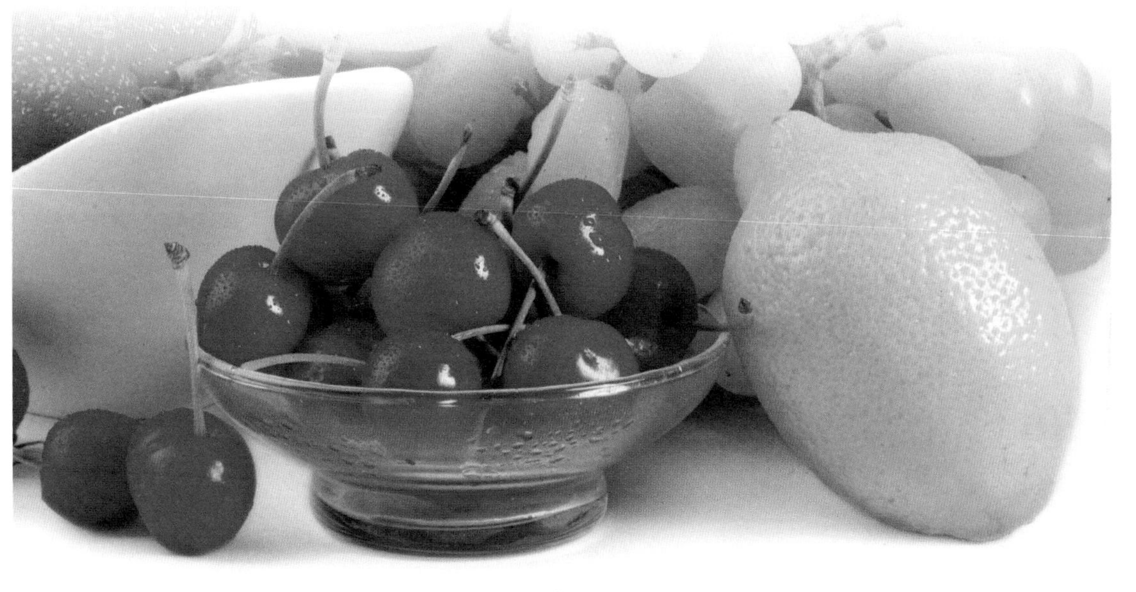

可以用蔬菜拉面或者鸡蛋西红柿面加上青菜，来取代肉臊子卤的面。

便利店

便利店的快餐，热量与脂肪含量没有一般的快餐高，但还是有蔬菜不足的问题。如果可以多买份蔬菜沙拉或自己烫个青菜，营养上就已经充足了。若选择面条、包子、米粉等，同样也是有蔬菜不足的问题，而且蛋白质含量不够，最好加一个茶叶蛋及一份蔬菜沙拉。

自助餐

吃自助餐可以每次点不同的主菜及蔬菜，营养较均衡，也不容易吃腻。在烹调方式的选择上，多选以蒸、炖、卤调理的食物，例如，可挑选两种低油脂的食物，加上一种炒类食物。如果以食物搭配的观点来看，可以选一道主菜加一道半荤素菜，再加一道青菜；或是一道主菜加两道青菜；或是一道半荤素菜加上青菜和一个蛋。不妨多选择鱼肉，少吃油炸肉类，多选一些绿色青菜及黄豆制品。

虽然很多人都说外卖不健康，但是有了基本的营养常识，再花一些心思观察餐馆所供应的食物，就可以轻松搭配出适合自己的健康餐点。

注意千万别偷懒，因为注意营养均衡，才能确保自己与胎宝宝的健康。

＊ 好孕私房话

重视矿物质和维生素的补充

矿物质和维生素对保证早期胚胎器官分化、发育有着重要作用。畜禽肉类及内脏、核桃、芝麻等铁、锌、铜含量较多；而奶类、豆类、海产品含钙量较多。

孕早期对B族维生素需要量增加，B族维生素主要来源于谷类食品，但加工过细的精米、精面粉中含量明显减少。因此，孕妇应选择标准米、面或有强化B族维生素的米、面，在烹调加工中注意避免B族维生素的损失。有条件者可选食些小米、玉米、燕麦等富含B族维生素较多的食物。

专家面面谈

孕妈妈吃不下东西怎么办

放松心情

孕早期的孕妈妈出现了恶心、呕吐等怀孕反应时，吃不下东西该怎么办？许多准爸爸和孕妈妈都十分担心。

其实，不必为此过于焦虑。因为怀孕早期是胚胎形成的时期，对营养素需要量的增加不是十分明显，而且在一般情况下，这种反应的时期也比较短，对胎宝宝的影响不是很大。

这时最主要的是让孕妈妈放松心情，正常工作和生活，不要将注意力过多地放在这件事上，闲暇时可以听听轻松的音乐，特别是节奏舒缓的轻音乐，或者干一些自己喜欢的事，如阅读或自己动手，为宝宝准备一些衣物，总之，只要使自己有一个好的心情就可以。

改变平时的生活方式和习惯

孕早期孕妈妈吃不下东西的时候，还可以适当改变一下平时的生活方式和习惯，不拘泥于一日三餐，可根据自己的食欲状况进餐。如早晨起床时常有恶心、呕吐的现象发生，这时可以先喝点水，到户外去呼吸一下新鲜空气，等恶心的感觉减少后再进餐也不迟；或者准备一些平时喜欢吃的面包、饼干，起床前先吃一两片，缓解一下恶心的感觉也可以。

少吃多餐对孕早期的孕妈妈来说是再合适不过了。如果早晨恶心，而下午食欲好，就可以在下午适当增加进餐的次数和量。

还有一些孕妈妈会改变平时的味觉习惯，特别喜欢吃酸，或者特别喜欢吃辣，有时还会特别想吃某种食物，这都属于正常现象，不必过于克制自己。喜欢吃酸，可以选择橘子、柠檬、青梅等水果，也可以选择一些糖醋口味的菜肴，如糖醋排骨、糖醋鱼等；喜欢吃辣，最好用新鲜的辣椒作调料，而不用或少用辣酱等调料，因为新鲜的辣椒中含有丰富的维生素C，这样既有助于增加食欲，同时也可以获得更多的营养素。

保证孕妈妈的食物供应

对于孕早期有怀孕反应的孕妈妈来说，什么时候想吃就什么时候吃，能吃多少，就吃多少，想吃什么就吃什么。并且尽量多吃一点，每天最好能吃150克左右的主食。当然，这些食物首先要保证对孕妈妈和宝宝来说都是安全的。

有些孕妈妈怀孕反应特别严重，吃什么吐什么，甚至喝水也吐，闻到饭、菜的味道就会引起强烈的恶心呕吐。由于不能进食，孕妈妈很快消瘦，体重减轻，十分虚弱。这时最好去医院进行治疗，通过静脉输液的方法补充水分和各种营养素，但决不可随意服用减轻呕吐反应的药物，以免对胎宝宝造成不利的影响。

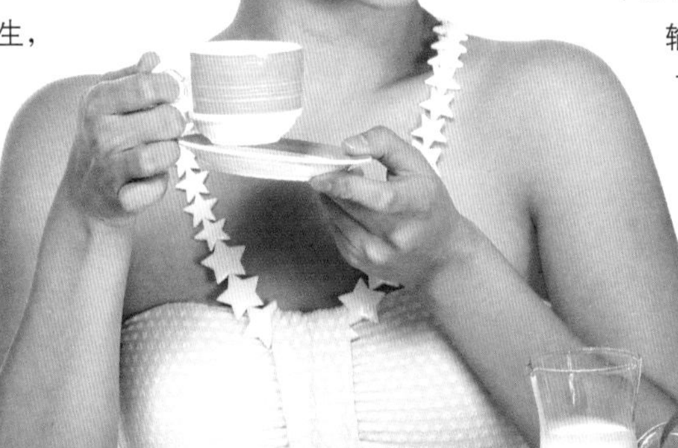

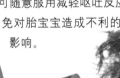

＊ 好孕私房话

孕吐的饮食对策

这一时期，孕妇往往出现程度不同的妊娠反应，如恶心、呕吐、食欲不振等。轻度呕吐时，应稍事休息再进食；呕吐严重者，多补充水分，并在呕吐减轻时尽量多吃些，吃好些；完全不能进食者，应及时请医生处理。为了减轻恶心呕吐等反应，可吃一些易消化的食品，如饼干、馒头、烤面包等，多进食水分丰富的蔬菜水果，多补充水分。

＊ 一日膳食推荐

早餐	**豆浆**：250克（或豆腐脑150克）；**糖**：10克；**馒头**：标准粉50克；**鸡蛋**：50克
午餐	**米饭**：大米100克；**炒豆腐**：豆腐100克；**青椒炒肉丝**：青椒100克，瘦肉60克；**拌芹菜**：芹菜100克
下午茶	**柚子**：150克（或橘柑100克），也可交替选用苹果、梨、香蕉等100克；**西瓜**：200克
晚餐	**花卷**：面粉100克；**香椿拌豆腐**：豆腐80克，香椿40克；**鸡蛋炒蒜苗**：蒜苗100克，鸡蛋50克；**虾皮紫菜汤**：虾皮10克，紫菜10克
宵夜	**牛奶**：250克；**饼干**：50克

★全日烹调用油约20克

特别推荐

本阶段母婴易出现的营养问题

营养不良或营养不均衡

孕吐反应使很多孕妈妈胃口变得很差，非常害怕进食，很容易使她们对主食、肉类、蔬菜和水果等各种营养摄入不足，引起营养不良或发生营养素摄入不均衡的现象。如果食物在烹调时方法不妥当，会使营养素丢失增多，加剧这种现象。

胎宝宝发育出现异常

孕早期是胚胎器官高度分化和形成的关键时期，如脊索、神经管和脑泡等，对各种不良的环境因素以及营养失调最为敏感，特别是在怀孕15～56天之间。

因此，孕妈妈的营养状况对胎宝宝的生长发育非常重要。如果孕妈妈营养不良或营养摄入不均衡，就会引发流产、畸胎及胎宝宝大脑发育异常。特别是缺乏叶酸，会使胎宝宝神经管畸形（无脑儿、脊柱裂、脑膨出）的发生率大为增高。

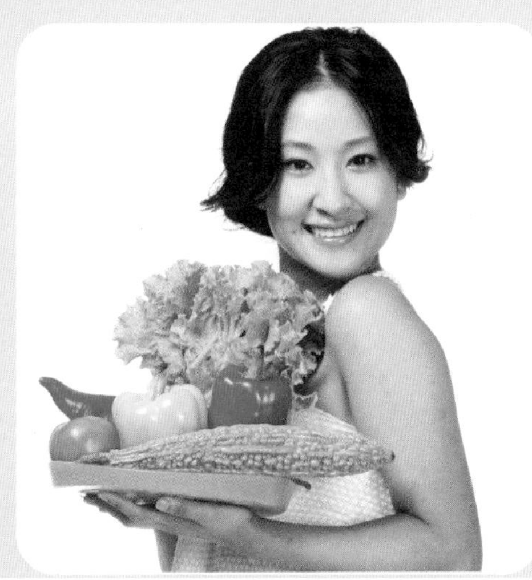

推荐营养菜谱

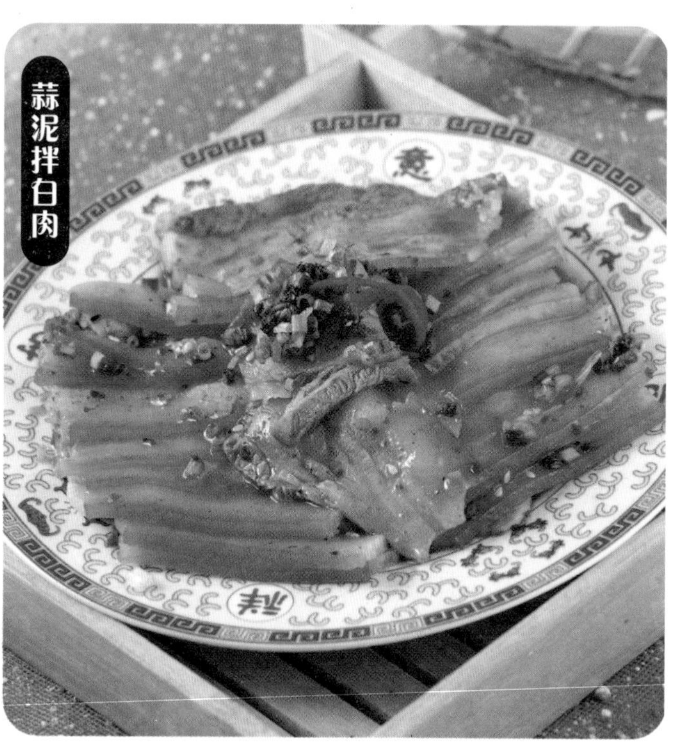

蒜泥拌白肉

□材料：五花肉350克，蒜10克，生姜、葱各5克，白芝麻50克

□调料：盐、鸡精各适量，生抽2克，香油1克，清汤少许

□做法：

1.五花肉洗净；蒜剁成泥；白芝麻用小火炒熟；生姜去皮切末；葱切花。

2.将五花肉投入沸水中小火煮至刚熟，捞起，切薄片，码入碟内。

3.在碗中加入蒜泥、姜末、葱花，调入盐、鸡精、生抽、香油、清汤、白芝麻制成味汁，淋在白肉上即可。

营养功效 此菜含优质蛋白质、脂肪、铁、锌等营养物质。富含蒜素，有杀菌防癌作用。

什锦沙拉

□材料：胡萝卜、土豆各50克，小黄瓜、小火腿肠各1根，鸡蛋1个

□调料：糖、盐、沙拉酱各适量

□做法：

1.将胡萝卜洗净切丁；土豆去皮，煮熟后捣成泥；黄瓜切粒并用少许盐腌一下；火腿肠切小丁；将鸡蛋煮熟后，蛋白切丁，蛋黄压碎，备用。

2.将胡萝卜丁、黄瓜丁、火腿丁及蛋白丁拌入土豆泥中，加入少许糖，再加沙拉酱拌匀，撒上碎蛋黄即可。

鸭块白菜

□材料：鸭肉100克，白菜150克，姜适量

□调料：盐、料酒、花椒、鸡精、香油各适量

□做法：

1.鸭肉洗净切成块，加水，水面略超过鸭块，煮沸去浮沫，加入料酒、姜片及花椒，用小火炖。

2.将白菜洗净，切成4厘米长的段，待鸭块煮至八成熟时，将白菜倒入，一起煮烂，加入盐、鸡精及香油即可。

营养功效 鸭肉酥烂，汤鲜味美，清淡适口。

黑米粥

□材料：黑米50克

□调料：无

□做法：

1.黑米用水洗净，捞出，放在锅里炒熟。

2.取炒好的黑米放入锅中，加水，用小火烧开锅后煮7~8分钟即可。

营养功效 黑米有益气补血、暖胃健脾、滋补肝肾等作用，并富含多种营养素，更含有大米所缺乏的维生素C、叶绿素、花青素、胡萝卜素等成分，因而黑米比普通大米更具营养，非常适合孕妈妈食用。

雪菜豆腐鱼尾汤

□材料：豆腐2块，大鱼尾500克，雪菜150克，姜适量

□调料：盐、水淀粉各适量

□做法：

1.雪菜洗净后切碎；鱼尾洗净抹干水，加入水淀粉、盐，腌15分钟。

2.油锅烧热，下姜，然后下鱼尾煎至两面黄色铲起。

3.锅中加适量的水烧滚，放入鱼尾、豆腐、雪菜滚约15分钟，用盐调味即可。

营养功效 此菜含丰富的动物蛋白质和大豆蛋白质、脂肪，钙、铁等矿物质也较丰富。

核桃银耳粥

□材料：核桃仁20克，银耳5克，大枣5颗，粳米100克

□调料：冰糖适量

□做法：

1.将银耳放入温水中泡发，去蒂，除去杂质，撕成瓣状；粳米淘洗；大枣去核，洗净；核桃仁洗净。

2.将银耳、粳米、大枣、核桃仁一同放锅内，加水适量，用大火烧开，转小火煮，待银耳熟烂、粳米成粥后，加入冰糖搅匀即可。

营养功效 核桃中的磷脂对脑神经有良好保健作用，其卓著的健脑效果和丰富的营养价值，对孕妇及胎宝宝而言都非常适合。这款粥中再加上银耳和大枣，能令孕妈妈内心宁静，头脑清醒，另外，此粥的补血功效也非常好。

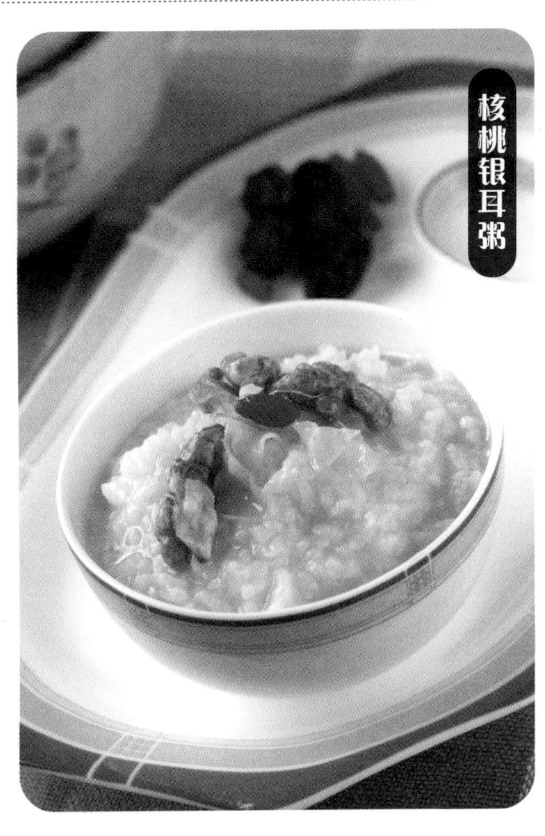
核桃银耳粥

孕3月 消除害喜症状，多多补充营养

对于孕妈妈来说，怀孕初期的不安加上怀孕的不适会让心情变得阴晴不定。准爸爸一定要为孕妈妈准备可口的美食，针对害喜症状，缓解孕妈妈的不适，让孕妈妈的心情变得开朗起来。

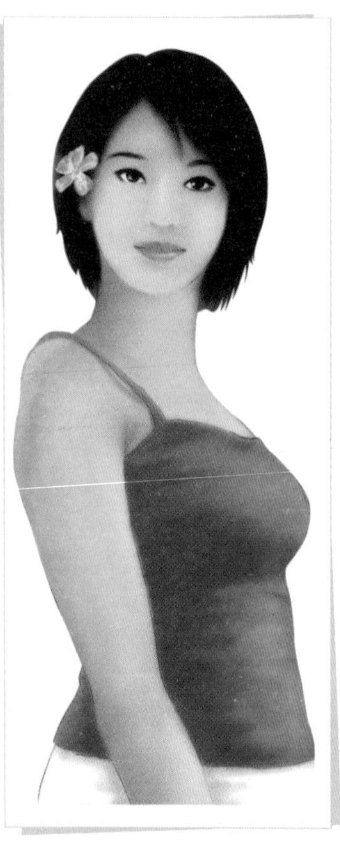

孕妈妈的变化

这个时期，孕妈妈腹部外观隆起但仍不明显。由于增大的子宫压迫周围组织，孕妈妈会感到下腹部有一种压迫感。孕妈妈会出现脚后跟抽筋，去厕所次数明显增多等症状。这一时期，孕妈妈妊娠反应明显，妊娠第8周、第9周是孕妈妈生理上最难受的时期，家人应多一些体贴关怀，帮助孕妈妈度过这一时期。

这个时期孕妈妈的身体会有明显变化，阴道内的乳白色分泌物——白带明显增多；乳房进一步增大，胀痛；乳晕、乳头出现色素沉着。这时期还容易发生便秘、腹泻等症状，要注意用科学的饮食进行调理，不要乱用药物。

胎宝宝的变化

这个时期的胎宝宝发育得很快，尾巴完全消失，躯体和下肢变大，头的大小也很显眼。眼睛开始形成，长出眼皮，皮肤仍是透明的，所以从外观可看到皮下血管和内脏。鼻和嘴唇的周围以及声带、齿根开始生成，下颌和两颊开始发育，从面部特征上看与人类的脸部很相似。

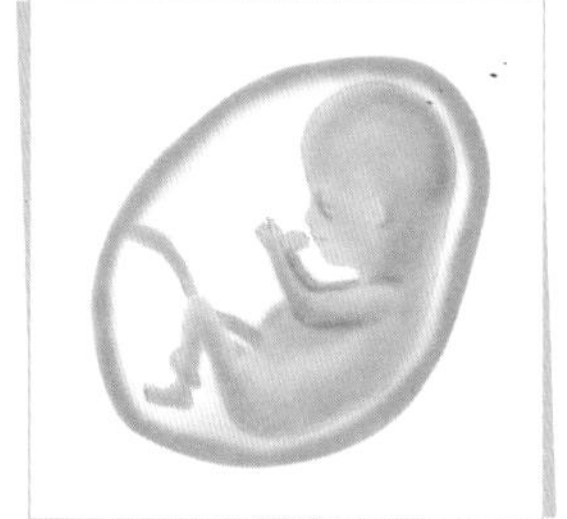

胃、肠、肝脏、心脏等进一步发育，肾脏也开始发育，输尿管开始生成，胎宝宝的排泄系统逐渐形成；骨骼开始逐渐骨化变硬，指甲、眉毛、头发也开始发育。

脐带变长，胎宝宝可在羊水中自由活动；胎宝宝的性别从外观上可以清楚地辨认，内生殖器的分泌功能也逐渐体现出来。

聪明宝宝胎教

适时胎教

怀孕第3个月从胚胎期进入了胎宝宝期。这个时期有两个重大变化：一是包括感觉器官在内的各主要脏器都已初步建立起来；二是胎宝宝的身体进入了较快增长的时期。因此，为开展音乐胎教提供了可能。同时也为积极补充营养提出了要求。

抚摩胎教

胎宝宝一般在怀孕后第7周开始活动。和我们想象中的一样，胎宝宝的活动是丰富的，有吞羊水、眯眼、咂拇指、握拳头、伸展四肢、转身、蹬腿、翻筋斗等；而且受到刺激后会做出各种反应。

因此，这个时候孕妈妈不仅可以抚摩胎宝宝与其沟通信息、交流感情，还应当抚摩胎宝宝，帮助胎宝宝做“体操”。

抚摩方法

孕妈妈平躺在床上，全身尽量放松，在腹部松弛的情况下，用一个手指轻轻按一下胎宝宝再抬起，此时胎宝宝会立即有轻微胎动以示反应；有时则要过一阵子，甚至过了几天后才有反应。

抚摩时间

一般以早晨和晚上做为宜，每次时间不要太长，5～10分钟即可。

□ 情绪胎教

“宁静即胎教”指的是早期怀孕的胎教，情绪和心理素质是关键的因素；正常孕妈妈有节律的心音是胎宝宝最喜欢听的音乐，孕妈妈规律的肠蠕动声也给胎宝宝以处在稳定良好的子宫环境之中的感觉，使胎宝宝能得到良好的生长发育。反之，当孕妈妈生气、焦虑、紧张不安或忧郁悲伤时，会改变血液中内分泌激素的浓度，胎宝宝会立即感受到，表现出不安和胎动增加。如果长时间存在不良刺激，胎宝宝出生后患多动症的概率增加，有的还可发生畸形。由此可见，保持良好的情绪对生育一个健康、聪明的宝宝是十分重要的。

□ 音乐胎教

音乐的曲调、旋律、节奏和响度的不同，对孕妈妈和胎宝宝产生的情感和共鸣也不同。

优美细腻、韵律柔和、带有诗情画意的乐曲有镇静作用；轻松悠扬、节奏明朗、优美动听的乐曲有舒心愉快的作用。

不同类型的音乐对孕妈妈和胎宝宝的影响也不同。由此可见，乐曲的类别必须根据孕妈妈不同阶段的需要来选择，鉴于这个时期的孕妈妈情绪易波动，常常会影响到胎宝宝的发育——孕妈妈出现的焦虑和忧郁也会传播给胎宝宝，因此这段时间孕妈妈适宜选择轻松愉快、诙谐有趣、幽雅温馨的音乐，使孕妈妈因早孕反应而产生的不安心情得以放松，精神上得到安慰。注意一定不要播放那些过于激烈、声音刺耳、旋律嘈杂的乐曲，更不宜听那些过于激烈的现代摇滚音乐，因为这些音乐的音量较大、节奏紧张激烈、声音刺耳嘈杂，可使胎宝宝烦躁不安，对神经系统和消化系统产生不良的反应，促使母体分泌一些有害的物质，直接危害胎宝宝和孕妈妈。

这个阶段胎宝宝原始的耳朵已经形成，虽然内耳的发育尚需一段时间，但从宫内观察看，胎宝宝对声音已经有了一些反应。因此在为孕妈妈播放乐曲时，对胎宝宝的听觉发育也是一种良性刺激，有利于整个听觉系统的发育和完善，为以后积极地进行听觉训练打下基础。

胎教实际上是对胎宝宝进行良性刺激，主要通过感觉的刺激来发展胎宝宝

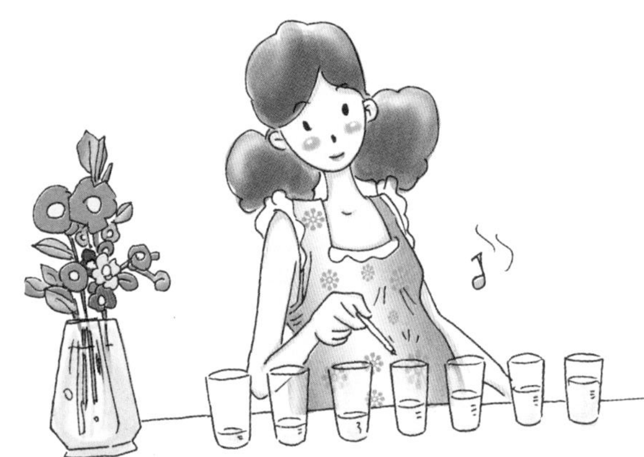

用玻璃杯开场音乐会，让你的宝宝也跟你一起快乐起来吧。

的视觉，有利于将来观察力的培养；发展胎宝宝听觉，有利于培养其对事物反应的敏感性；发展胎宝宝的动作，促使将来宝宝动作协调、反应敏捷、心灵手巧。

由于胎宝宝生长在子宫这个特殊的环境里，胎教就必须通过母体来施行，通过神经可以传递到胎宝宝未成熟的大脑，对其发育成熟起到良性的效应，一些刺激可以长久地保存在大脑的某个功能区，一旦遇到合适的机会，惊人的才能就会发挥出来。

因此，除了听音乐外，孕妈妈还应当多接触琴、棋、书、画，孕妈妈要多看画展、花展、科技展，多阅读一些轻松乐观、文字优美的文学作品，还可以学习插花、摄影和刺绣等知识和操作，陶冶自己的情操，与胎宝宝进行心灵情感的交流。

*｜孕妈妈经验谈

□ 摄入足够的碳水化合物

孕早期的孕妈妈要注意碳水化合物的摄入量，对于有恶心、呕吐等早孕反应的孕妈妈来说，每天至少需要摄入150克碳水化合物，如果不能保证这个基本量，孕妈妈就会分解自己的脂肪作为能量来源，当脂肪分解的速度过快、过多时，脂肪代谢的中间产物——酮体就会来不及在肝脏中分解，容易造成在体内的含量过高，对妈妈，特别是对宝宝产生不好的影响。

有的孕妈妈会问，如果在怀孕反应期间没有食欲，怎么才能保证这150克碳水化合物的摄入量呢？

其实，150克碳水化合物并不多，按主食的材料如大米、面粉等含75%碳水化合物计算，只需要200克的大米或面粉做成的主食就可以了。

当然，150克的碳水化合物也并不一定要全部来源于主食，各种点心、水果以及饮料中都含有多少不等的碳水化合物，特别是对于喜欢吃甜食的孕妈妈来说，蔗糖中碳水化合物的含量在95%以上，喝牛奶、喝果汁时加一汤匙糖，就可以获得10克左右的碳水化合物了。

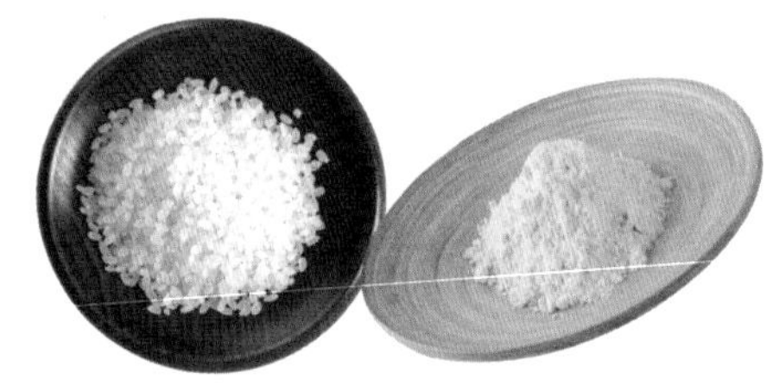

各种甜点中碳水化合物的含量

名称	含量（%）
饼干（苏打）	76
饼干（奶油）	69
蛋糕（蛋清）	73
蛋糕（奶油）	56
面包（普通）	58
月饼（五仁）	60
月饼（豆沙）	63
桃酥	65
冰淇淋	18
小豆羹	72
月饼（枣泥）	70
杏仁露	8

□ 降胎火的饮食攻略

有的孕妈妈会在怀孕时产生胎火，不同体质就会有不同的表象，饮食上需要注意的方面也会有所不同。正确地了解自己的体质特性，才能更好地调整自己的饮食习惯。看看以下三种体质类型，你最符合哪一种？

寒性体质

( ) 站立时感到头晕。
( ) 经常精神萎靡。
( ) 喜欢喝热饮。
( ) 不容易口渴。
( ) 脸色苍白。
( ) 怕冷。
( ) 常常四肢冰冷。
( ) 大便溏稀。
( ) 小便多且颜色淡。
( ) 舌苔淡白。

中性体质

( ) 不热不寒。
( ) 不会特别口干。
( ) 无特殊经常发作的疾病。

热性体质

( ) 站或躺都会头晕。
( ) 容易胡思乱想、烦躁不安。
( ) 面红耳赤。
( ) 怕热。
( ) 四肢、手心、足心发热。
( ) 容易口渴。
( ) 小便少且颜色黄。
( ) 便秘。
( ) 舌干苔黄。
( ) 嘴唇易出血。
( ) 皮肤容易长痘痘。

热性体质易有胎火

并不是每位孕妇都会产生胎火，胎火通常发生于体质偏燥热型的孕妈妈身上。由于怀孕后体内激素分泌会变得很旺盛，孕妈妈孕前的体质即使不属于燥热型，也有可能因为怀孕而改变体质。不过，原则上来说，本身就属于燥热体质的孕妈妈产生胎火的机会较大。体内有胎火的孕妈妈主要有以下特征：

●常常口干舌燥●容易睡不着觉●皮肤容易长痘痘●手心发烫●足心发烫●便秘●小便较少●嘴唇易出血●容易发烧

胎火饮食宜忌

胎火大的孕妈妈宜吃的蔬果

西瓜、苹果、木瓜、柚子、梨、香瓜、猕猴桃、柿子、香蕉、杨桃、哈密瓜、橙子、西红柿、甘蔗。

胎火大的孕妈妈忌吃的蔬果

荔枝、龙眼、草莓、樱桃、水蜜桃、葡萄、李子、大枣、榴莲、金橘。

关于胎火的问答

Q：怀孕时有胎火，生下的宝宝会有何症状？

A：以目前的技术而言，还无法通过超声波直接从妈妈肚子里看出胎儿有无因胎火大而引起的一些异常，必须等到宝宝出生后才能观察有何症状。

通常宝宝可能会出现疮疹、脓包、口疮等，严重的话则有黄疸等情形发生。

Q：胎火大，应该多吃黄连降火吗？

A：根据中国人的传统观念，若孕妇有胎火，通常老一辈的人会建议多吃黄连降火。但是如果要服用黄连，必须特别注意分量，一定要请医生开处方单，按照医嘱服用。孕妈妈也可选择用食疗的方式降胎火，如绿豆汤、银耳莲子汤、甘蔗汁等。

Q：有哪些中药材能降胎火？

A：如果孕妈妈想使用中药材降胎火，可选用麦门冬、天门冬、竹叶等，服用的剂量最好征求医生的建议，视自己的身体状况而定。若服用一段时间后胎火的症状都消失了，即可恢复原来的正常饮食。

Q：胎火在产后就会消失吗？

A：若是产后月子做得不好，导致恶露排不干净，胎火的情形也可能会发生。因此，有胎火的妈妈除了在怀孕期间要注意之外，产后的护理也非常重要。

孕产妇 怎么吃

YUN CHAN FU

＊ 专家面面谈

□ 减轻孕吐有办法

正确认识早孕反应

半数以上孕妈妈在怀孕期间都会有早期怀孕反应，主要症状表现为恶心、呕吐、食欲不振，其症状的严重程度及持续时间因人而异，一般从怀孕的第6周开始，至第12周消失。呕吐严重者，无法进食，导致营养缺乏和脱水。孕妈妈思想紧张，顾虑重重，会使呕吐加剧。若不予调理，会影响孕妈妈的健康，使胎宝宝先天发育不良。

调理饮食是减轻呕吐的正确方法

● 保持精神愉快，解除思想顾虑。饭菜要清淡，爽口，不油腻。另外，舒适的环境、可口的食物也有增强食欲的作用。

● 多吃容易消化的食物，如烤面包、饼干、大米或小米稀饭等；每日要少食多餐，吃饭时间不必严格规定。正常饮食开始，可以吃一些碳水化合物和蛋白质混合的小餐，但不要吃刺激性的东西和精制糖块等；吃饭时要细嚼慢咽，饭后可立即躺下休息；早晨起床前吃少量食物对减轻恶心也有帮助。

● 食物烹调要多样化。根据孕妈妈的不同情况和嗜好，选择不同的材料和烹调方法，对于呕吐严重甚至产生脱水的孕妈妈要选择含水分多的食品。如各种水果、新鲜蔬菜不仅含有大量水分，而且含有丰富的维生素C和钙、钾等无机盐。有的孕妈妈会有酸味、辣味和其他味道的嗜好，烹调食物时可使用少量香辛料，如姜、辣椒、紫菜等，使食物具有一定的刺激性，有增加食欲的作用。柠檬汁、醋拌凉粟、酸奶等酸味食品能引起食欲，备受孕妈妈的喜爱。

● 别让自己空腹。经常空腹、再加上低血糖有可能让你感到恶心，加重妊娠反应。选择清淡的、高蛋白、高热量的食物，例如薄脆饼干或酸奶。尽量避免辛辣的、高脂肪食物。如果刺鼻的气味让你想吐，试一下吃些冷冻的或温和的食物——它们会比热的食物散发出更少的刺鼻气味。

减轻孕吐的生活窍门

● 尽量少吃或者不吃油腻的、脂肪含量高的、辛辣的、酸的食品。

● 远离任何会使你感到恶心的气味。

● 在清新的空气中散步，也有助于减轻孕吐。当产生恶心感时，练瑜伽也有效，轻柔的动作、平静的心情能使你感到更舒适。

● 当感觉到恶心时，就赶紧找一个能躺下来的地方，静静地休息片刻，不要跟任何人说话，可以闭上眼睛，心里什么都不想。等好些了，再慢慢地起身，和缓地走动走动。

● 少去旅行或乘车。只要外出旅行就有乘坐交通工具的可能，在这种情况下，会引起或加重妊娠反应。所以，这里建议孕妈妈最好不要在妊娠反应严重的时候外出旅行，你可以尝试着在居所附近到处走走多呼吸新鲜空气，这样能改变心情，调整情绪，对改善孕吐也有一定的帮助。喜欢外出旅行的孕妈妈，可待孕吐期过了以后再做打算。

一日膳食推荐

早餐	**油条**：面粉50克；**鸡蛋牛奶**：牛奶250克，鸡蛋50克，糖20克
午餐	**米饭**：大米150克；**炒三丝**：瘦猪肉50克，豆腐丝50克，冬笋丝50克；**拌海带丝**：海带（水发）100克；**木须汤**：鸡蛋20克，木耳10克，生菜50克
下午茶	**橘子**：100克
晚餐	**小米粥**：小米50克；**烙饼**：面粉150克；**煎蛋**：鸡蛋50克；**炒豆腐**：豆腐100克
宵夜	**牛奶**：250克；**苹果**：50克

★全日烹调用油约20克

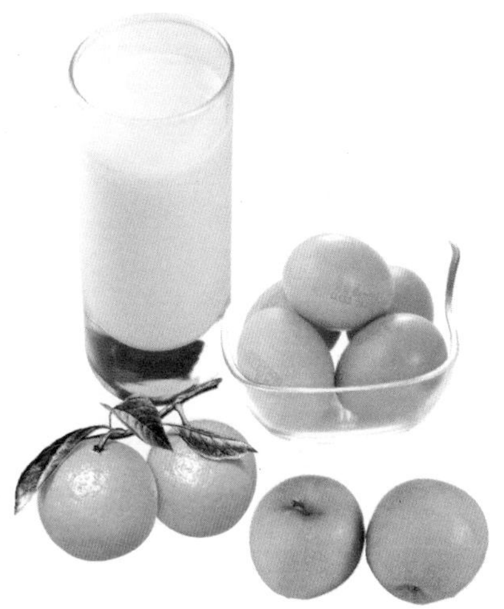

特别推荐

孕妈妈的养胎之道

饮食清淡宜温补

孕期养胎之中医观点：饮食清淡宜温补。中医讲求阴阳平衡，怀孕过了初期时，孕妈妈的体质容易转为热性，建议多吃清淡的食物加以平衡。孕妈妈不宜吃太多燥热的食物，以避免影响全身黏膜的湿度，譬如眼睛容易觉得干燥、口干舌燥、容易导致肠胃黏膜充血，促进发炎反应，造成肠胃不适。

孕期调理饮食时，应把握中庸之道，尽量避免猛吃同一类食物的状况。譬如像是知道某样食物对胎宝宝发育有帮助，就拼命多吃，如此一来，反而会给孕妈妈的健康造成负担。

中药养胎

中药性情温和，往往被作为调气补身的选择。

在药材的选择上遵照医生建议，挑选较平和的药材为佳，加上每个人的体质不同，孕妈妈一定要去中医院诊断，依个体需求进行调养。

一般中药材的选用上，山药、莲子、银耳、芝麻、枸杞子、百合等较温和的药材都是不错的入菜之选。

孕3月养胎法

中医认为，孕妇到了怀孕第三个月，应静心养息，怡养性情，以安和气血。坐立、行走要保持正确的姿势，多接触美好的事物，始终保持精神愉快、情绪稳定，不得有惊恐、忧思、郁怒等刺激。

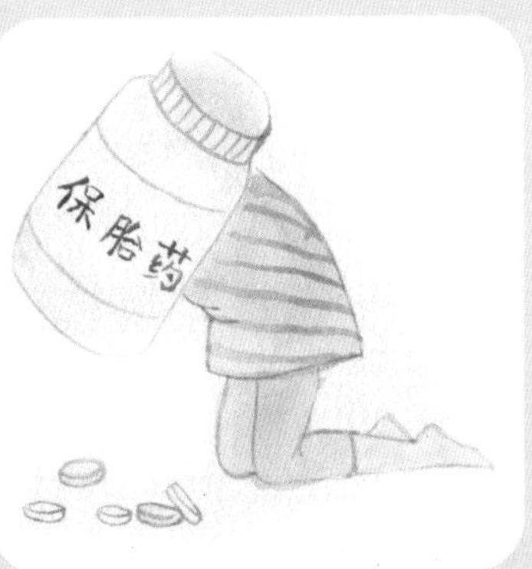

盲目使用保胎药可能会造成终身的遗憾。

推荐营养菜谱

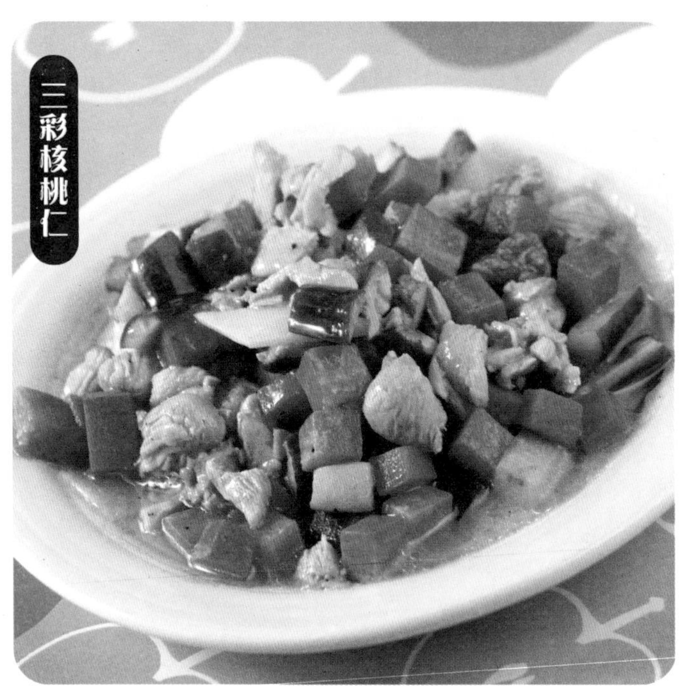

三彩核桃仁

□材料：核桃仁150克，胡萝卜、黄瓜、瘦肉各100克，姜适量

□调料：盐、鸡精、白糖、水淀粉各适量

□做法：

1.胡萝卜去皮、切丁；黄瓜去子、切丁；瘦肉切丁；姜去皮切片。

2.瘦肉丁加少许盐、鸡精、水淀粉腌好，油锅烧热，下入瘦肉丁，炒至八成熟倒出备用。

3.锅内留油，放入姜片、胡萝卜丁、黄瓜丁，加盐炒至将熟时，放入瘦肉丁、核桃仁，然后调入鸡精、白糖炒透入味，以水淀粉勾芡即可。

营养功效　此菜含有丰富的蛋白质、脂肪、碳水化合物、铁、锌、维生素B_1、维生素B_2，其中尼克酸的含量最丰富。对于孕早期胎宝宝大脑的发育有良好的作用。

五丝鱼

□材料：鱼肉150克，水发香菇6朵，冬笋50克，青椒2个，葱、姜、蒜、鸡蛋各适量

□调料：料酒、盐、水淀粉各适量

□做法：

1.将鱼肉切成中粗丝，用料酒、盐、水淀粉、蛋清调匀；香菇、冬笋、青椒、葱、姜、蒜均切丝；另用料酒、盐、鸡精、糖和水淀粉加水调成芡汁，备用。

2.油锅烧热，下葱、姜、青蒜煸出香味，放入香菇丝、冬笋丝、青椒丝和鱼丝翻炒，倒入调好的芡汁，翻炒收汁即可。

腐竹拌菠菜

□材料：菠菜250克，水发腐竹150克，姜末适量

□调料：香油、盐各适量

□做法：

1.腐竹用沸水泡发后洗净，再放入沸水中稍煮一下，用凉水过凉，挤干水，切成4厘米长的段放碗内，用香油、盐、鸡精拌匀，码在盘内。

2.菠菜择洗干净，放入沸水中稍烫，捞出用凉水过凉，挤干水分，切成3厘米长的段。

3.放入香油、盐拌匀，放在腐竹中间，再撒上姜末即可。

时蔬牛骨汤

□**材料**：牛骨300克，胡萝卜150克，西红柿、西兰花各50克，洋葱1个

□**调料**：花椒、盐各适量

□**做法**：

1.牛骨斩大块，洗净，放入开水中煮5分钟，取出冲净，备用。

2.胡萝卜去皮切大块；西红柿对切成4块；西兰花切大块；洋葱去最外层皮，切块。

3.锅内放油烧热，慢火炒香洋葱，注入适量水煮开，加入牛骨煮2小时，下其余材料及调料煮至材料全部熟透即成。

氽丸子汤

□**材料**：瘦猪肉150克，鸡蛋1个，黄瓜50克，葱、姜各适量

□**调料**：盐、香油、高汤、鸡精、料酒各适量

□**做法**：

1.瘦猪肉剁成细的馅，再用刀背砸成肉泥；黄瓜洗干净，切成片；姜洗净，切成末；葱洗净，切成花；将肉泥加鸡蛋清拌匀，放入姜末、葱末、盐、料酒，再加入少量高汤调匀。

2.锅中加清水烧开，将瘦肉泥挤成丸子放入水中，氽熟，锅中加盐，放入黄瓜片，沸后，撇去浮沫，放鸡精、香油装入汤盆即可。

四果粥

□**材料**：大米250克，玉米粒、花生米、葡萄干、核桃仁各适量

□**调料**：白糖适量

□**做法**：

1.将大米淘洗干净；玉米粒、花生米、葡萄干、核桃仁分别洗净，用清水浸软，备用。

2.在锅中加入玉米粒、花生米、葡萄干、核桃仁、大米，加水适量，然后小火煮至粥汁黏稠，加入白糖调味即成。

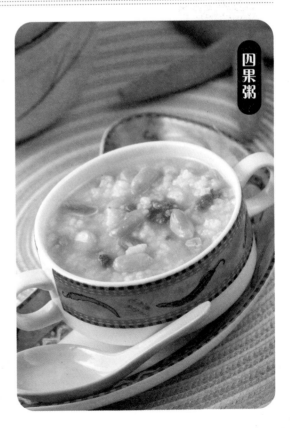

营养功效 葡萄干有补气血、宁心神、止渴安胎之功效，煮成粥最宜孕妈妈食用。此款粥有良好的健脑美肤益胃的功效。材料也容易找到，可以按自己喜欢的口味调换食材，或者加入更多的食材，让粥变得美味而多彩。

孕4月 腹中有宝初长成

到了这个月，由于妊娠反应已经基本平息，孕妈妈的自我感觉也舒服了一些。这时候，孕妈妈的胃口会慢慢转好，食欲也改善了，且流产的危险性开始减少，妊娠已经处于相对稳定的阶段，孕妈妈终于可以好好地享受美食了。

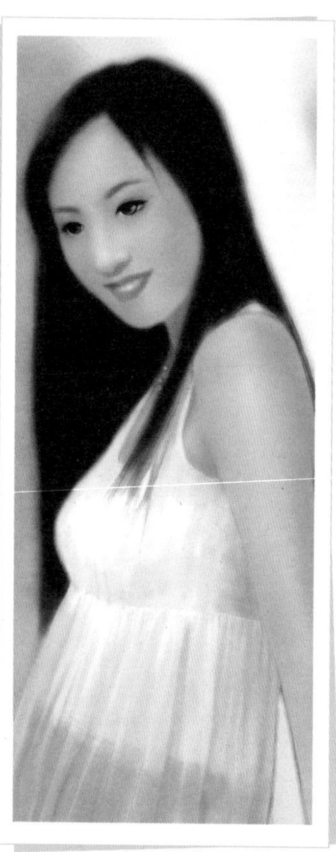

孕妈妈的变化

这个时期孕妈妈子宫进一步增大，所以孕妈妈下腹部明显隆起、有沉重感，尿频、白带多等现象依然存在。

基础体温逐渐呈低体温状态，并一直持续到分娩结束。妊娠反应这时已经结束，孕妈妈心情比较稳定。

从这时起，孕妈妈应按主治医师要求，定期去医院检查，观察胎宝宝、胎盘、胎心、母体的变化状况，如果发现问题要及时处理。

胎宝宝的变化

这个时期胎宝宝的各个组织器官都已经逐渐成熟起来，胚体也在迅速成长。可以说人体的绝大部分器官都已经建立起来了，剩下的主要是器官的增大和成熟。

这一时期已经不是那么容易引起畸形的时候了，但是孕妈妈和准爸爸还是要注意，孕妈妈尽量避免接触可以引起畸形的因素。

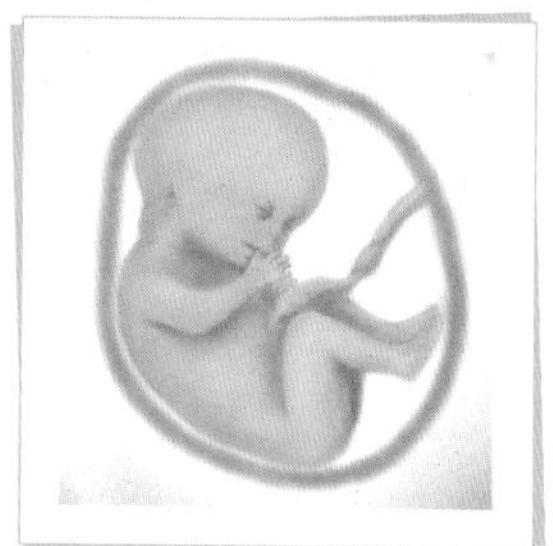

胎宝宝皮肤增厚，变得红润有光泽，并开始长头发了，由于肌肉组织和骨头的发育，胎宝宝的手足能稍微活动，心脏的搏动更加活跃，内脏已几乎全部成形。

同时胎盘也形成了，与母体的联系更加紧密，流产的可能性大大减少。随着胎盘功能的逐步完善，胎宝宝的发育加速，羊水量从这个时期开始快速增加。

聪明宝宝胎教

适时胎教

感觉器官是胎宝宝与外界建立联系的主要通道。实际上，胎宝宝的眼、耳、鼻、皮肤等感觉器官在怀孕早期就已形成，但功能的建立和发展是从怀孕第4个月才真正开始的，孕4月，胎宝宝脑的结构也日益完善，各种感觉功能日渐发挥作用，其中尤以听觉的发育最为重要，胎宝宝对声音已相当敏感，成为与外界保持联系的主要器官。因此怀孕第4个月以后，实施胎教的重点将逐步由间接胎教向以直接胎教为主的方向迈进！

□ 音乐胎教

科学家采用现代科学技术对胎宝宝听力进行测定，发现胎宝宝已经有完整的听力，并提出胎宝宝在宫内接受“教育”，进行“学习”，并形成最初“记忆”的新认识，为胎教提供科学依据。

孕4月，胎宝宝对声音已相当敏感，其声音来自母体内大血管的搏动，其节律与心脏跳动相同，还有规律的肠蠕动的声音。

胎宝宝在宫内就有听力，并可影响到出生后的发音和行为。因此，我们应该利用胎宝宝听觉的重要作用，给予良好的声音刺激，促进宝宝宫内听力的发展。

□ 视觉胎教

从怀孕第4个月起，胎宝宝对光线也已经十分敏感了。

科学工作者在对孕妇腹壁直接进行光照时，采用B超探测观察可以见到胎宝宝出现躲避反射、背过脸去，同时有睁眼、闭眼活动。因此有人主张，在胎宝宝觉醒时可进行视觉功能训练。这说明在胎宝宝发育的过程中，视觉也在缓慢发育，并具有一定功能。

我们可以用手电筒一闪一灭地直接放在妈妈腹部进行光线照射，每日3次，每次30秒钟，并记录下胎宝宝的反应。

进行视觉训练可促进胎宝宝视觉发育，增加视觉范围，同时有助于强化昼夜周期，即晚上睡觉，白天觉醒，并可促进动作行为的发展。

但是要注意的是，在用光照射时切忌用强光，也不宜时间过长。

□ 对话胎教

“对话”属于听觉胎教的一种，妈妈可以给胎宝宝朗读一些笔调清新优美的散文、诗歌，也可以和胎宝宝聊天。注意说话的语调要温柔而富于情感，妈妈充满爱意的声音对胎宝宝既具有一种神奇的安抚作

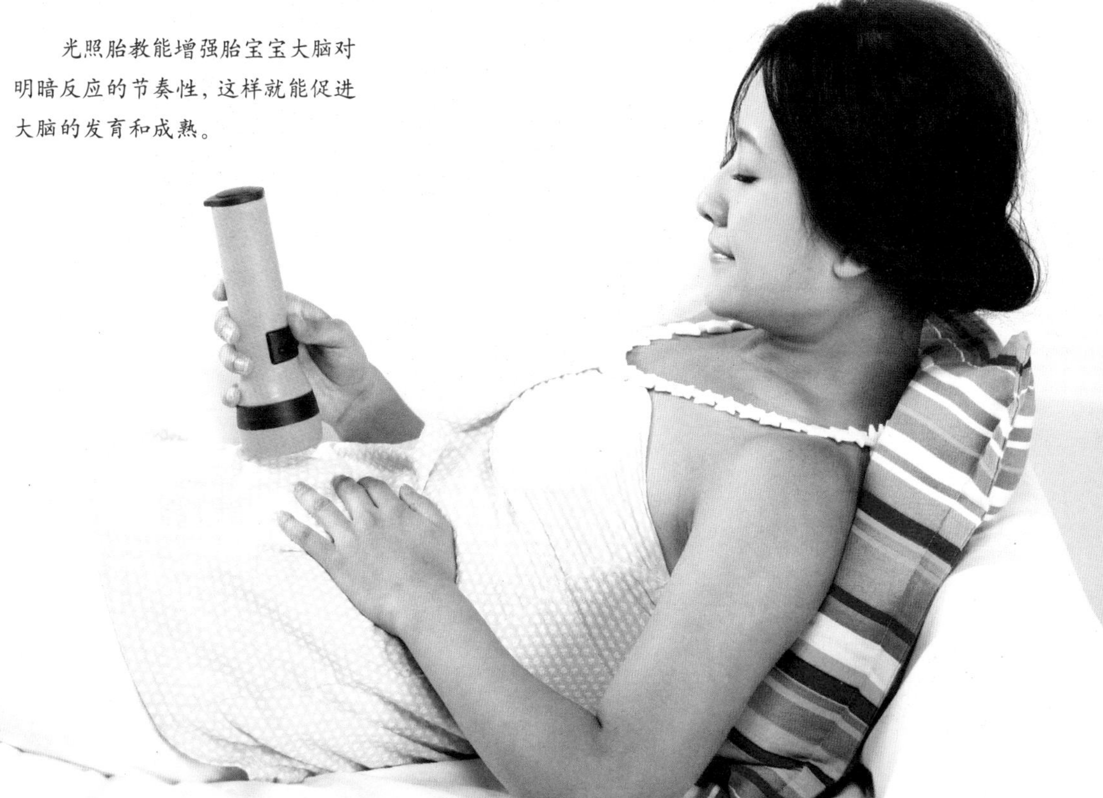

光照胎教能增强胎宝宝大脑对明暗反应的节奏性，这样就能促进大脑的发育和成熟。

用，也是对胎宝宝听觉发出良性刺激的有效途径，有利于胎宝宝的发育。

作为未来宝宝的准爸爸，可开始面对孕妈妈的腹部和胎宝宝进行“对话”，比如，先给宝宝起个小名，然后每天面对宝宝，用亲切的语调呼唤他的名字说：“宝宝真乖！”等话语，以此逐步刺激宝宝的听觉，并着手建立父子间的亲情。

□ 性格训练

妈妈的子宫是胎宝宝生活的第一个环境，可以直接影响胎宝宝性格的形成和发展。

在子宫内环境中，感到温暖、和谐、慈爱的气氛，胎宝宝幼小的心灵将得到同化，意识到生活的美好和欢乐，可逐渐培养胎宝宝形成热爱生活、活泼外向、果断自信等优良性格；如果夫妻不和，家庭人际关系紧张，甚至充满敌意和怨恨，或者妈妈心里不喜欢这个宝宝，时时感到厌烦，胎宝宝会感受到痛苦，这会成为孤独寂寞、自卑多疑、懦弱、内向等性格的基础。

由此可见，怀孕期间孕妈妈要始终保持愉快和良好的情绪，生活在优美和睦的环境中，让即将出生的宝宝感受到深深的爱意，这些对将来宝宝性格的形成无疑是非常重要的，同时，也是积极开展胎教的重要内容之一。

□ 动作胎教

怀孕第4个月后，妈妈便能清晰地感觉到胎宝宝运动了。研究表明：胎宝宝的活动预示着他们出生后活动能力的强弱。通过出生后的观察得知，胎宝宝活动强的，出生后的动作协调程度和敏锐程度均优于出生前活动较弱的宝宝。胎宝宝体操锻炼实际上就是抚摩胎教的一种。

观察表明，在胎宝宝期进行过体操锻炼的宝宝，出生后他们的活动能力明显要比出生前没有进行过体操锻炼的宝宝强。

和胎宝宝一起做体操

1.孕妈妈仰卧在床上，头部不要垫高，全身尽量放松。

2.用双手捧住胎宝宝，按从上至下、从左至右的顺序抚摩胎宝宝。反复多次后用食指或中指轻轻触摸胎宝宝，然后放松即可。

在进行体操锻炼刚开始的时候，胎宝宝通常没有明显反应，经过一段时间的适应和配合后，便有了比较明显的反应。胎宝宝的反应千差万别，遇到胎宝宝“拳打脚踢”时，表示胎宝宝不高兴或者不舒服了，应停止锻炼。

*| 孕妈妈经验谈

□ 孕期不宜多食的食品

孕期是特殊时期

孕期是人生的一个特殊时期，对女性的很多生活习惯都提出了新的要求。就拿饮食来说，有些食物原本是你的最爱，可在这个时候你却不得不暂时与它们疏远。如果你依然与它们“亲密”，就会多吃进去很多这些食物，这样对腹中的胎宝宝不利。

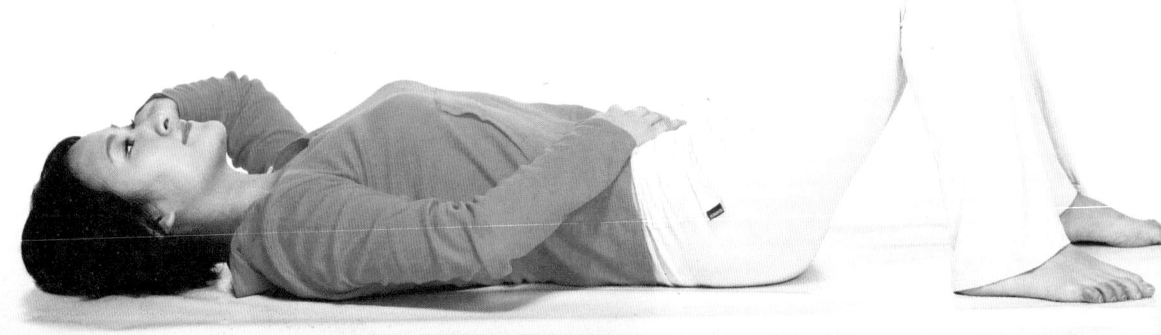

应该疏远的食物

酸菜

且不说酸菜类食物的营养在腌制过程中几乎完全被破坏掉，已经失去了蔬菜的营养价值，更为严重的是其中所含的致癌物质亚硝酸盐还会影响胎宝宝的正常生长发育。

冷食

过多摄取冷食会伤及脾胃，使营养吸收受到影响，不能保证自身和胎宝宝的营养需求。

浓茶

茶水中含2%～5%的咖啡因，会刺激胎宝宝过度活动，甚至危害胎宝宝的生长发育。另外，过多喝茶水可使其中所含的鞣酸与孕妈妈食物中的铁结合，促使孕妈妈发生缺铁性贫血，给胎宝宝造成患先天缺铁性贫血的隐患。

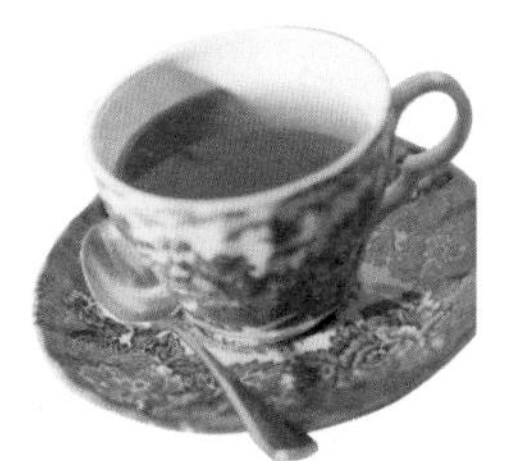

方便食品

这类食品的脂肪含量很少。必需脂肪酸是胎宝宝大脑发育需要的重要营养成分，而且孕早期要形成良好的胎盘及丰富的血管也特别需要脂肪酸。

罐头食品

罐头食品在制作过程中加入了一定量的添加剂，如人工合成色素、香精、防腐剂等。尽管这些添加剂对健康成人影响不大，但孕妇食入过多则对健康不利。另外，罐头食品营养价值并不高，经高温处理后，食物中的维生素和其他营养成分都已受到一定程度的破坏。

热性佐料

花椒、胡椒、桂皮、五香粉等热性佐料容易消耗肠道水分，使胃肠分泌减少，造成肠道干燥、便秘。发生便秘后，孕妇必然用力屏气解便，使腹压增加，压迫子宫内的胎宝宝，易造成胎动不安、早产等不良后果。

*｜专家面面谈

□ 孕妈妈不要吃太多

有人说孕妈妈是双身之人，应该吃两个人的饭，这是没有道理的。

孕妈妈虽然应该保证摄入充足的营养，但过量的食物无论对胎宝宝还是对孕妈妈本人都是有害的。

首先，吃得过多，过剩的能量会转变为脂肪，导致孕妈妈体重剧增。体重超过85千克为高危怀孕的一项指标。肥胖孕妈妈最易发生妊娠高血压综合征、糖尿病等，另外由于盆底组织增厚，还易发生滞产，所以孕妈妈要控制好饮食。

另外，孕妈妈体重增幅过度的话，新生儿患癫痫、低血糖和胎粪吸入综合征的几率更高，并且出生时体形可能会更小。

其次，孕妈妈吃得过多，容易出现巨大儿（体重超过4000克者）。因胎头大与骨盆不相称而增加剖宫产概率，或者宫口开全2小时胎头还不能娩出，增加使用产钳的机会。胎头娩出后，由于巨大儿的肩部脂肪多，径线大于正常体重的胎宝宝，在娩肩时常有困

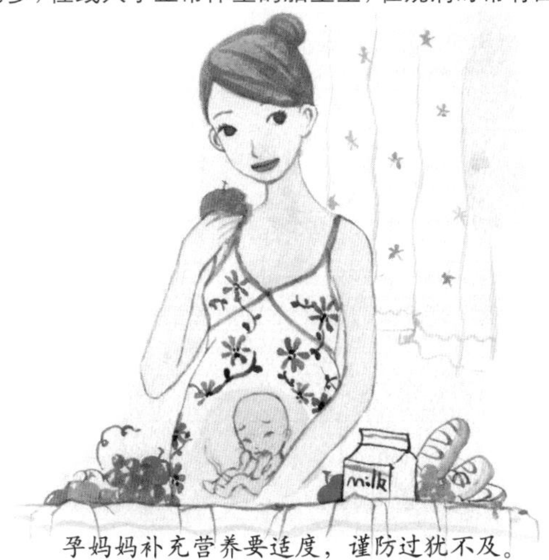

孕妈妈补充营养要适度，谨防过犹不及。

难，称“肩难产”，极易发生新生儿锁骨骨折或新生儿的臂丛神经损伤。

第三，孕妈妈吃得太多，会导致新生儿死亡率上升。孕妈妈在怀孕期间增重13千克以上时，新生儿死亡率比正常孕妈妈的高2.5倍。

所以说孕妈妈饮食应合理，不能过度进食。孕妇时常会有饥饿感，这是正常的生理反应，也是孕妇不易做到饮食适当的重要原因，因此，在孕妇的饮食中应加一些低能量而有饱腹感的食品，如山芋、土豆等。

孕妈妈如果体重增长过快，应及时调整饮食结构，限制主食，少吃含糖和脂肪多的食品，可实行加餐制，少吃多餐。适当增加活动量，把体重控制在适当的范围内。

*｜一日膳食推荐

早餐	**牛奶**：250克，糖10克；**麻酱烧饼**：面粉100克，芝麻酱10克
午餐	**米饭**：大米150克；**肉末雪菜**：瘦猪肉70克，雪菜100克；**素炒油菜薹**：油菜薹150克；**鱼汤**：鲫鱼50克，香菜10克
下午茶	牛奶：250克；饼干50克
晚餐	**米饭**：大米150克；**炒鳝鱼丝**：黄鳝100克，红椒50克；**素炒西兰花**：西兰花50克；**紫菜汤**：紫菜10克，虾皮10克
宵夜	**鸡蛋羹**：鸡蛋50克

★全日烹调用油约25克

特别推荐

孕妈妈的食物最佳烹调方法

根据孕妈妈的口味变化，可选择适合她的烹调方法，如煮、蒸、炒、焖、炖等，也可以用凉拌的方法满足清淡口味的要求。

根据孕妈妈的饮食原则，最好不用油炸、油煎、火烤、烟熏等烹调方法，因为这些方法可使食物加热的温度达到230℃左右，许多营养素在这样的温度下内部结构会发生变化，失去了营养价值，其中最突出的就是维生素C和B族维生素；还有些营养素则由于结构的变化，而不易被人体消化吸收；有些营养素（如脂肪）在结构发生变化时，还会产生对人体有害的物质，比如脂肪酸发生分解和聚合反应后，就会产生一种对人体有致癌作用的物质。在孕早期，胎宝宝对各种有害的物质特别敏感，稍有不慎，就有可能导致胎宝宝畸形、流产等严重的后果。

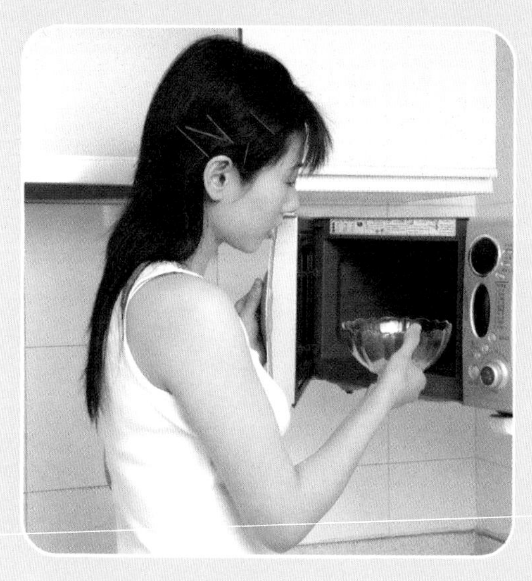

Q&A 孕期喝水有讲究

对于孕妈妈来说，也许有人在怀孕前就有着良好的饮水习惯，但有的人却没有良好的饮水习惯。现在怀孕了，为了宝宝和自己的健康，赶快把不良的饮水习惯调整过来吧！

Q：起床后喝杯白开水好吗？

A：研究表明，白开水对人体有“内洗涤”的作用。早饭前30分钟喝200毫升25℃～30℃的新鲜开水，可以温润胃肠，使消化液得到足够的分泌，以促进食欲，刺激肠胃蠕动，有利定时排便，防止便秘。早晨空腹饮水能很快被胃肠道吸收进入血液，使血液稀释，从而加快血液循环。

Q：感觉口渴了再喝水行吗？

A：口渴是大脑中枢发出补水信号。感到口渴说明体内水分已经失衡，需要补充水分。孕妇饮水应每隔2小时1次，每日8次，1600毫升左右。

Q：孕妇喝什么水都可以吗？

A：不是所有的水孕妇都能喝，以下这些水就不要喝。

保温杯沏的茶水

因为茶水中含有大量的茶碱、芳香油和多种维生素。如果将茶叶浸泡在保温杯中，维生素会被大量破坏，茶水苦涩，有害物质增多，饮用后易引起消化系统及神经系统的紊乱。

未完全煮沸的水

因为自来水中的氯与水中残留的有机物会相互作用，产生一种叫“三羟基”的致癌物质。孕妇也不能喝在热水瓶中贮存超过24小时的开水，因为随着瓶内水温的逐渐下降，水中含氯的有机物质会不断地被分解成为有害的亚硝酸盐，对孕妇身体的内环境极为不利。

久沸或反复煮沸的水

喝了久沸的开水以后，会导致血液中的低铁血红蛋白结合成不能携带氧的高铁血蛋白，对健康不利。

Q：为了少上厕所，应该不喝水吗？

A：对于孕妈妈来说，怀胎10月并不是一件轻松的事，其间可能会出现一些不适，尿频（小便次数增多）就常困扰着孕妈妈。孕妈妈们也不必为此大惊小怪，因为多数情况下这都是怀孕惹的“祸”，即孕期尿频。水的重要性其实不需要过多的解释，有些孕妈妈为了减少上厕所的次数而有意少喝水，甚至忍到口渴了才喝水，这可就走进了一个误区。这样的做法就像等到土地干裂后再浇水一样，口渴是大脑中枢发出要求补水的救援信号，是缺水的结果，而不是开始。感到口渴，说明体内水分已经失衡。这对于孕妈妈及胎儿来说，都是非常不利的。

推荐营养菜谱

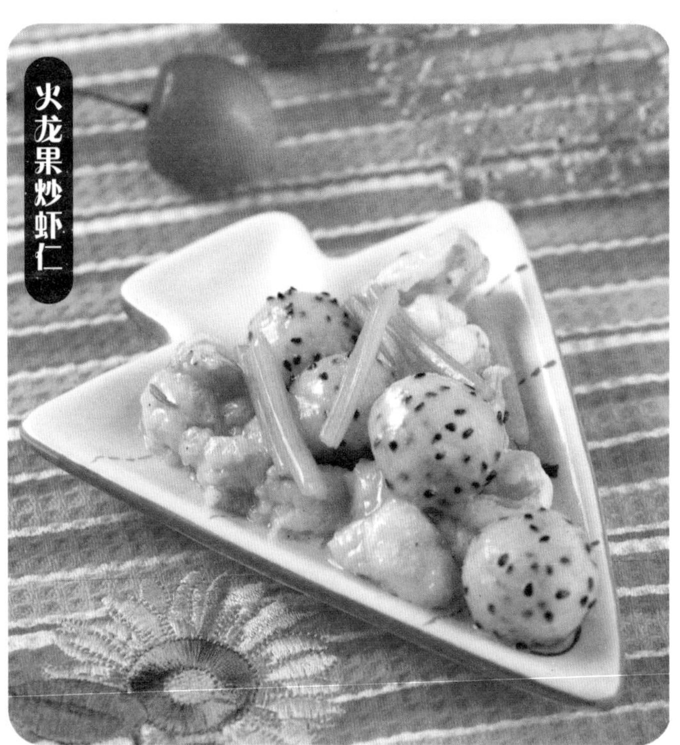

火龙果炒虾仁

□**材料**：鲜虾300克，火龙果半个，香芹100克，鸡蛋清1个，葱花适量

□**调料**：水淀粉、盐、鸡精各适量

□**做法**：

1.鲜虾去皮，洗净，控干水分，再用盐腌一会儿，用干布吸干水分；香芹洗净，切段；火龙果切块备用。

2.把虾放在鸡蛋清中加入水淀粉，顺同一个方向搅拌，最后用油抓拌，静置5分钟。

3.油锅不要烧得太热，把虾放进锅中用筷子顺时针打转，颜色一变就出锅。

4.另起油锅烧热，放入香芹段、火龙果块翻炒两下，再放入虾和葱花，翻炒几下，放入鸡精即可出锅。

芙蓉菜花

□**材料**：菜花250克，鸡蛋清4个

□**调料**：料酒、盐、鸡精、高汤各适量

□**做法**：

1.将菜花掰成小朵，洗净，备用。

2.将鸡蛋清对少量水及料酒、盐，调匀后放在汤盘内，上屉蒸5分钟即成芙蓉。

3.油锅烧热，放入料酒、盐和适量清水或高汤。然后把菜花放入，熟后加入适量鸡精。

4.把菜花码在蒸好的芙蓉盘内，把汤浇上即可。

木耳炒黄花菜

□**材料**：木耳250克，黄花菜150克，葱花适量

□**调料**：高汤、盐、水淀粉、鸡精各适量

□**做法**：

1.木耳放入温水中泡发，去杂洗净，撕成小片；黄花菜用温水泡发，去杂洗净，挤去水分。

2.油锅烧热，放入葱花炝锅，放入木耳、黄花菜煸炒片刻，放入高汤、盐、鸡精再煸炒，炒至木耳、黄花菜熟且入味时用水淀粉勾芡即可。

核桃粉汤

□材料：核桃100克（去壳），大枣3颗，糯米粉100克

□调料：红糖适量

□做法：

1.把核桃仁用热水浸泡5分钟左右，去掉薄皮，用研钵充分研碎；把大枣放入锅内加水煮至发软，取出去掉核，倒入研钵中研烂。

2.把适量的水和红糖放入已研好的核桃仁、枣泥中，搅拌成糊状，中火煮30分钟。

3.用糯米粉做成小糯米团，煮熟，倒入做法2中即可。

营养功效 甜香、糯软，富含碳水化合物、钙、锌等营养成分，十分适合孕妇食用。

花生煲鸡爪

□材料：鸡爪300克，花生50克，大枣5颗，生姜1块

□调料：高汤适量，熟鸡油少许，盐适量，白糖、料酒各少许

□做法：

1.鸡爪砍去爪尖；花生泡透；生姜去皮切片；大枣泡透。

2.鸡爪汆烫去掉其中血水，冲净待用。

3.在沙锅内加入鸡爪、花生、大枣、生姜、料酒，注入高汤，加盖，用小火煲40分钟后加盐、白糖、熟鸡油，再煲15分钟即可。

营养功效 花生煲鸡爪是传统的补钙汤煲，而此汤中还加了大枣，不仅使汤更加清甜鲜美，还能润肺补虚，可谓一举多得。

椰肉煲鸡

□材料：椰肉、瘦肉各100克，鸡1只（约500克），姜适量

□调料：盐、鸡精各适量

□做法：

1.椰子切小块；鸡洗净，切块；瘦肉切块；姜切片。

2.锅内烧水，水开后放入鸡肉块滚去表面血迹，再捞出洗净。

3.将全部材料一起放入汤锅，加适量水，大火煮沸，改小火煲2小时，以盐、鸡精调味即可。

营养功效 椰肉的营养价值很高，具有补益脾胃、有生津利水等功能。椰肉含有的营养成分很多，如果糖、葡萄糖、蔗糖、蛋白质、脂肪、维生素C以及钙、磷、铁等微量元素及矿物质。椰肉与鸡肉皆滋补，将二者用煲的方式处理，补益功效更加显著。

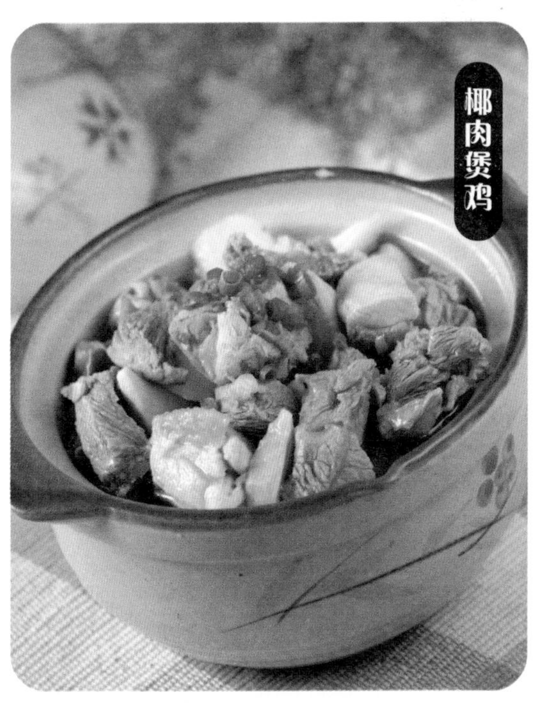

孕5月 和宝宝互动起来吧

怀孕的不安和不适症状的减少，让孕妈妈的心情也渐渐好转起来。趁着一天中天气舒服的时候，做一些孕期运动，不但能让自己的身体状况更好一些，也能为日后的生产奠定基础！

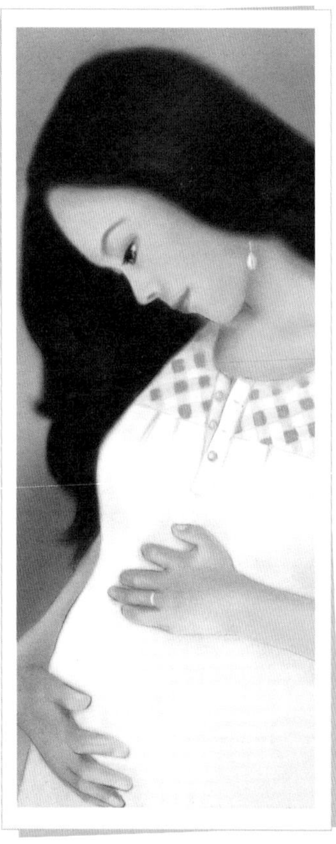

孕妈妈的变化

这时期孕妈妈一般无妊娠反应，食欲较好，流产危险性减少，感觉上比前几个月要舒服。

子宫渐渐变大，高度为15～18厘米左右(脐下1横指)。

孕妈妈的下腹部隆起明显，会感到腹部沉重。由于乳腺管、腺泡发育，乳房会变得丰满，乳头着色加深；由于皮下脂肪增加，因此孕妈妈会显得体态丰盈。这时孕妈妈自己可以感觉到胎动活跃，这是胎宝宝情况良好的表现。

胎宝宝的变化

这个时期胎宝宝生长较快，变化明显。

妊娠16周末胎宝宝皮肤红润透明，可见到皮下血管；根据外生殖器开始能分辨男或女(借助超声波)；呼吸肌开始运动；1个月后皮肤渐变暗红，逐渐不透明，开始长出胎毛、胎发、眉毛、指甲。

这个时期的胎宝宝开始长出褐色的皮下脂肪，脂肪对胎儿的体温和新陈代谢活动发挥着重要的作用。头部较大，大小如同一只鸡蛋，约占身长的1/3；骨骼和肌肉发育较以前结实，四肢活动增强，因此孕妈妈可以感觉到胎动。

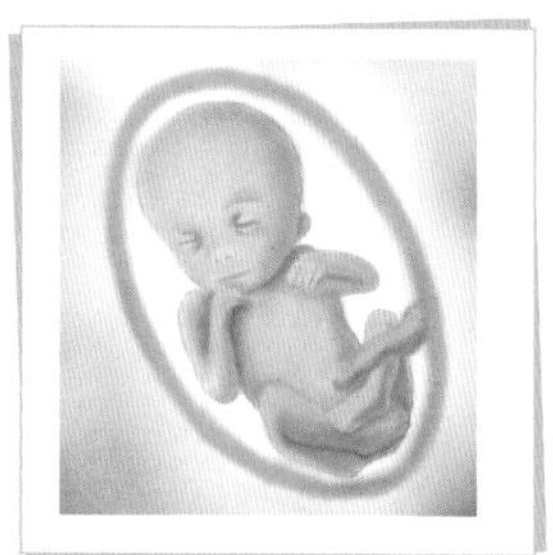

此时正常胎宝宝的心跳逐渐有力，胎心率每分钟120～160次，18周后用听诊器在孕妈妈腹壁可听到胎心；同时胎宝宝也能听到外界较强的声音；可进行胎教。

这时胎宝宝已经具有了吞咽及排尿功能。

聪明宝宝胎教

适时胎教

怀孕5个月左右，是胎儿发育生长最迅速的时期，对营养的需求量也相应增大。平时可多吃点羊肉、牛肉等营养丰富的食物。一般说来，每天应吃1～2个鸡蛋、50～100克瘦肉、100～150克大豆制品、500克左右蔬菜。如能常吃些动物肝脏、血、骨头汤、鱼类和新鲜水果更好。多吃些海带、紫菜、虾皮等海产品，芝麻、花生、核桃等坚果类，对孕妈妈尤为有益。

随着胎儿的增大，所需的营养也需要增加。由于前一段出现的妊娠反应，孕妇的食欲不振，导致体内营养摄入不足，直接影响到胎儿正常的生长发育。只有均衡的饮食才能保证维生素的摄入量。而铁的补充也不可缺少，因为铁是一种重要的矿物质，它的作用是用来制造血红蛋白（红细胞的组成部分），而血红蛋白的功能是确保把氧运送到全身各处的组织细胞。

□ 音乐胎教

音乐可以促进宝宝性格的完善。不同的乐曲对于陶冶宝宝的情操起着不同的作用。如巴赫的复调音乐能使宝宝恬静、稳定；圆舞曲促进宝宝欢快、开朗；奏鸣曲激发宝宝热情、奔放等。通过有针对性的训练，能培养宝宝不同的性格特点。可见音乐对宝宝的作用是无可估量的，这些来自外界的影响也是宝宝出生后生长发育的基础之一。

从怀孕第5个月起，就可以有计划地进行音乐胎教了。每天1～2次，每次15～20分钟，应选择在胎宝宝觉醒的时候，即有胎动的时候进行，也可以固定在临睡前进行。

□ 对话胎教

胎宝宝5个月感受器初具功能，在子宫内能接受到外界刺激，均能以潜移默化的形式储存于大脑之中。实践证明，父母经常与胎宝宝对话，进行语言交流，能促进胎宝宝出生后的语言及智能发育。

和胎宝宝对话是一项准爸爸和孕妈妈一起进行的胎教工作。可以使宝宝有一种安全感，对加强母子、父子之间的感情极为有益。

可以在每天早晚时同胎宝宝对话："你早，小宝宝"、"晚安，我的宝宝"；下班的时候可以说："宝宝，爸爸回来了"；如果胎宝宝活动很激烈，孕妈妈受不了时，准爸爸就可用手轻轻抚摩妻子的腹部，一边抚摸着胎宝宝，一边说"我的乖宝宝，妈妈受不了，你不要太用力，好吗？"如此等，每天都要反复地、变着花样地和宝宝对话。

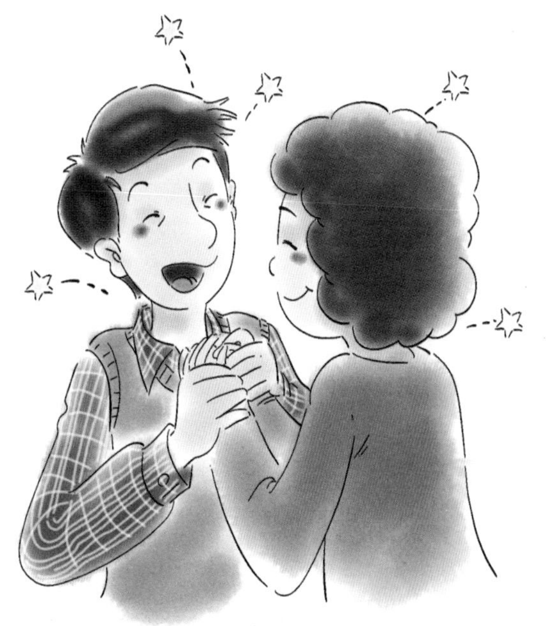

准爸爸与孕妈妈之间的甜蜜对话也能刺激胎宝宝的语言发育哦。

□ 抚摩胎教

从怀孕第5个月起，由于胎宝宝触觉功能逐渐发育起来，因此可加强用抚摩胎宝宝的方法进行胎教。

孕妈妈仰卧在床上，头部不要垫高，全身放松，双手捧住胎宝宝，从上到下，从左到右反复抚摩10次然后用食指和中指轻轻抚摩胎宝宝，如有胎动，则在胎动处轻轻拍打。

要注意胎宝宝的反应类型和反应速度。如果胎宝宝对抚摩、推动的刺激不高兴，就会用力挣脱或者蹬腿反射。这时应马上停止抚摩。如果胎宝宝受到抚摩后，过一会儿才以轻轻蠕动的方式做出反应，这种情况可以继续抚摩，一直持续几分钟后再停止抚摩。在进行抚摩的过程中如配合语言和音乐的刺激可以获得更佳的效果。

开展胎宝宝抚摩的理想时间是每天傍晚，因为这个时候的胎动最为频繁与活跃。抚摩后如无不良反应可增至早晚各一次。对有早期宫缩的孕妈妈不可用触摸动作。

此外，怀孕第5个月时还可进行触压拍打法。

在孕妈妈腹部先摸到胎宝宝的肢体，而后按压胎宝宝的肢体，对此胎宝宝会马上缩回肢体或活动肢体。如此可通过触压或拍打胎宝宝的肢体同胎宝宝玩耍，刺激胎宝宝活动，让胎宝宝在宫内“散步”、“做体操”。经过反复训练，可使胎宝宝建立起条件反射，并加强肢体肌肉的力量。临床实践证明，经过触压、拍打肢体训练的胎宝宝，出生后肢体肌肉强健有力，抬头、翻身、坐爬走等大动作均早于一般宝宝。

经过触压、拍打增加了胎宝宝肢体活动，是一种有效的胎教方法。当胎宝宝蹬腿不安时，要立即停止训练，以免发生意外。

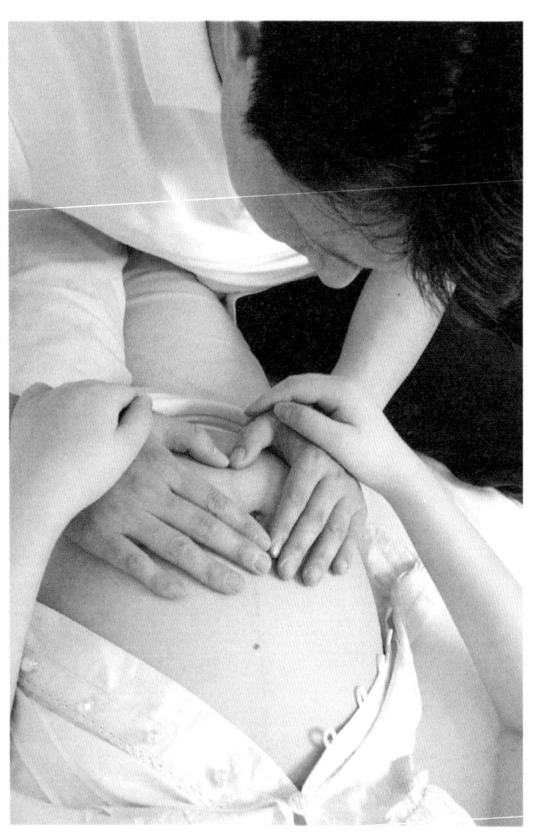

□ 记忆训练

由于胎宝宝在子宫内，通过胎盘接受母体供给的营养和母体神经反射传递的信息，促使胎宝宝脑细胞分化。在大脑成熟的过程中，不断接受着母体神经信息的调整和训练，因此，怀孕期间孕妈妈喜，怒、哀、思、悲、恐、惊等七情的调节与胎宝宝才能的发展有很大关系。胎宝宝是有记忆的，胎宝宝不是无知的小生命，宝宝的聪明才能的启蒙是开始在胎宝宝时期的。

胎宝宝对外界有意识的激动行为的感知体验将会长期保留在记忆中，直到出生后，而且对宝宝的智力、能力、个性等均有极大的影响。因此，对胎宝宝潜能进行及时合理的训练，孕妈妈时刻保持着愉快、平和、稳定的心态，才能为胎宝宝大脑的全面发展提供有利的基础，也是促进胎宝宝记忆发展的有力手段。平时孕妈妈及准爸爸要多给胎宝宝一些良性刺激，以促进宝宝记忆力的发展。

＊| 孕妈妈经验谈

□ 孕妈妈早餐不要忘记谷物

谷类的成分和作用

谷类的主要成分是淀粉，营养成分是碳水化合物即糖类。

糖类是最经济、产热最快的能量来源，它在体内分解快、耗氧少，最易消化吸收，为人体各种生理活动提供60%～70%的能量。大脑组织耗热的主要来源是葡萄糖，心脏的工作全靠葡萄糖和动物淀粉供给热能，肌肉活动也是以葡萄糖为主要燃料，神经组织和脑组织所需要的能源也几乎都是由葡萄糖氧化供给的。

此外，碳水化合物能增加蛋白质在体内的合成；帮助脂肪在体内氧化供热；糖在肝脏中转化为糖元，能增强肝细胞的再生，促进肝脏的代谢和解毒作用，有利于保护肝脏。

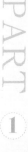

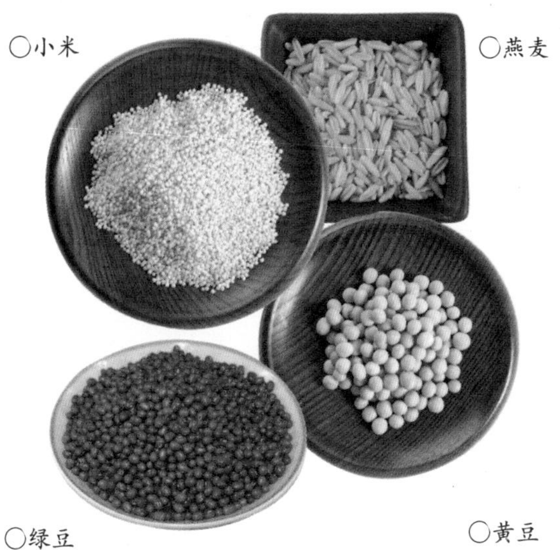

谷类是膳食中B族维生素的重要来源，这些成分中的泛酸、尼克酸、硫胺素及少量的核黄素等，是胎宝宝神经系统发育所必需的。谷类食物也含有一定的植物固醇和卵磷脂，可促进胎宝宝神经发育。B族维生素对孕期反应如怀孕呕吐具有很好的减轻作用，能够促进消化液的分泌，增进食欲。

缺乏谷类的后果

如果食物中缺乏谷类，糖类供给缺乏，容易导致疲劳、眩晕、体重减轻。如果早餐无谷类食品，孕妈妈将要靠脂肪或蛋白质提供能量。脂肪虽能产热，但其氧化不全可产生酮体，时间长了就会出现酸中毒现象。此外，如果仅进食鸡蛋、牛奶类的高脂肪高蛋白质食物，还会加重孕妈妈肝、肾的负担，所以说为了增进健康，孕妈妈的早餐中不宜缺少谷物类食品。

正确选择谷类食品

谷类食品分为全谷类食品和精谷类食品，全谷类食品比精制的谷类食品更有营养，更有益健康。全谷类食品是指整个谷物都是可以吃的，包括小麦、玉米、燕麦和大米。而精制的谷类食品，像白米或是白面包，含较低的纤维和其他营养物质。但是精制的谷类食品，经过了一番加工之后，一部分营养成分已经被破坏了。所以，建议孕妈妈多多摄取全谷类食品。

*｜专家面面谈

□ 孕中期孕妈妈的饮食安排

孕中期的饮食特性

孕中期是胎宝宝迅速发育的时期，这时孕妈妈体内发生一系列变化，怀孕反应减轻，食欲趋于好转，胃口开始变好。孕中期的膳食应根据这一特点进行安排。

建议安排

增加主食摄入

米、面等主食是我国传统膳食中热能的主要来源，孕中期胎宝宝迅速生长以及母体组织的生长需要大量的热能，这均需由摄入主食予以满足。为此，提倡孕妈妈选食标准米、面，或搭配吃些杂粮，如小米、玉米、燕麦片等。

孕中期的孕妈妈易出现便秘和烧心现象，应多吃富含纤维素的食品，如芹菜、白菜和粗粮等；烧心则是由于食入糖分过多引起的，可适当多吃些萝卜，因其含有消化糖的酶类可有效缓解烧心症状。

* 好孕私房话

缓解烧心感的秘法

- 少吃酸味食物，如柚子、橘子、西红柿、醋等。
- 少吃辛辣食品，如胡椒粉或辣椒等。
- 避免喝咖啡、可乐、碳酸饮料，少吃巧克力、薄荷、芥末等。
- 每餐不要吃得太饱。
- 进食速度不要太快。
- 睡觉以前尽量少吃零食。
- 不要穿过紧的衣服，腰带也不要系得太紧。
- 保持心情放松，尤其睡前不要有任何压力和刺激。

增加动物性食品

动物性食品所提供的优质蛋白质是胎宝宝生长的物质基础。动物性食品提供的蛋白质应占总蛋白质的1/3以上。

增加植物油的摄入量

脂质尤其是必需脂肪酸是细胞膜及中枢神经系统髓鞘化构成的物质基础。孕中期胎宝宝机体和大脑发育速度加快；对脂质及必需脂肪酸的需要增加，必须及时补充。因此，孕中期应增加烹调植物油的量，即豆油、花生油、菜油等，多吃些花生、核桃仁、芝麻等油脂含量较高的食物。

合理烹调，减少维生素损失

除选择维生素含量丰富的食品外，还要避免因烹调加工不合理而造成的维生素损失。比如烹调蔬菜应做到先洗后切，切后即烧，烧炒时要大火快炒等。

增加餐次，食量适度

孕中期每餐摄食量可因孕妈妈食欲增加而有所增加。随着怀孕进程的推进和子宫的增大，胃部常因受到挤压而在餐后出现饱胀感，因此孕妈妈可少食多餐，可增加每日的餐次，分4～5次进行，每次食量适度。如盲目地吃得过多，会造成营养过剩，孕妈妈体重增加过多，出生的宝宝为肥胖体质，易患心血管方面的疾病，而且胎宝宝过大会增加分娩时的危险等，也不利于妈妈和胎宝宝。

＊ 一日膳食推荐

早餐	**馒头**：面粉50克；**鸡蛋牛奶**：牛奶250克，鸡蛋50克，糖20克
午餐	**米饭**：大米150克；**肉炒蒜薹**：瘦猪肉80克，蒜薹100克；**拌海带丝**：海带（水发）100克；**西红柿紫菜汤**：西红柿20克，紫菜50克
下午茶	**果汁**：250克；**夹心饼干**：50克
晚餐	**玉米面粥**：玉米面50克；**烙饼**：面粉150克；**煎蛋**：鸡蛋50克；**豆腐干炒芹菜**：芹菜100克，豆腐干50克
宵夜	**牛奶**：250克；**苹果**：50克

★全日烹调用油量约20克

孕中期是胎宝宝生长发育对营养最需要的时候，可适当增加牛奶、鸡蛋、鱼、虾、牛肉等的食用量。

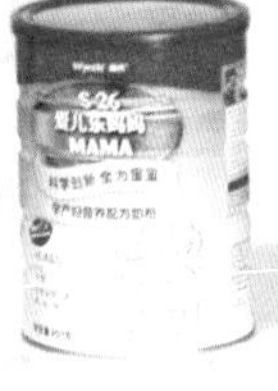

特别推荐

如何控制孕期食欲过盛?

怀孕的妈妈想给宝宝多补充营养，尤其到了孕中期，孕妈妈的食欲变得越来越好，在此期间不注意节制，结果将宝宝养成巨大儿，增加生产时的危险，自己也变得“面目全非”，再想恢复到原来的身材也难了，所以，在孕期就要注意控制食欲过盛。

孕中、晚期食欲过盛和体内激素的改变密切相关，但科学的营养饮食可以在保证营养的情况下让体重正常增长。当然，这也需要一些小窍门来应对孕妈妈旺盛的食欲。

饮食多样

每顿正餐都要精心准备，保证蛋白质、碳水化合物、脂肪及微量元素的足量摄入。主食以米饭、面食为主，蔬菜可以炒吃、煲汤、凉拌；多吃绿色蔬菜及豆类食物，还有瘦肉、鸡蛋、鱼肉等；每样量不要多，吃的种类要多些，既可以保证营养全面，同时可以避免对某一种食物的偏爱，而造成食用过量。

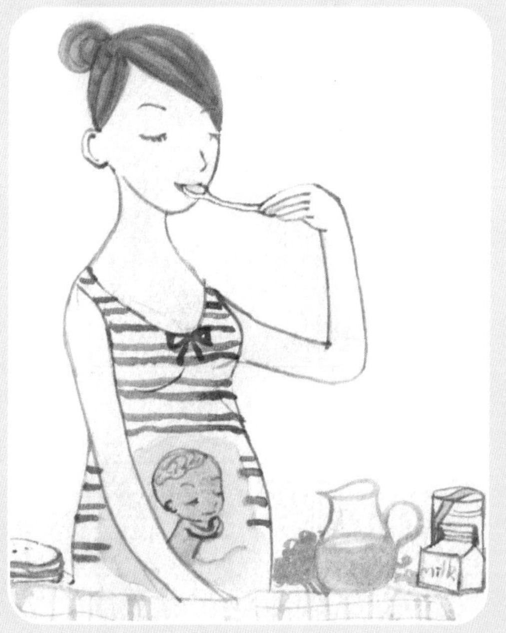

时间灵活

除了三顿正餐外，加餐时间不必拘泥，按需补充，及时解馋，免得一顿吃得过多。加餐的种类要灵活多变，可以是水果、坚果、芝麻糊、燕麦片粥、饼干、黄瓜、西红柿、酸奶、瓜子等。这样，既可以减少正餐的进食量，又能及时补充能量，还可以解馋。

进食减速

进食时要细嚼慢咽。据统计，吃饭超过15分钟的人，比进食快的人的总进食量要小，而且不易发胖，同时更容易吃饱。

生活多彩

孕期不要把注意力都放在饮食上，要坚持进行适当的运动，还可以多关注胎教，学习新生儿的喂养知识等等。其实，精神上的充实也是胎宝宝不可缺少的营养。

好孕私房话

孕期容易忽视的“特殊”营养

孕妈妈除了注意均衡、合理的饮食外，万万不可忽视空气、水和阳光的重要性，它们所提供的营养是其他物质无法替代的。所以，孕妈妈应多进行户外运动，接受阳光的抚爱、新鲜空气的滋养，让孕妈妈的心情放松，同时能够转移注意力，削弱过盛的食欲。

✻ 推荐营养菜谱

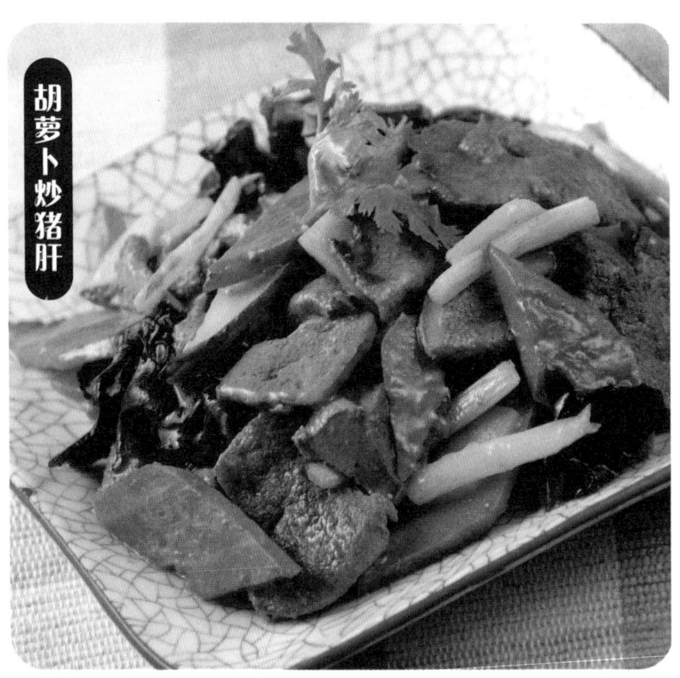

胡萝卜炒猪肝

□材料：猪肝250克，干木耳30克，胡萝卜50克，黄瓜100克，葱段、姜片各3克

□调料：酱油、料酒各10克，盐、香油各少许，清汤45克

□做法：

1.新鲜猪肝略洗一下，切成薄片，拌上调料（香油、清汤除外）腌2～3分钟，全部投入开水中氽烫5秒钟，捞出，沥干水分；干木耳用温水泡软，去蒂后洗净；胡萝卜洗净，煮熟后切成片状；黄瓜洗净，切滚刀小块。

2.锅内放油烧热，先爆香葱段、姜片，放入黄瓜块、胡萝卜片和木耳炒一下，加入盐和清汤，炒匀并煮约1分钟至热透，下入猪肝、酱油、料酒，用大火速炒约10秒钟，淋入香油即可。

营养功效 孕妇吃猪肝不但能补血、防止发生孕期贫血，而且据最新研究成果表明，猪肝中所含的胆碱对胎儿的大脑发育十分有益。

五色紫菜汤

□材料：紫菜30克，熟猪肉片15克，水发玉兰片、水发冬菇片、胡萝卜片各15克，青豆10粒

□调料：盐、花椒粉、清汤各适量

□做法：

1.紫菜用凉水发开，控去水分，放在大汤碗里。

2.锅中加水烧沸，下入胡萝卜片，用沸水烫一下，捞出，控净水。

3.锅中加清汤烧沸，放入猪肉片、青豆、玉兰片、冬菇片、胡萝卜片煮2分钟，撇去浮沫，加入盐、花椒粉冲入大汤碗里即可。

沙锅白菜

□材料：卷心菜100克，玉兰片20克，猪肉25克，水发海参30克，冬菇10克，胡萝卜50克

□调料：香油、盐、高汤各适量

□做法：

1.剔去卷心菜外叶，横切两段洗净，根部削平，均匀地直割六刀，不能切断，根部朝下放。

2.将猪肉、胡萝卜、菜叶切粗丝；海参、玉兰片、冬菇切成块。

3.将卷心菜帮子放在锅当中，四周放卷心菜丝，把不同颜色的材料拼摆在周围，放盐、高汤，放火上煮开，再移小火上慢煮，加盐、香油即可。

肉末豆腐丸子

□**材料**：豆腐100克，肉末25克，鸡蛋1个，青椒50克，水发木耳30克，西红柿50克，葱末、姜末各适量

□**调料**：酱油、盐、料酒、鸡精、高汤、水淀粉各适量

□**做法**：

1.将豆腐搅碎，放入盆内，加入肉末、鸡蛋、盐和适量葱末、姜末，加水淀粉搅匀成馅；木耳洗净撕小块；西红柿去蒂切块；青椒洗净，切小块。

2.将植物油放入锅内，烧至六成热时，用小勺一勺一勺地将做好的馅下锅内，炸成金黄色捞出。

3.另起油锅烧热，下入葱末、姜末炝锅，投入青椒块、木耳和西红柿煸炒几下，加入酱油、盐、鸡精和高汤。

4.开锅后投入炸好的豆腐丸子，用水淀粉勾芡，淋入料酒即可。

参骨鳝鱼汤

□**材料**：黄鳝350克，猪蹄筋50克，猪脊骨100克，党参15克，当归10克，大枣5颗

□**调料**：盐适量

□**做法**：

1.黄鳝切开，去骨、内脏，用开水氽烫去血水、黏液，切片；猪蹄筋泡发；猪脊骨洗净，切碎。

2.党参、当归、大枣（去核）洗净，与黄鳝片、猪蹄筋、猪脊骨一齐放入锅内，加清水适量。

3.大火煮沸后，小火煲3小时，加少许盐即可。

营养功效 黄鳝是一种高蛋白、低脂肪的食品，是孕妇的滋补佳品。它能够补中益气，治虚疗损，是身体羸弱、营养不良者的理想滋补品。孕妇常吃黄鳝可以防治妊娠高血压。

黄瓜腰果虾仁

□**材料**：黄瓜250克，腰果50克，虾仁150克，胡萝卜、葱花各少许

□**调料**：盐、鸡精、香油各适量

□**做法**：

1.将黄瓜削去外皮，剖开，除去子，洗净，切成片；腰果洗净；胡萝卜洗净，也切成同黄瓜大小一致的片，装盘备用。

2.锅中放适量清水，以大火烧开，将虾仁下入锅中氽烫一下，立即捞出，沥去水分。

3.油锅烧热，将腰果下入油锅中炸熟，捞出，沥去油备用。

4.锅内留底油烧热，放葱花炒出香味，倒入黄瓜片、腰果、虾仁、胡萝卜片同炒，加入盐、鸡精调味，淋香油即成。

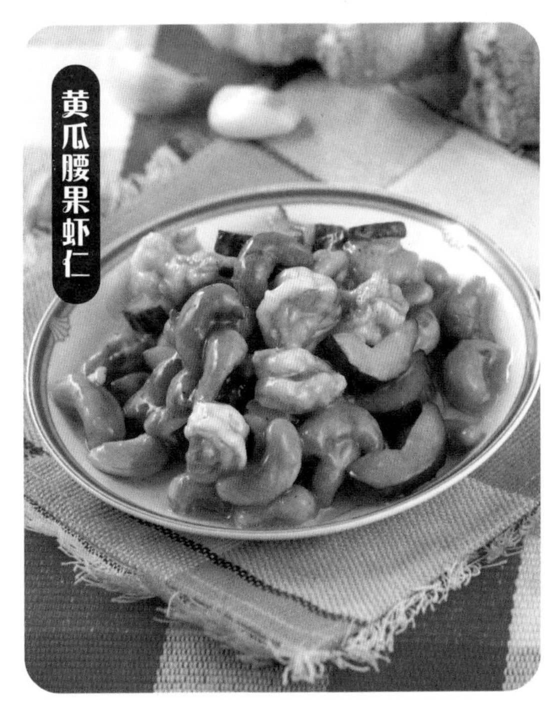

孕 6 月 坚持运动、营养双丰收

这个时期孕妈妈因为心情的好转，胃口也变得很好。但是一定要注意营养均衡，千万要控制自己的体重，不要让体重增长过快或超量，以免影响胎宝宝的健康和增加分娩的困难。因为这个时期牙齿容易出现状况，所以定期去看一下牙医是很有必要的。

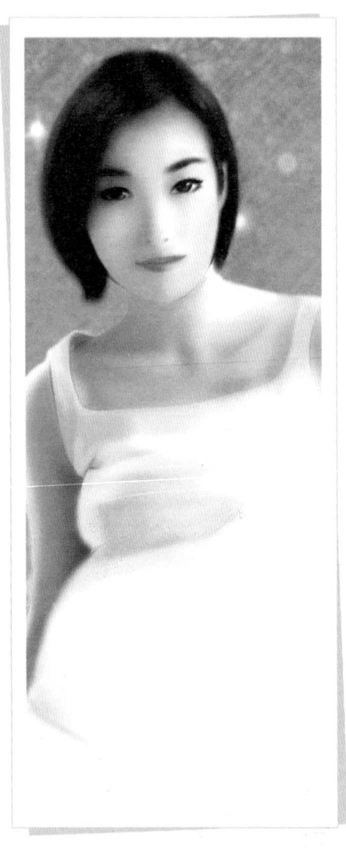

孕妈妈的变化

这个时期的孕妈妈妊娠反应结束，心情较妊娠初期好转。

孕妈妈腹部增大、前凸明显；背部疼痛，易疲劳。

这一时期由于子宫增大压迫盆腔静脉会使孕妈妈下肢静脉血液回流不畅，可引起双腿水肿，其中足背及内、外踝部水肿较多见，下午和晚上水肿加重，晨起时减轻。

由于子宫挤压胃肠，影响胃肠排空，孕妈妈可能常感饱胀、便秘，所以饮食宜每次少量、多次进餐。这个阶段孕妈妈心率增快，每分钟增加10～15次；乳腺发达，乳房进一步增大，且可挤出淡淡的初乳，同时阴道分泌物增多，呈白色糊状。

有的孕妈妈因缺乏微量元素及维生素出现口腔炎，有的出现龋齿，这与内分泌变化、激素水平改变及缺钙有关，应及时到口腔科治疗。

胎宝宝的变化

这个时期胎宝宝发育接近成熟，身体各部位比例逐渐匀称，头围达22厘米，五官已发育成熟，面目清晰，可清楚地看见眉毛、睫毛，头发变浓，牙基开始萌发。

从这时开始，皮肤表面开始附着胎脂，胎脂是皮脂腺分泌的脂肪与表皮细胞的混合物，它的作用是为胎宝宝提供营养，保护皮肤，并在分娩时起到润滑作用。

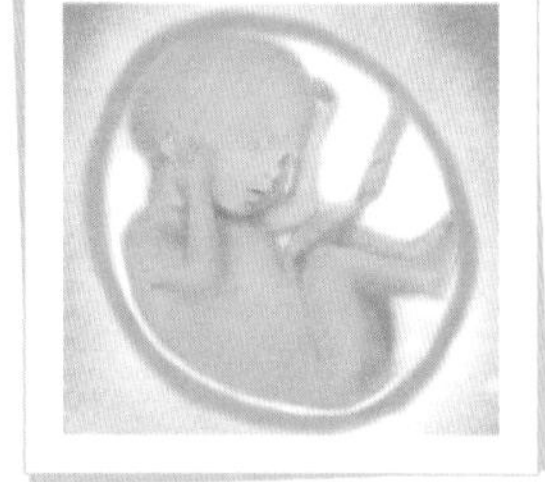

此时期胎宝宝发育得比较成熟了，四肢运动活跃。如果胎宝宝在这个时期产出，可自行表浅呼吸，有可能存活几个小时。

聪明宝宝胎教

对话胎教

6个月时，胎宝宝对外界声音已变得很敏感了，并已具有记忆能力和学习能力。此时可以逐渐加强对胎宝宝的语言刺激，以对话的方式来激发胎宝宝的智力发育。

在怀孕期间，孕妈妈要时刻牢记胎宝宝的存在，并经常与之对话是一项十分重要的任务。当然，胎教要循序渐进地进行，对胎宝宝的语言刺激也是如此。

日常性的语言诱导比较简单，通常可以在轻松愉快的环境中，对胎宝宝进行讲述。胎宝宝一般比较喜欢这种形式，能用似乎“陶醉”了的轻轻摇晃动作来表示他满意的心情。胎宝宝好像特别喜欢准爸爸低沉、宽厚的声音。所以，心理学家提出一项极为有益的建议：请准爸爸对胎宝宝讲话，这为增进新生宝宝与爸爸间的关系奠定了坚实的基础。

父母与胎宝宝对话，不仅能够增加夫妻间的感情，共同享受天伦之乐，还能将父母深厚的爱传达到胎宝宝那里，这对于胎宝宝的情感发育也具有很大的益处。

□ 音乐胎教

除了可以给胎宝宝放音乐之外，孕妈妈还可以自己唱歌给胎宝宝听。胎宝宝有听觉，但胎宝宝毕竟不能唱。孕妈妈应充分合理地发挥自己的想象，让腹中的宝宝跟着你的音律唱起来。

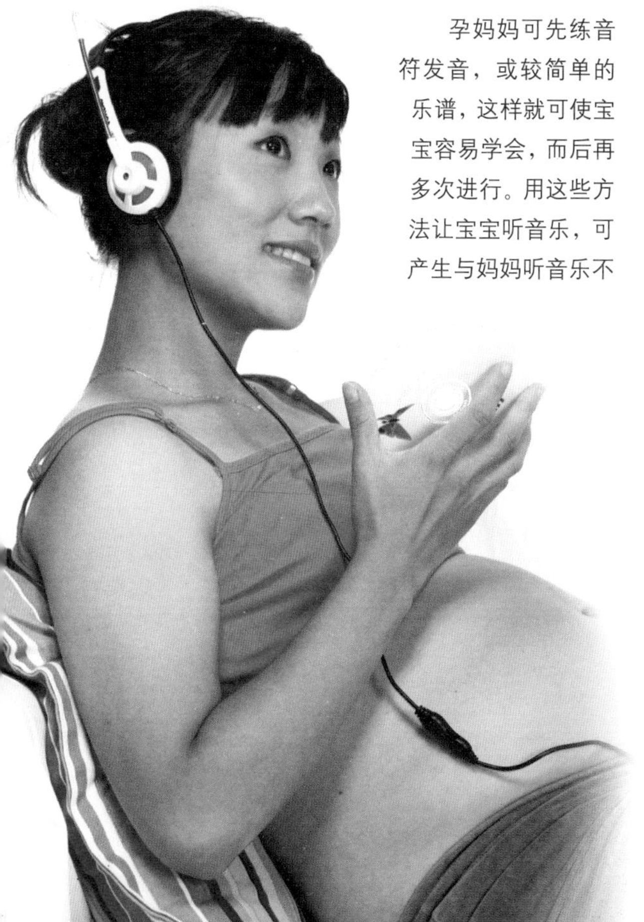

孕妈妈可先练音符发音，或较简单的乐谱，这样就可使宝宝容易学会，而后再多次进行。用这些方法让宝宝听音乐，可产生与妈妈听音乐不同的效果。

与为宝宝放音乐比较起来，为宝宝哼唱显得更亲密、更直接，胎宝宝的心率、动作等也会发生较大的变化。倘若孕妈妈实在做不到为胎宝宝哼唱歌曲，让胎宝宝听音乐也是可以的。但需要注意的是，给胎宝宝听音乐的时间不宜过长，一般以5～10分钟为宜。在利用音乐进行胎教时，最好不要只给胎宝宝听几首固定的曲子，选曲应该多样化。

但在选曲时应注意到胎动的类型，因为人的个体差异往往在胎宝宝期就有所显露，胎宝宝有的淘气，有的调皮，也有一些是老实、文静的。这些既和胎宝宝的内外环境有关，也和先天神经类型有关。一般来讲，给那些活泼好动的胎宝宝听一些节奏缓慢、旋律柔和的乐曲，如摇篮曲等；而给那些文静、不爱活动的胎宝宝听一些轻松活泼、跳跃性强的儿童乐曲、歌曲，如小天鹅舞曲等。如果能结合音乐的节奏和表达的内容与小宝宝玩耍起来，那将对胎宝宝的生长、发育起到更明显的作用。

□ 抚摩胎教

到了怀孕6个月，胎宝宝的状况稳定了。此时，孕妈妈除了可继续做孕妇体操、散步、气功甚至游泳之外，还应当积极给胎宝宝做运动，动作较以前可以稍大些。严格地说，这类运动也是一种通过抚摩来进行胎教的活动。

孕妈妈仰卧或侧卧在床上，平静均匀地呼吸，眼睛凝视前方，全身肌肉最大限度地放松，孕妈妈可用双手从不同的方向抚摩胎宝宝，左手轻轻压，右手轻轻放，右手轻轻压，左手轻轻放；或者用双手心紧贴腹壁，轻轻地作旋转动作，可以向左旋转，也可以向右旋转，这时胎宝宝会做出一些反应，如伸胳膊、蹬腿等。

这种帮助胎宝宝运动的做法坚持一段时间，胎宝宝也就习惯了，或者形成了条件反射，只要妈妈用手刺激，胎宝宝便会很快进入运动状态。在帮助胎宝宝运动时，最好能够有适当的音乐伴奏，效果将会更加理想。

帮助胎宝宝运动的时间应该固定，一般在晚上8点左右最为适宜，每次运动的时间也不宜太长，每次以5～10分钟最为适宜。

□ 情绪胎教

父母的好情绪、好心情是胎教最根本、最朴实的内容。怀孕后，过去人们常称为“有喜了”，是件令人高兴的事，这个消息必将给盼望已久的父母带来无限的欢乐和希望。这种喜悦情绪是最原始的胎教。

“这一定是个聪明，漂亮的宝宝，眼睛会像你，嘴巴会像我，肯定会很漂亮。”年轻的夫妇沉浸在美好的想象之中，因为胎宝宝是他们爱的结晶，是生命的延续。于是他们会格外地珍惜这个胎宝宝，慎起居，美环境；注意营养、戒烟酒，以博大的爱关注着自己宝宝的变化。这是一种极其美好的自然胎教，胎宝宝通过感官得到的是健康的、积极的、乐观的信息，这也是胎教最好的过程。我们所提及的胎教是一种在自然基础上，经过科学的学习并加以升华所形成的，胎宝宝感受到的是轻松、温馨、平和、愉快和幸福的内外环境，所以，每位孕妈妈都要有高度的责任感和美好的愿望，注意身心的修养，静静地期待着心爱的宝宝的出生。

□ 运动胎教

每天早晨或傍晚的时候，孕妈妈最好能到户外散散步，呼吸呼吸新鲜空气，因为这一时期胎儿的肌肉、骨骼生长迅速，需氧量会大增，孕妈妈每天抽出一定量的时间进行户外活动不仅有利于胎宝宝养成好的生活习惯，也有助于增强胎宝宝的生命力和培养胎宝宝的灵性。注意户外活动的孕妇容易生下活泼健康的宝宝。而孕妇如果喜爱户外活动，胎宝宝也会养成这样的好习惯，出生后会比较喜欢活动、喜欢户外、喜欢新鲜空气，这就使他养成了一个好的生活习惯。

值得注意的是，散步锻炼不宜在饭后马上进行，更不能选择在雨后、下雪后锻炼，以免路滑，造成身体上的伤害。散步行走，地点不拘，或在庭院花木丛中，或在房前屋后青草绿叶之中，唯求空气清新。但千万不要到车辆多、行人拥挤的马路上去，因为这不仅存在安全隐患，行人的喧闹、车辆的噪声及排出的废气也不利于孕妈妈及胎宝宝健康，而且清静的心境易被扰乱，影响运动的效果。

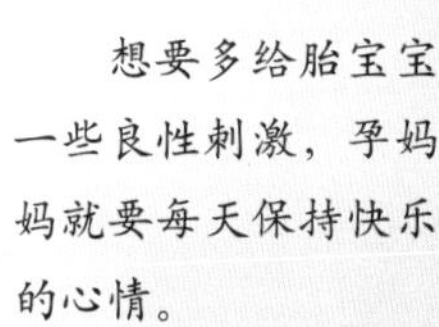

想要多给胎宝宝一些良性刺激，孕妈妈就要每天保持快乐的心情。

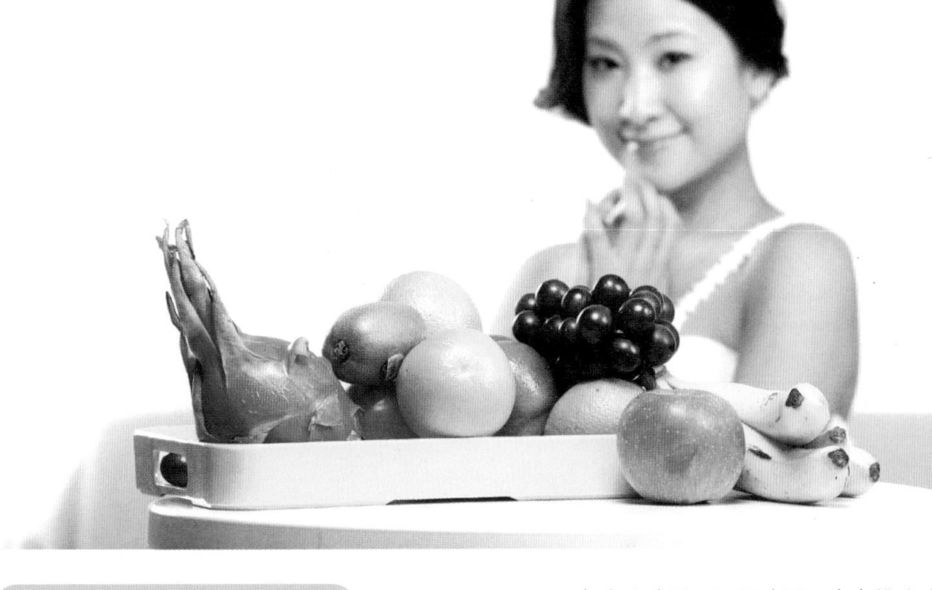

＊ 孕妈妈经验谈

□ 孕妈妈不能偏食和挑食

人体需要多种营养素

每个人都有自己特别喜欢吃的食物，当然也会有自己不想吃的食物，所以在日常饮食中就很容易形成偏食和挑食的现象，这对人体健康是不利的。

人体需要多种营养素，多种营养素又需要由多种不同食物供给，若是不吃某些食物，就有可能造成营养素缺乏。若是孕妈妈也偏食、挑食，则对自身和胎宝宝都会产生不良影响。

孕妈妈和胎宝宝需要多样化的营养物质

孕妈妈和胎宝宝需要多样化的营养物质，需要各种营养素。食物多样化，一方面可以使各种食物的营养之间起到互相补充，满足身体的需要；另一方面，各种食物搭配吃，还可以提高它们之间的营养价值，提高人体的吸收效果。比如，有人吃肉类过多，减少了植物食品的摄入，而植物食品含不饱和脂肪酸和大量维生素，这些成分都是人体特别是大脑所需的有用成分。有的孕妈妈不喜欢吃肉，结果大大影响了人体所需的脂溶性维生素A、维生素D、维生素E、维生素K的吸收，同样对人体和胎宝宝不利。有的人不喜欢吃鸡蛋，可是鸡蛋里含有维生素D，而维生素D能帮助人体吸收钙质，孕妈妈若长期缺乏维生素D，也会造成自身和胎宝宝缺钙。

总之，孕妈妈饮食应该是多样化、全面化，偏食、挑食是不可取的。

＊ 专家面面谈

□ 补充营养的最佳时期

孕中期胎宝宝发育增快，需补充营养

"相对舒适"的孕中期，胎宝宝生长发育增快，特别是大脑的发育，不仅重量增加，而且脑细胞的数量开始迅速增加，所以需要增加有利于大脑发育的营养物质，如卵磷脂和胆固醇等脂类。胎宝宝内脏系统开始分化，开始出现循环功能。肝、肾功能以及胎宝宝各系统功能的加强使母体负担加重，需求和消耗增加。如孕妈妈的肾脏需排出自身及胎宝宝的代谢废物，肾小球的滤过能力增加；肾血流量增加，负担加重。胎宝宝的骨骼开始骨化。

孕妈妈的体重、乳房、子宫逐渐增大，母体各个器官、系统功能加强，基础代谢增加，因此从孕中期开始，母体内就要逐渐储存一定量的能量及蛋白质、脂肪、钙、铁等营养素。

孕中期孕妈妈不适症状减轻可及时补充营养

由于孕中期怀孕反应减轻，食欲渐渐增加，腹部隆起并不突出，身体活动尚且自由。所以这是一个纠正、弥补、调整、补充的大好时期。要充分利用这个时期，纠正早孕呕吐期造成的电解质紊乱，弥补早期营养素的丢失，调整机体的营养状况，系统地进行各方面的检查，结合自身的具体情况，可与营养专业人员配合，定期做营养监测和评价，旨在根据胎宝宝生长发育的需要，及时补充各种所需的营养素，给孕妈妈和胎宝宝最好的呵护。

＊｜一日膳食推荐

早餐	**豆浆**：250克（或豆腐脑150克）；**糖**：10克；**麻酱烧饼**：面粉100克，芝麻酱10克
午餐	**米饭**：大米150克；**炒三丝**：瘦猪肉丝50克，豆腐丝50克，冬笋丝50克；**肉末雪菜**：瘦猪肉70克，雪菜100克；**虾皮紫菜汤**：虾皮10克，紫菜10克
下午茶	**果汁**：250克；橘子50克
晚餐	**小米粥**：小米50克；**花卷**：面粉100克；**鲜菇鸡片**：鸡胸肉50克，鲜蘑菇50克；**海蛎肉生菜**：海蛎肉20克，生菜200克
宵夜	**牛奶**：250克；**苹果**：50克

★全日烹调用油约20克

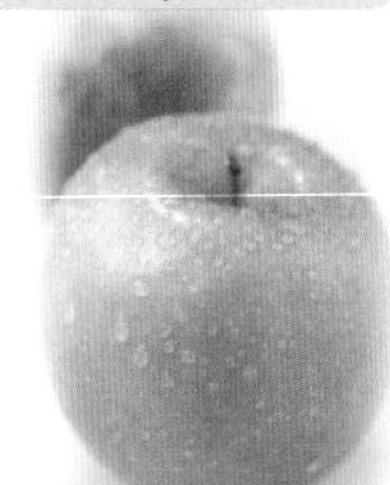

特别推荐

“孕”动更健康

大多数的孕妈妈都担心在怀孕期间如果保持运动的话，会因身体过热对胎宝宝造成不利影响，所以孕妈妈一般都会忽略孕期运动，而最新的研究成果表明，她们的担心是多余的。

孕期适当的运动能调节神经系统，增强心肺功能，帮助消化，促进腰部及下肢血液循环，松弛肌肉和关节，减少腰酸腿疼。适度的户外运动还可以呼吸新鲜空气，增加紫外线的照射，促进身体对钙、磷的吸收，有助于胎宝宝骨骼的发育，并可防止孕妈妈因缺钙而引起的抽筋；同时，适当的锻炼还能增强腹肌，防止因腹壁松弛造成胎位不正及难产；增强腹肌及盆底肌肉的力量，还可以缩短产程，预防产道撕裂和产后出血，而呼吸控制的练习可减少生产时的疼痛及促使生产更加顺利。

但是孕妈妈能做什么运动，又该怎么做运动呢？孕妈妈在运动前一定向负责自己的主治医生咨询，在专门的指导下，根据身体状况做运动。

休闲“孕”动课

>>盘腿坐

端坐在床上，双膝打开，两小腿一前一后平行交接。这样可以锻炼腹股沟的肌肉和关节韧带的张力，以防怀孕末期由于子宫压力而产生痉挛。

于怀孕12周后开始做，每天试做一次，时间可以由5分钟逐渐增加到30分钟。

>>盘坐时的运动

盘坐时双手平放在膝盖上，利用双臂力量帮助双腿上下运动。这种运动可以增加小腿肌肉的张力，避免腹股沟扭动与小腿抽搐。

于怀孕12周后开始做，每天至少1次，每次做5遍。

>>脊椎伸展运动

仰卧，双膝弯曲，双手抱住膝关节下缘，头向膝盖处贴近，使脊柱、背部及臀部肌肉成弓形，然后再放松，每天练数次。这是缓解腰酸背痛症状的最好方法。

怀孕16周后就可以开始练习。

>>骨盆与背部摇摆运动

仰卧，双腿弯曲，脚平放在床上，利用脚和臂的力量轻轻撑起身体抬高背部。可以减轻怀孕时的腰酸背痛。

怀孕24周后开始练习，每天练习5～6次。

>>腰背肌肉运动

双膝平跪床上，双臂沿肩部垂直支撑上身，利用背部与腹部的摆动活动腰背部肌肉。

此运动在怀孕24周后开始练习。

>>足部运动

足部肌肉运动可以借脚趾的弯曲进行，如用脚趾夹小石头，小玩具或左右摆动双脚，都可以达到运动足部肌肉的目的。怀孕时因体重增加，往往使腿部和足弓处受到很大的压力，因此，应该随时注意足部的运动，以增强肌肉力量，维持身体平衡。

此运动在怀孕的任何阶段都可以练习。

>>腿部运动

站在地上，以手轻扶椅背，双腿交替作360度旋转。这种运动可以增强骨盆肌肉的力量和会阴部肌肉的弹性，以利分娩。每天早晚各做5～6次。

此运动在怀孕的任何阶段都可以练习。

>>腰部运动

双手扶椅背，在慢慢吸气的同时使身体的重心集中在双手上，脚尖立起，抬高身体，腰部挺直，使下腹部靠住椅背，然后慢慢呼气，手臂放松，脚跟落地。每天早晚各做5～6次，可减少腰部的酸痛，还可以增强腹肌力量和会阴部肌肉弹力，使分娩更加顺利。

此运动在怀孕的任何阶段都可以练习。

>>肩胛部与肘关节的运动

盘腿而坐，肘部弯曲，手指扶在肩上，两上臂保持一条直线，然后将手指向外伸展，再放松肘关节。此运动不但可以减轻背痛，而且能强壮胸部及乳房部肌肉。

此运动在怀孕的任何阶段都可以练习。

>>双腿高抬运动

仰卧床上，双腿高抬，脚抵住墙。此姿势可以伸展脊椎骨和臀部肌肉，并促进下肢血液循环。每天练习数次，每次3～5分钟。

此运动在怀孕的任何阶段都可以练习。

>>下蹲运动和骨盆肌肉运动

双脚平行分开，距离46～61厘米，上身挺直慢慢下蹲。在妊娠晚期身体过重时，可斜靠在床上，做伸缩双腿的动作。这两种动作使身体重心集中在骨盆的底部，可以加强骨盆肌肉的力量，借以保持身体的平衡，在怀孕晚期常做此练习还有助于分娩。

此运动在怀孕的任何阶段都可以练习。

>>产道肌肉收缩运动

运动前先排空小便。姿势不拘，站、坐、卧皆可。利用腹肌的收缩，使尿道口和肛门括约肌向上提，以增强会阴部与阴道肌腱的弹性，有利于避免分娩时大小便失禁，减少生产时的撕裂伤。

此运动在怀孕的任何阶段都可以练习。

>>大腿肌肉伸展运动

仰卧，一腿伸直一腿稍屈，伸直的腿利用脚趾的收缩紧缩大腿、臀部和肛门的肌肉，然后放松。两腿交替练习，每天反复练习10次。利用大腿部肌肉的收缩，可减轻小腿和脚的疲劳、麻痹和抽筋。

此运动在怀孕的任何阶段都可以练习。

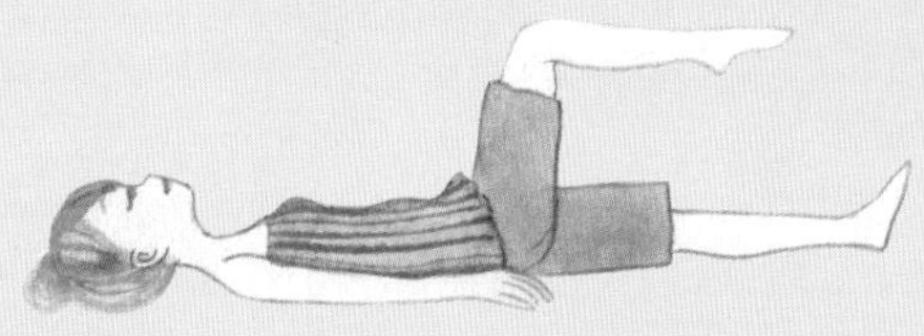

推荐营养菜谱

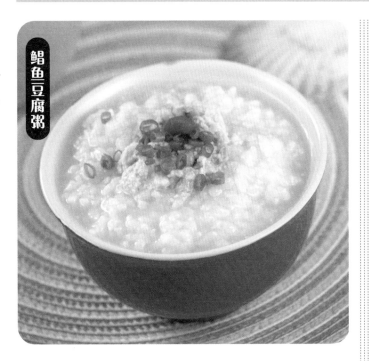

鲳鱼豆腐粥

□材料：鲳鱼1条，豆腐1块，大米50克，葱花、姜片、香菜叶各适量

□调料：盐1小匙

□做法：

1.将豆腐用开水煮5分钟，取出后沥干，再放入冷水中浸泡，捞出后研成碎末。

2.大米淘净，加入适量水、盐、葱花和姜煮，先以大火煮沸后转小火煮半小时左右，撇去葱花和姜片。

3.将鲳鱼肉去骨、去刺，洗净，再剁成碎末，把豆腐末和鱼肉末倒进米锅里煮熟，放入香菜叶即可。

营养功效 DHA是一种人体必需脂肪酸，研究发现，体内DHA含量高的人的心理承受力较强、智力发育指数也高。鲳鱼中含有丰富的DHA，孕妈妈经常食用能促进胎宝宝的智力发育。

凉拌芹菜叶

□材料：芹菜叶200克，香豆腐干40克

□调料：盐、糖、香油、酱油各适量

□做法：

1.将芹菜叶清洗干净，放开水锅中烫一下即可捞出，摊开沥水，晾凉，剁成细末，撒上盐拌匀。

2.将香豆腐干放开水锅中烫一下，捞出切成小丁，撒在芹菜叶末上，加入酱油、糖、香油拌匀即可。

鸡肝豆苗汤

□材料：鸡肝25克，豌豆苗50克

□调料：鸡汤、盐、料酒、花椒粉各适量

□做法：

1.摘去附在鸡肝上的苦胆，略洗，然后将鸡肝切成薄片，加料酒和适量清水浸泡2分钟；豌豆苗摘取嫩尖洗净，备用。

2.锅内注入鸡汤烧开，保持微沸状态，将鸡肝撒入锅内，以小火汆至刚断生时捞出，放入汤碗内，上面放上豌豆苗。

3.撇去锅内汤面上的浮沫，下盐、花椒粉调好味，起锅即可。

鱼肉水饺

□**材料**：面粉 100 克，鲜鱼肉 50 克，猪肉馅 10 克

□**调料**：酱油、料酒、盐、鲜汤各适量

□**做法**：

1.将鱼洗净，去皮去骨，连同猪肉一起剁成肉茸，肉茸中加酱油、料酒、鲜汤搅成糊状，再加盐搅匀成馅。

2.将面粉用清水调制成面团，搓成细条，再揪成每个 5 克的小剂。

3.将每个面剂擀成圆皮，抹上馅，捏成月牙形的小饺子。饺子下入开水锅内煮熟，捞出即可。

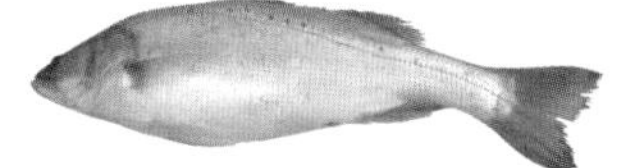

银鱼青豆松

□**材料**：银鱼干50克，青豆角200克，瘦猪肉200克，胡萝卜丁、姜各适量

□**调料**：盐、糖、香油、料酒、水淀粉各适量

□**做法**：

1.银鱼洗净，用清水浸泡 20 分钟，控干水，用热油炸脆；青豆角洗净切粒；瘦肉剁细；盐、糖、香油和水淀粉调成芡汁备用。

3.锅内放油烧热，先爆香姜，放入青豆角、胡萝卜丁炒熟，加入瘦肉，烹入料酒，下芡汁，收汁盛盘，再放上银鱼即可。

营养功效　银鱼含蛋白质、钙、磷、铁和各种维生素等营养成分，具补虚、养胃、益肺、利水之功效。孕妈妈食用，可开胃健脾，预防孕期水肿，止咳嗽。

海带枸杞腔骨汤

□**材料**：腔骨500克，水发海带150克，枸杞子10克，红枣 10 颗，香菇 3 朵，姜片少许

□**调料**：盐适量，料酒 1 大匙，醋少许

□**做法**：

1.将腔骨洗净切块，放入开水中烫一下，捞出；海带泡洗干净，切段；香菇泡软，去蒂，切片；枸杞子、红枣发泡洗净。

2.锅中倒入适量清水，将各种材料（除枸杞子外）及料酒、醋一起放入，炖煮至熟，出锅前放入枸杞子、盐再煮 5 分钟即可。

营养功效　海带中含有丰富的碘，枸杞子可以补血，腔骨含有大量的钙质，这款汤是孕妇滋补强身的首选。

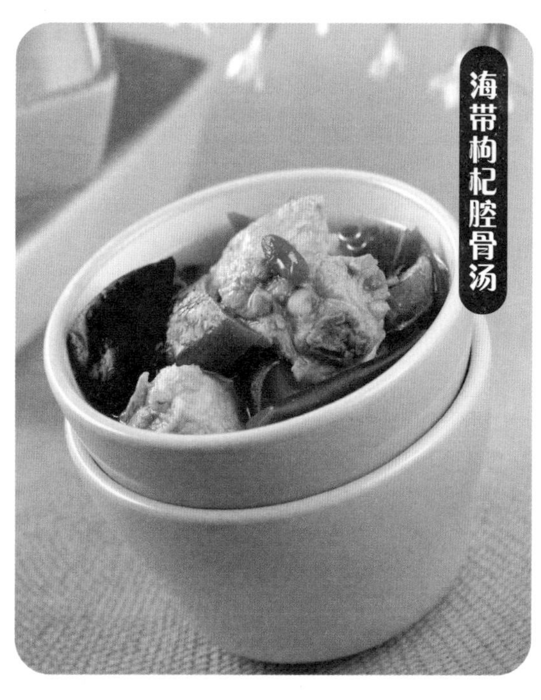

孕7月 努力孕育聪明宝宝

到了孕7月，标志着离胎儿出生的日子越来越近了，因此，也要格外重视营养的摄取和身体的保健，为生出一个聪明、可爱、健康的小宝宝打下坚实的基础。

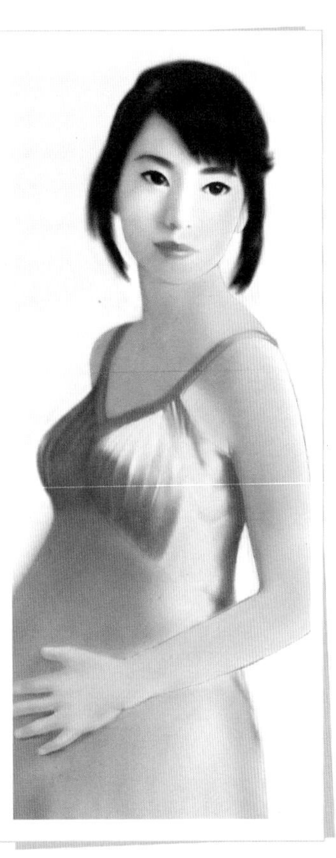

孕妈妈的变化

这个时期的孕妈妈腹部隆起明显，宫底上升到脐上1～2横指，身体为保持平衡略向后仰，腰部易疲劳而酸痛。

由于胎盘的增大、胎宝宝的成长和羊水的增多，使孕妈妈的体重迅速增加，每周可增加500克。同时增大的子宫对盆腔压迫加重，使下半身静脉回流受阻程度加重，可出现痔疮。

由于这时期孕妈妈的活动量一般都很少，胃肠蠕动缓慢，因此便秘现象增多，小腿抽筋、眩晕、眼花症状在此期时有发生。另外，由于激素影响，骨骼关节松弛，步履较以前笨重。

妊娠七个月是容易发生早产的时候，过于激烈的运动是早产的原因，此段期间孕妈妈应注意动作缓慢些。在此阶段，孕妈妈发生贫血的概率增加，因此务必作贫血检查，若发现患有贫血要在分娩前治愈。

胎宝宝的变化

这个时期胎宝宝的头与躯干比例接近新生儿；头发长出5毫米左右，全身覆盖胎毛，皮肤略呈粉红色，皮下有少量脂肪，眼睑已能睁开；骨骼肌肉更发达，内脏功能逐渐完善；从外生殖器来看，女胎宝宝的小阴唇、阴蒂已清楚地突起长出。

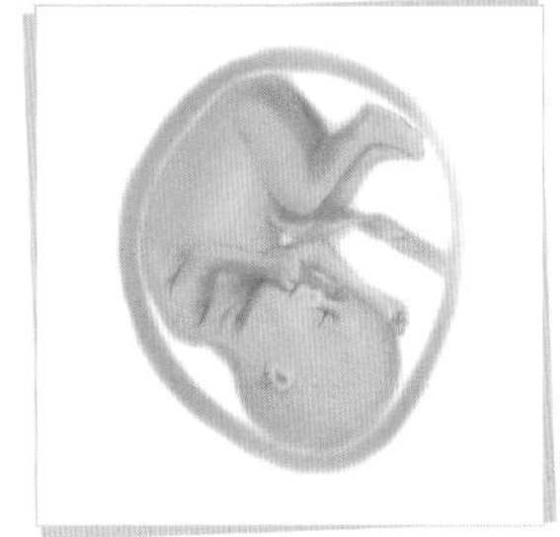

此期胎宝宝大脑发育正在进行，神经系统已参与生理调节，所以有呼吸运动，但肺及支气管发育尚不成熟，如果此时早产，会出现呼吸困难，哭声微弱，吸乳力量小，生命力弱，如果精心护理及喂养也能存活。

聪明宝宝胎教

□ 对话胎教

胎宝宝的神经发育，从胎宝宝几个月开始，一直延续到2～3岁，许多感觉神经和运动神经的神经纤维外周由磷脂构成的髓鞘才逐渐长出和完善起来。对神经纤维来说，髓鞘除能保证神经纤维传导兴奋的速度外，同时还有绝缘作用，使传导的兴奋不至于互相干扰。

胎宝宝时期由于神经发育尚存在着不足，决定了在胎宝宝听音乐或与其对话时频谱不宜过宽。因此有人认为准爸爸的音频以中低频为主、频谱较窄，非常适合与胎宝宝对话。

语言刺激是听觉训练的一个主要内容，尤其是准爸爸的对话很容易透入宫内，每天屋子安静的时候，孕妈妈觉出胎动较活跃的时刻可以与胎宝宝对话，对话的内容要简单。在与胎宝宝进行对话时可以给胎宝宝起个乳名，一直用这个乳名呼唤他，他会感到亲切，并有安全感，对于将来健康人格的形成是很有利的。需要注意的是，每次和胎宝宝的对话时间不要太长，内容简捷、轻松、愉快、丰富多彩。孕妈妈还可以把自己每天穿的衣服的漂亮款式、鲜艳的颜色、舒适的感觉讲给胎宝宝听，这也是美感胎教的一种方式。

总之，可以把生活中每个愉快的生活细节讲给胎宝宝听，通过和胎宝宝共同生活、共同感受，使母子或父子间的纽带更牢固，并且为今后智力发展打下基础。使胎宝宝对孕妈妈、准爸爸和其他人产生信赖感，从而提高胎宝宝的安全感及生活适应能力。

□ 音乐胎教

胎宝宝大脑发育过程中，需要音乐的信号刺激以促进神经细胞树突的增长。

从实践经验看，多年来一直有孕妈妈反映，外面的突发声响会引起胎宝宝的突然胎动。经B超检查发现，外界声波尤其是突然爆发出的声音，会立即引起胎宝宝心率加快、胎动增强。这也证实外界突发的音响会引起胎宝宝的惊吓反射。同时通过实验还发现，在噪音声压为90～110分贝的环境里工作的孕妈妈，可能引发胎宝宝先天性耳聋；如果从噪音中移到轻柔舒缓的音乐环境里，胎宝宝会变得很安静。

上述事实都表明，进入6个月以后胎宝宝就已经有了听觉能力，他的身体能感受到胎外音乐节奏的旋律。到了第7个月，胎宝宝可以从音乐中体会到理智感、道德感和美感。因此，胎教音乐要具有科学性、知识性和艺术性。不要违背孕妈妈和胎宝宝生理、心理特点，要在寓教于乐的环境中达到胎教的目的。

音乐胎教中应该注意的是，音乐的音量不宜过大，也不宜将录音机、收音机直接放在孕妈妈的肚皮上，以免损害胎宝宝的耳膜，造成胎宝宝失聪。

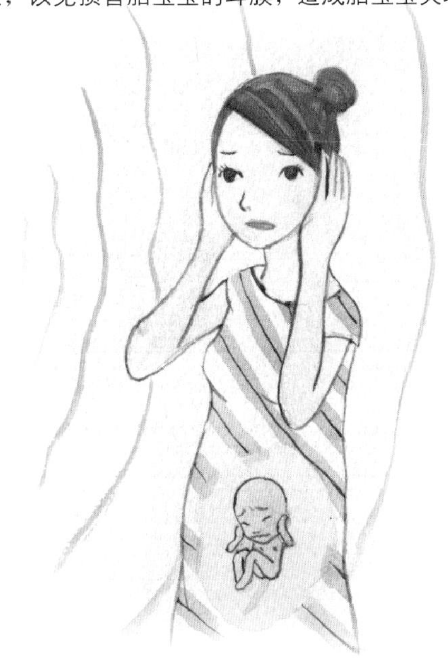

噪音的声波会极大地损害宝宝的耳膜。

□ 运动胎教

怀孕到了第7个月，孕妈妈应顺其自然地参加适量运动，这对于顺利分娩、让宝宝健康顺利地出生非常有益，孕妈妈愉快地活动，要充满良好的兴致，要时时想着与胎宝宝同欢乐。

做孕妈妈操

做孕妈妈操能够防止由于体重增加而引起的腰腿疼，能够帮助放松腰部、骨盆部的肌肉，为胎宝宝出生时顺利分娩做好准备，还可增强孕妈妈的信心，使胎宝宝平安出生。

游泳

游泳可以增强腹部的韧带力量和锻炼骨盆关节，还可以增加肺活量，避免在怀孕中期或后期患心脏和血管方面的疾病。

游泳运动借助水浮力能轻松地改善血液循环。可以减少怀孕过程引起的腰痛、痔疮、静脉曲张等症

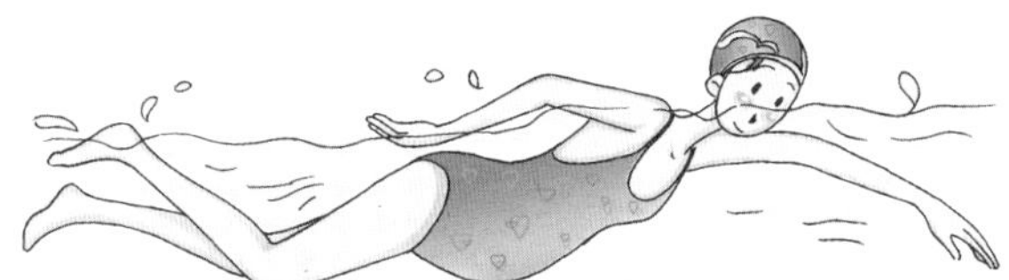

孕妈妈在怀孕4～7月游泳是很有益处的，能够减少由于紧张而引起的许多不适情绪，还能缓和某些孕期综合征，如腰背疼痛、痔疮和下肢浮肿等压迫症状，还可以自然地调整胎宝宝的臀位，是一项帮助孕妈妈顺利分娩的运动。

孕妈妈在游泳要注意水温，一般要求在29℃～31℃之间，如果水温低于28℃会刺激子宫收缩，易引起早产；水温高于32℃容易疲劳。游泳时间最好在上午10点到下午2点之间。

＊ 好孕私房话

禁止孕妈妈游泳的4种情况

1.身孕未满4个月。
2.有过流产、早产史。
3.阴道出血、腹痛者。
4.患有妊娠高血压综合征或心脏病。

□ 能力的训练

记忆训练

胎宝宝对外界有意识的激动行为、感知体验将来会长期保留在记忆中，直到出生后。而且对于宝宝的智力、能力、个性等均有较大的影响，事实表明，胎教实际上就是对宝宝进行启蒙教育。

游戏训练

胎宝宝在母体内有很强的感知能力，孕妈妈及准爸爸与胎宝宝通过游戏进行胎教训练，不但增强胎宝宝活动的积极性，而且有利于胎宝宝的智力发展。

给胎宝宝讲故事

可选择幼儿图书的内容给胎宝宝讲故事。孕妈妈在给胎宝宝讲故事时，一定要注意把感情倾注在故事的情节之中，通过语气声调的变化，将喜怒哀乐通过富有感情的声调传递给腹中的宝宝，使胎宝宝受到感染。单调和毫无感情的声音是不能激起胎宝宝的兴趣的。

＊ 孕妈妈经验谈

□ 如何应对恼人的便秘

具体症状

孕期发生便秘很常见。通常情况下人们将每天排一次大便视为正常情况，其实，排便的频率并没有一定的标准。在医学上，若粪便滞留肠内过久，水分被过量吸收而使粪便过于坚硬，导致排便困难，排便次数少于平常且间隔时间超过48～72小时者，称为便秘。

便秘的成因

妊娠时期便秘的原因不尽相同，初期是由于孕吐及激素的影响，由于孕吐时不能充分摄取水分，所以大便容易变硬，造成便秘。此外妊娠后，大量分泌的黄体酮使平滑肌张力降低，肠胃的蠕动减弱，粪便在大肠内的停留时间延长，也是引起便秘的原因之一。妊娠后期便秘的主要原因是子宫变大后压迫肠道，受到压迫的肠道蠕动变弱，容易造成便秘。

解决方案

规律排便

起床后立即喝杯水，刺激肠道有助于排便。然后配合喝水的时间，每天早上在同样的时间排便。最初即使完全没办法排出也没有关系，只要在洗手间呆上一定的时间就可以了，持续着这两个习惯，自然而然就会形成每天定时排便的习惯了。

食物疗法

便秘同食物的关系是很密切的。对消除便秘有帮助的食物包括含有食物纤维的食材，含有能够增加肠道益生菌的乳酸菌的酸奶等食物。但是只偏重于食用一种食物会造成营养不均衡，应食用由各种食材组合的营养均衡的饮食。食用蔬菜时，生食是不易于消化的，最好食用烹调熟的蔬菜。

药物疗法

便秘严重时会在体内产生气体容易引起腹胀。由于这种症状和先兆流产或先兆早产的症状很难区分，就要借助药物来消除这个症状。药物可以使肠道蠕动加速，大便软化易于排出。但孕妈妈在选择用药物治疗便秘时还需谨慎些，因为，此类药物易引起腹胀，易造成早产或流产，所以用药前需征求医生的意见，以避免出现危险。

＊ | 一日膳食推荐

早餐	**奶香玉米饼**：100 克；**豆浆**：200 克；**黑米粥**：大米 100 克，黑米 20 克
午餐	**米饭**：大米 100 克；**多味冬瓜**：冬瓜 100 克；**赤豆鲤鱼汤**：红豆 10 克，鲤鱼 20 克
下午茶	**牛奶**：250 克；**草莓**：100 克
晚餐	**红薯小窝头**：红薯 50 克；**炒豆腐**：豆腐 100 克；**胡萝卜冬笋炒肉**：胡萝卜、冬笋各 50 克，肉 10 克
宵夜	**牛奶**：250 克；**苹果**：50 克

★全日烹调用油约 20 克

＊ | 专家面面谈

□ 饮料不能代替水

白开水是补充水的最好物质

有些孕妈妈常以饮料代替开水喝，并且认为这样做既能解渴，又能增加营养。其实这种认识是错误的。

研究证明，白开水是补充人体液体的最好物质，它最有利于人体吸收，而又极少有副作用。

饮料的特性

各种果汁、饮料都含有较多的糖及其他添加剂，含有大量的电解质。这些物质能在胃里停留较长时间，会对胃产生许多不良刺激，不仅直接影响消化和食欲，而且会增加肾脏过滤的负担，影响肾功能。

摄入过多糖分还容易引起肥胖。因此，孕妈妈不宜用饮料代替白开水。

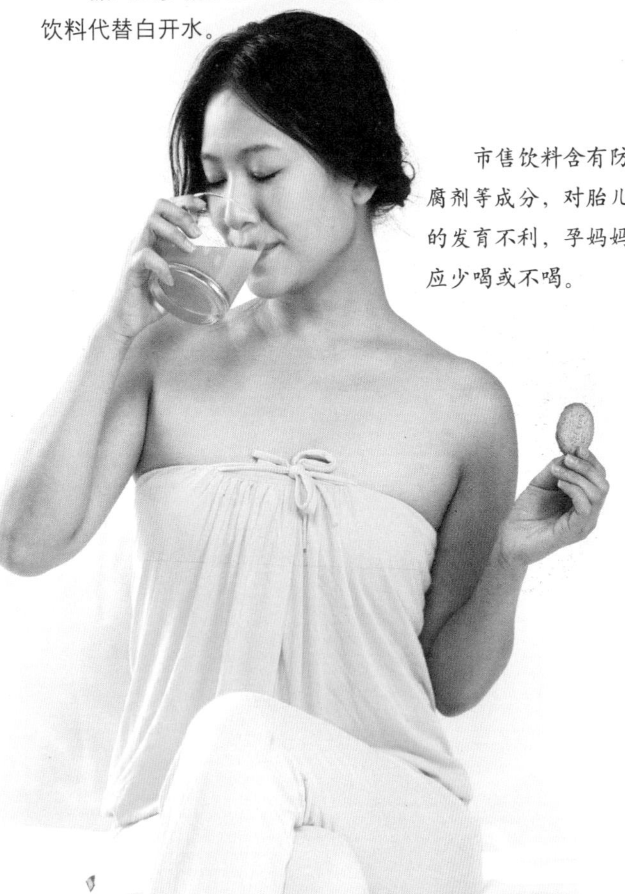

市售饮料含有防腐剂等成分，对胎儿的发育不利，孕妈妈应少喝或不喝。

特别推荐

制定孕中期食谱应注意

根据怀孕中期孕妈妈对营养的需求及生理特点，制定食谱应注意以下几个方面。

增加热能

从怀孕中期开始，孕妈妈的基础代谢加速，糖利用增加，热能需要量每日比怀孕早期增加约30千卡。但最近的调查表明，大部分女性在怀孕5个月时都要调换做较轻的工作，家务劳动和其他活动有所减少。因此，热能的增加应依据孕妈妈的劳动强度、活动量的大小因情况而异，最好是根据孕妈妈体重的增加情况而调整热能的增加量。

怀孕中期和后期体重的增加应每周不少于0.3千克，不多于0.5千克。热能摄入过多，新生儿体重太大，难产概率升高。随着热能需要量的增加，与能量代谢有关的维生素B_1、维生素B_2的需要量也相应增加。

摄入足量的蛋白质

为了满足胎宝宝、子宫、胎盘、母血、乳房等组织迅速增加的需要，并为分娩消耗及产后乳汁分泌进行适当贮备，蛋白质的摄入应足量，孕妈妈每月蛋白质的摄入量不应低于90克。

同时，怀孕中期的胎宝宝脑细胞分化发育处于第一个高峰期，蛋白质的缺乏可导致脑细胞的永久性减少。一般每天要比怀孕早期多摄入15～25克，动物性蛋白质占全部蛋白质的一半，另一半为植物性蛋白质（包括大豆蛋白质）。所以，除了以面粉、米为材料的主食外，肉类、鱼类、蛋类、奶类等副食品也尤为重要，注意副食品中蛋白质的利用。

保证适宜的脂肪供给

脂肪是提供能量的重要物质。动物性食品和植物油都有丰富的脂肪，孕妈妈应根据实际情况适量补

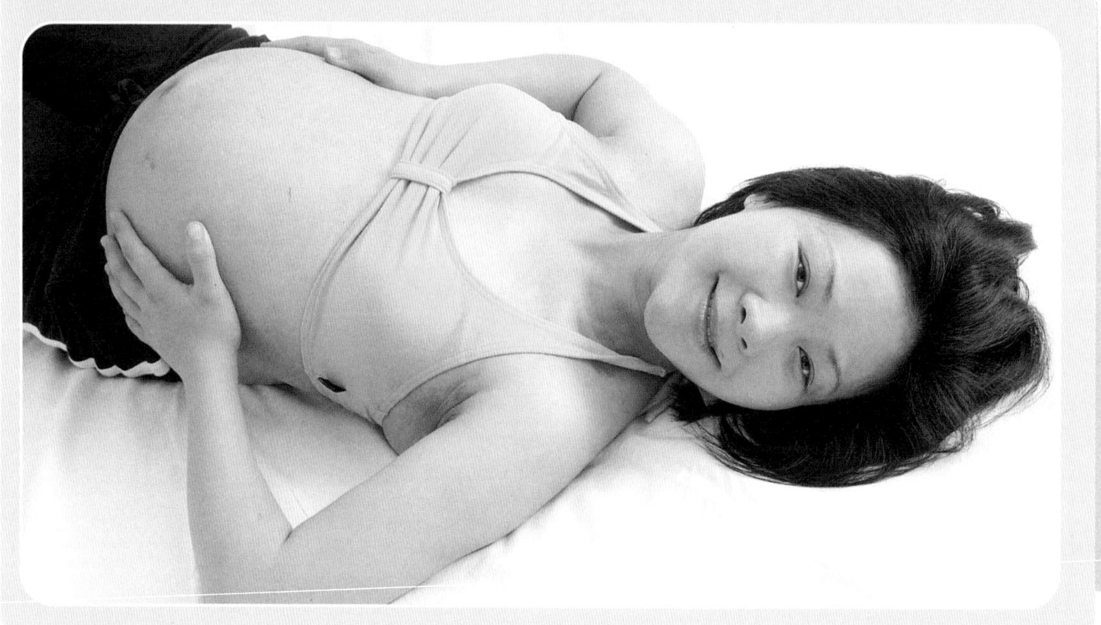

充。怀孕中期，脂肪开始在孕妈妈的腹壁、背部、大腿及乳房部位存积，为分娩和产后哺乳做必要的能量贮备。

怀孕24周以后，胎宝宝也开始贮备脂肪。脂肪还是构成脑和神经组织的重要成分，必需脂肪酸缺乏时，可推迟脑细胞的分裂增殖。脂肪的摄入量一般占全部热能的20%～25%为宜。植物油和动物油应有适当的比例。植物油所含的必需脂肪酸比动物油更为丰富。动物性食品，如肉类、奶类、蛋类已含有较多的动物性脂肪，孕妈妈不必再额外摄入动物油，如猪油、羊油、鸡油等，烹调菜肴时，只用植物油就可以了。

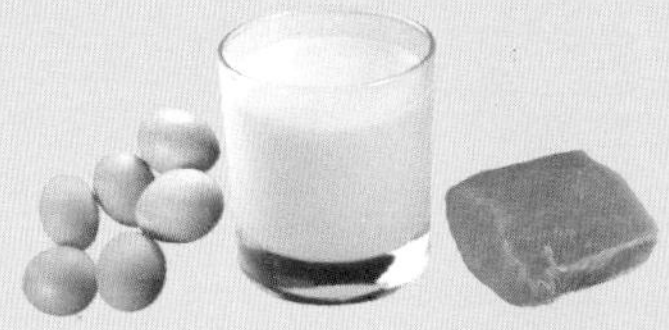

多吃矿物质和微量元素含量丰富的食物

从怀孕的第10周开始，孕妈妈的血容量迅速增加，至第33周时达到最高峰，以后速度减慢。整个怀孕中期恰好是孕妈妈血容量增加速度最快的时期，血液相对稀释，从而造成生理性贫血。这种贫血的原因，除了血液稀释的缘故外，往往还由于孕妈妈缺铁以及胎宝宝本身制造血液和组织对铁的需要量增加所致。孕妈妈铁摄入量不足时，会影响胎宝宝铁的贮备，使宝宝出生后较早地出现缺铁及缺铁性贫血。所以，怀孕中期应多吃含铁丰富的食物，必要时要给予铁剂补充。

轻度贫血对怀孕分娩影响不大，重度贫血可引起早产或死胎，使孕妈妈发生贫血性心脏病。贫血还容易并发怀孕中毒症，减低机体的抵抗力，引起产后感染。食物中的铁分为血红素铁和非血红素铁。血红素铁主要含在动物血液、肌肉、肝脏等组织中，此种铁消化吸收率较高，一般为11%～25%。植物性食品中的铁均为非血红素铁，主要含在各种谷类粮食、蔬菜、坚果等食物中，此种铁吸收率较低，一般为1%～5%。鱼和肉除了自身所含的铁较容易吸收外，还有助于植物性食品中铁的吸收，因此，孕妈妈的膳食最好在同一餐中食入适量鱼或肉。

碘是合成甲状腺素的重要物质。甲状腺素能促进蛋白质合成，促进胎宝宝的生长发育。怀孕期间，尤其自怀孕中期开始，甲状腺功能活跃，碘需要量增加。各种海产品都含有丰富的碘，是膳食碘的最好来源。其他矿物质和微量元素，如钙、锌、镁等，随着胎宝宝发育的加速和母体的变化，需要量也相应增加。尤其需要加强钙的补给，牛奶是最佳的钙质来源，若孕妈妈本身不爱喝牛奶，那么，几块豆腐、两块薄芝士饼干、小鱼、一盘芥菜或西兰花等所含的钙质，亦相当于一杯牛奶。

增加维生素的摄入量

自怀孕中期开始，孕妈妈对各种维生素的需要量增加，这时应多吃新鲜蔬菜和水果以及适当的动物内脏。

叶酸是合成核酸必需的物质，叶酸缺乏时核酸形成减少，影响红细胞成熟，引起巨幼红细胞性贫血。怀孕中后期，孕妈妈对叶酸的需要量增加，同时由于孕妈妈胃酸分泌减少，胃肠功能减弱，吸收率较低。怀孕中后期，胎宝宝的生长发育对叶酸的需求量也增加。因此，怀孕中后期巨幼红细胞性贫血比较多见。叶酸最丰富的食物来源是动物肝脏，其次是绿叶蔬菜、酵母及动物内脏，孕妈妈应适当摄入。对于严重的叶酸缺乏者，应给予叶酸制剂治疗。

维生素B_{12}能促进红细胞的发育成熟，缺乏时，也可引发巨幼红细胞性贫血，一般和叶酸同时存在。维生素B_{12}主要含在动物肝脏中，也含于奶、肉、蛋、鱼中。植物性食品中一般不含维生素B_{12}。

怀孕中期，胎宝宝和孕妈妈对维生素B_6的需要量增加，尤其在怀孕5个月以后最明显。维生素B_6缺乏时，新生儿出生后体重降低。维生素B_6的分布很广，其中含量较多的食物有蛋黄、肉、鱼、奶、全谷、豆类及白菜。

* 推荐营养菜谱

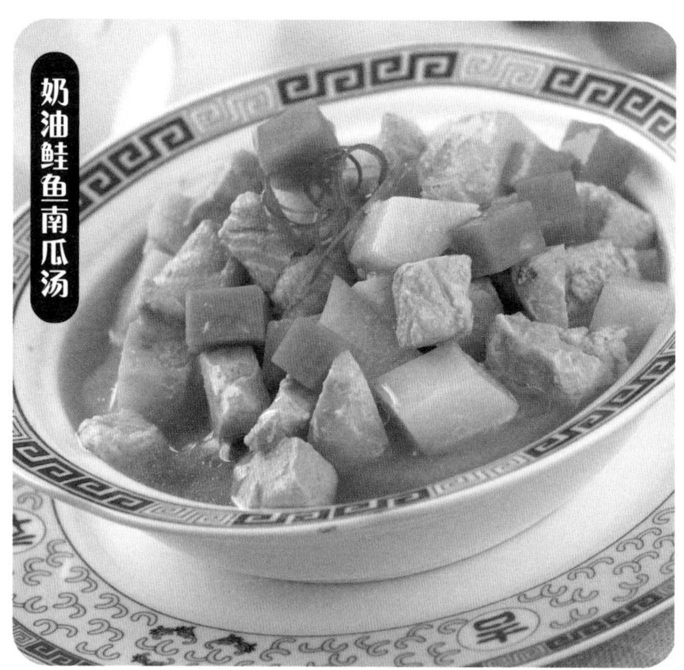

奶油鲑鱼南瓜汤

□材料：南瓜200克，鲑鱼肉100克，土豆50克，面粉30克

□调料：盐、鸡精各半小匙，白糖、花椒粉各少许，奶油、料酒各1大匙

□做法：

1.南瓜洗净，去皮及瓤，切成小块，再放入蒸锅蒸熟，取出后装入榨汁机中，加入适量清水，打成南瓜汁；鲑鱼肉洗净，切成小丁；土豆去皮，洗净、切丁；面粉放入烧热的奶油中炒成金黄色，再添入适量清水烧开，调成面糊备用。

2.另起锅，加入南瓜汁，先下入土豆丁小火煮熟，再放入鲑鱼丁大火烧开，然后加入料酒、盐、鸡精、白糖、花椒粉、面糊煮沸，即可出锅装碗。

营养功效 提供动、植物蛋白质和多种矿物质、维生素，是孕妈妈补充营养的首选菜肴。

白菜烧海参

□材料：水发海参300克，瘦猪肉100克，白菜200克，葱段、姜片各适量

□调料：盐、糖、酱油、料酒、高汤、水淀粉各适量

□做法：

1.水发海参洗净，放入姜片、葱段，在开水中煮5分钟，捞出，洗净，控干水分；瘦猪肉切丝，用酱油和水淀粉码味；白菜洗净，用油、盐炒熟后围于盘边。

2.锅内放油烧热，爆香姜片、葱段，加盐、糖、酱油、料酒、高汤及海参烧1分钟，放入瘦肉，再烧至熟，最后用水淀粉勾芡收汁即可。

五色豆粥

□材料：绿豆、红豆各25克，眉豆、大米各50克，陈皮1小片

□调料：红糖适量

□做法：

1.拣去豆中杂质，洗净浸水，备用；米洗净；陈皮浸软、洗净。

2.锅内加水，烧开后下豆、米及陈皮同煮至烂。

3.最后放入红糖调味即可。

红枣黄芪炖鲈鱼

□材料：鲈鱼1条，黄芪25克，大枣4颗，姜适量

□调料：盐、料酒各适量

□做法：

1.鲈鱼洗净，抹干；黄芪洗净；大枣去核洗净。

2.鲈鱼、黄芪、大枣、姜、料酒同放入炖盅内，注入开水，隔水炖熟。

3.最后放盐调味即可。

营养功效 黄芪具有补气增血、强心健体的作用，能治疗怀孕前后诸虚症。鲈鱼有滋补、安胎的功用。清香略甜，鲈鱼肉嫩鲜，此菜是治疗怀孕水肿及胎动不安的佳肴。

草菇黄花汤

□材料：鲜草菇150克，嫩丝瓜150克，黄花菜50克，姜、葱各适量

□调料：料酒、盐、鲜汤各适量

□做法：

1.将草菇去蒂择洗净，撕成条；丝瓜去皮洗净，切成长片；黄花菜择洗净；姜切片；葱切段。

2.油锅烧热，加姜片、葱段炝锅，放鲜汤、料酒，加草菇稍煮片刻。

3.然后下丝瓜片、黄花菜煮沸后撇净浮沫，放盐调味即可。

营养功效 汤味鲜香。可预防维生素D缺乏症，为胎宝宝补充足够的钙质。

鳕鱼草菇粥

□材料：做好的大米粥1碗（粥要稠一些），鳕鱼200克，草菇50克，青豆适量，葱末、姜末各少许

□调料：A：高汤1杯

B：盐适量，香油、鸡精各少许

□做法：

1.鳕鱼切成长方形薄片；草菇、青豆洗净汆烫后捞出，沥干水分备用。

2.锅中倒入调料A煮沸，放入姜末、草菇略煮一下，加入大米粥煮开，再加入鳕鱼片煮熟，最后加入调料B调匀，下青豆，撒葱末，出锅装碗即可。

营养功效 鳕鱼中的DHA含量极高，补脑效果显著，是补脑的首选食品，孕妈妈常食对胎宝宝的脑部发育较为有利。加上草菇、青豆，这款粥不仅营养丰富，看起来色彩丰富，味道更是美极了。烹调时注意煮鱼片时间不宜过长，断生为好；火力也不要太大，以免煮碎，损失营养。

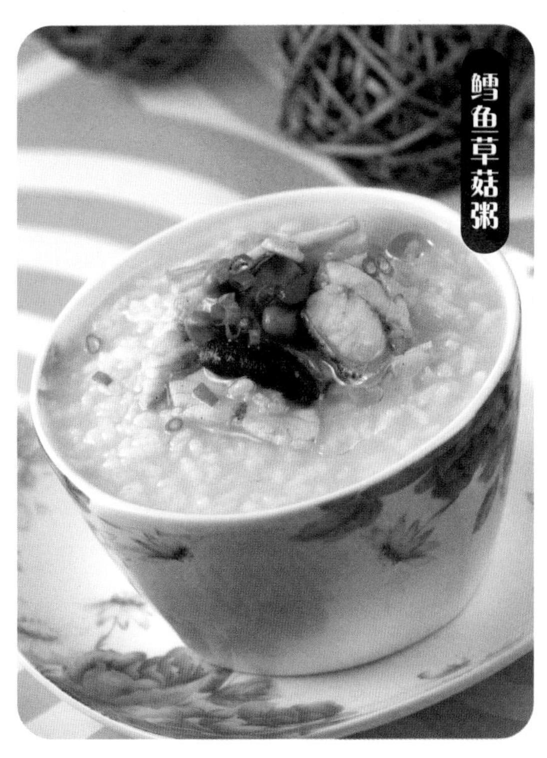
鳕鱼草菇粥

孕8月 和宝宝一起努力

从这个月开始，孕妈妈的怀孕旅程已经进入最后的时期了，即孕晚期。这个时候胎宝宝生长得更快了，对营养的需求量达到了最高峰，再加上孕妈妈也需要为分娩储备能源，这时候孕妈妈就需要摄入大量的蛋白质、维生素、叶酸、铁质和钙质等营养成分，保证营养和热量的供给。

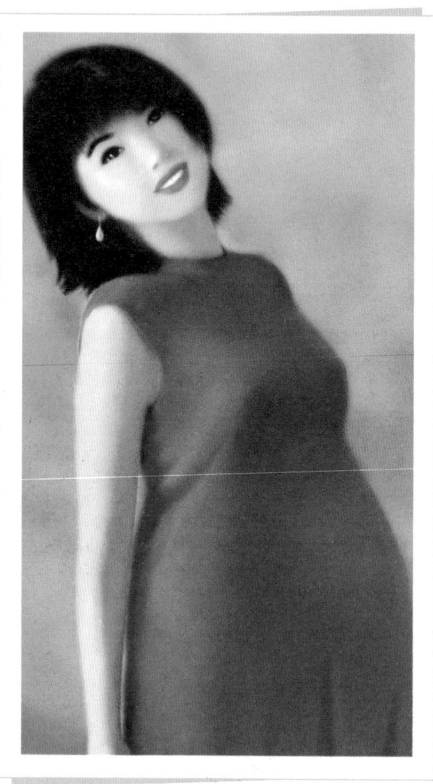

孕妈妈的变化

这个时期孕妈妈子宫的宫底上升到胸与脐之间，胎动强烈。

随着子宫不断增大使腹壁绷紧，腹部会出现浅红色或暗紫色的妊娠纹，有的孕妈妈乳房及大腿部也出现这种现象。

有的孕妈妈体内黑色素分泌增多，面部可出现妊娠斑，同时乳头周围、下腹部、外阴部皮肤颜色也逐渐变深。

进入孕8月后，孕妈妈出现下肢水肿者增多，有的还会出现妊娠高血压综合征、贫血、眼花、静脉曲张、痔疮、便秘、抽筋等相应病症。如出现这些症状，孕妈妈要及时就医诊治。

胎宝宝的变化

这个时期羊水量增加速度减缓，胎宝宝生长迅速。

32周末时，胎宝宝已没有自由活动的空间，胎位相对稳定，身体蜷曲，头部自然朝下，为正常胎位；腹壁紧的初产孕妈妈此时胎头开始入骨盆。

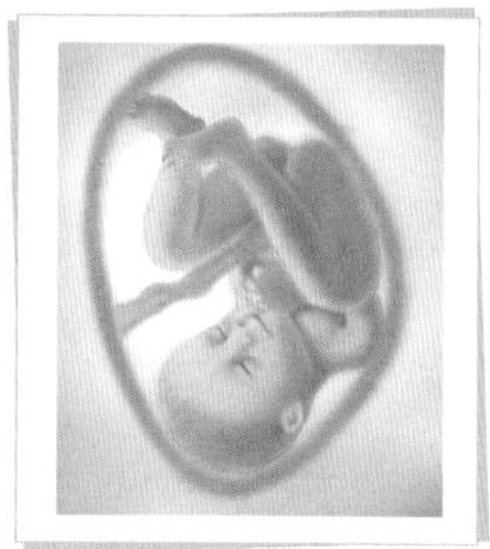

此时胎宝宝面部胎毛开始脱落，皮肤深红色，胎脂较多，有皱褶；以脑为主的神经系统及肺、胃、肾等脏器的发育近于成熟；听力增强，对外界强烈的音响有反应；如果此时早产，精心护理的新生儿是可以存活的。

聪明宝宝胎教

适时胎教

未来的父母要坚信生活在孕妈妈腹中的胎宝宝是个能听、能看、能“听懂”话、能理解父母的有生命、有思想、有感情的谈话对象，父母对胎宝宝说话绝不是“对牛弹琴”。凝聚着父母深情的呼唤和谈话，一定能使胎宝宝聚精会神地倾听，作为父母应不失时机地加紧和胎宝宝进行语言沟通与交流，对他施以良性刺激，以丰富胎宝宝的精神世界，这对开发胎宝宝的智力是有极大好处的。

对话胎教

与胎宝宝对话是训练听觉能力和建立亲情的主要手段。怀孕到8个月不仅可以在7个月的基础上继

清柔的语调、有趣的童谣、经典的故事，对胎宝宝的智商与情商有很好的促进作用。

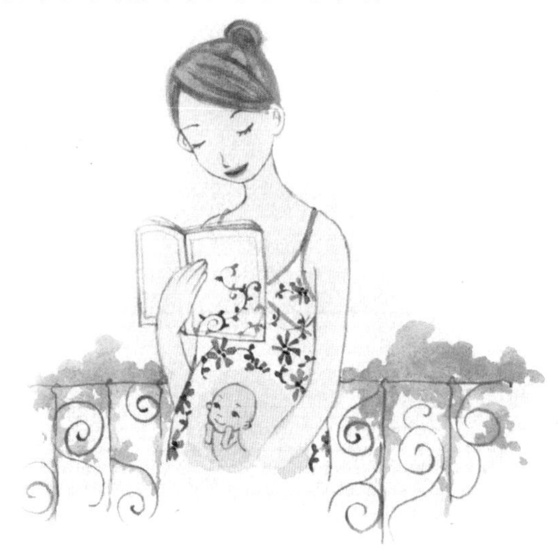

续有计划地进行对话，还可结合实际生活出现的各种事情，不断扩大对话的内容和对话的范围。

可以把生活中每个愉快的细节讲给胎宝宝听，通过和胎宝宝共同生活、共同交流、共同感受，使母子、父子间的纽带更牢固，并且为宝宝出生后的智力发展打下基础。

□ 音乐胎教

音乐是情感的表达、是心灵的语言，它能唤起胎宝宝的心灵，打开智慧的天窗，促进胎宝宝的成长。

音乐胎教的作用是不可低估的，音乐的物理作用是通过音乐影响人体的生理功能，音乐可以通过人的听觉器官和神经传入人体。母体与胎宝宝共同产生共鸣，影响人的情绪和对事物的评价，影响了胎宝宝性格的形成，锻炼了胎宝宝的记忆能力等。

□ 行为胎教

此时的你大腹便便，看不清脚下的路，要保持平衡，必须注意脚下的安全，不要走起伏不平的路，最好穿后跟低而平稳的鞋，以防身体重心不稳而摔倒给胎宝宝造成伤害。

现在要学习一些正确的生活动作，坐时首先要看好椅子的位置，然后挺直后背，慢慢地坐在椅子上，防止椅子滑倒时跌在地上；站立时将两腿稍稍分开，身体重量均衡地落在双腿上，避免单腿负重引起疲劳；走路时要尽量保持平衡，采取抬头、挺直后背、全身伸直的方法，这样可以保持重心平稳，不易摔倒。避免过度疲劳和不必要的远行，避免在人多的地方出入，此时如果必须外出，要有人陪同，并选择安全的交通工具，尤其不要乘坐颠簸大、时间长的长途公共汽车。如果外出不在居住地时正赶上孕期检查的时间，应去当地医院检查一次，回来后把外地的检查结果及时告诉居住地产科医生。

□ 抚摩胎教

抚摩胎宝宝是胎教的一种形式。用手在孕妈妈的腹壁上轻轻地抚摩胎宝宝，胎宝宝可以感受到抚摩

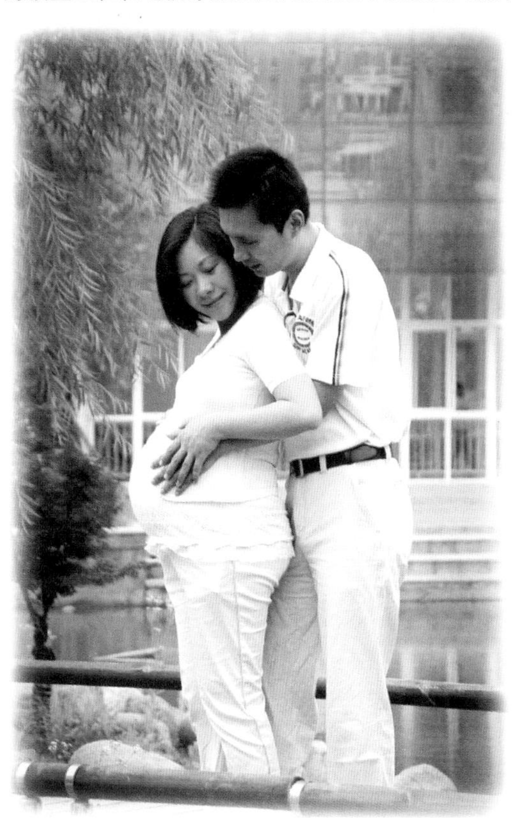

的刺激，以促进胎宝宝感觉系统、神经系统及大脑的发育。

给胎宝宝做抚摩胎教时，最好能定时，每次5～10分钟左右，这样可以使胎宝宝对时间建立起信息反应。

在抚摩时要注意胎宝宝的反应，如果胎宝宝是轻轻的蠕动，说明可以继续进行；如胎宝宝用力蹬腿，说明你抚摩得不舒服，胎宝宝不高兴了，这时候就要停下来。

抚摩顺序由头部开始，然后沿背部到臀部至肢体，要轻柔有序，请记下每次胎宝宝的反应情况，这样更加有利于胎教的进行。

□ 能力训练

性格培养

性格是儿童心理发展的一个重要组成部分，它在人生的发展中起到了举足轻重的作用。人的性格早在胎宝宝期已经基本形成。因此，在怀孕期注意胎宝宝性格方面的培养就显得非常重要。胎宝宝性格的形成离不开生活环境的影响，妈妈的子宫是胎宝宝的第一个环境，小生命在这个环境里的感受将直接影响到胎宝宝性格的形成和发展。

因此，父母为了让宝宝具有一种良好的性格，应切切实实地做到尽力为腹内的小生命创造一个充满温暖、慈爱、优美的生活环境，使胎宝宝拥有一个健康美好的精神世界，促进其良好性格的发展。

学算术和认识图形

在与胎宝宝对话、讲故事、教文字的基础上，再深一步教胎宝宝学算术和认识图形。

通过视觉印象将图形的形状、颜色和妈妈的声音一起传递给胎宝宝。教算术和认识图形成功的诀窍是以立体形象传递，而不是平面形象进行。例如，“1”这个数字，即使是视觉化了，对胎宝宝来说也是一个极为枯燥的形象。为了使胎宝宝学起来饶有兴趣，窍门在于加上由“1”联想起来的各种事物。如“1像竖起来的铅笔”，“1像一根电线杆”等，这就使“1”这个数字具体又形象了。

做算术也是一样，例如，教胎宝宝1加1等于2的时候，妈妈可以这样对胎宝宝说：“这里有1个苹果，又拿来了1个苹果，现在一共有2个苹果了”。这就将具体的和有立体形象感的语言刺激传递给胎宝宝。

* 孕妈妈经验谈

□ 摄取盐分要注意

不宜过多摄入盐

有些女性喜欢吃咸食，怀孕以后也不例外，这种饮食习惯是不好的，尤其是当孕妈妈患有高血压、心脏病和妊娠高血压综合征、肾炎、水肿时，过多地摄入盐就会使心脏和肾脏负担加重，使水肿症状加重。

少盐不等于不吃盐

有人主张孕妈妈在怀孕期间少吃盐，特别是在怀孕期最后几个月内，应该忌盐。事实上，一点盐都不吃是毫无道理的，对孕妈妈也并非有益，只有适当少吃些盐才是正确的。如果孕妈妈患有某些病，可根据医师要求适当增减盐的摄入量。

所谓忌盐，意味着每天不得吃超过1.5克盐。正常人每天可摄入的盐分其中1/3由主食提供，1/3来自烹调用盐，1/3来自其他食物。孕妈妈控制盐的摄入量还要少吃用盐腌制的咸食，如咸菜、腌雪菜及点

* 好孕私房话

患妊娠高血压综合征的孕妇能吃盐吗?

如果孕妈妈患了妊高征，在饮食上应注意摄入足够的蛋白质、维生素，补充铁钙剂。但不必非常严格控制食盐，因为长期低盐可引起低钠血症，易发生产后血液循环衰竭。而且，低盐饮食可减低食欲，从而减少蛋白质的摄入，对孕妇和宝宝均不利。值得注意的是，如果有全身水肿，则应限制吃盐。

心、咸鱼等，这些食物都会为人体增加钠盐。多吃一些无咸味的提味品，可使孕妈妈逐渐习惯淡盐饮食，如新鲜西红柿汁、无盐醋渍小黄瓜、柠檬汁、醋、香菜、洋葱、香椿等。

＊ | 专家面面谈

□ 孕妈妈的不良饮食习惯

节食

女性在整个孕期体重通常比孕前增加11千克左右。孕妈妈增加的这一部分体重都需要从饮食中摄取营养来补充。如果盲目地节食，将会造成血浆蛋白降低而出现营养不良性水肿或者罹患其他疾病。如孕妈妈对铁元素摄取不足，会使贫血症状加重，孕妈妈节食会限制钙质的吸收，会导致母体骨质软化，胎宝宝易患佝偻病；另外，孕妈妈节制饮食，会影响维生素的摄入量，诱发多种维生素缺乏症，使胎宝宝在子宫内发育迟缓，胎宝宝会变得瘦弱，智力发育也会受到影响；倘若孕妈妈因节食而限制蛋白质的摄入量时，胎宝宝就会缺乏蛋白质，会影响脑神经细胞的发育，导致胎宝宝智力低下；如果孕妈妈缺乏碳水化合物，胎宝宝心脏、肝脏糖原供给就会严重缺乏，就无法忍受母体临产时子宫收缩的负荷，出生后容易窒息或罹患低血压症。

暴饮暴食

孕期当然需要加强营养，但绝对不能暴饮暴食。

大量进食油炸或难以消化的肉类食品会导致消化不良、急性肠胃炎、急性胃扩张、急性胆囊炎和急性出血性胰腺炎等消化系统疾病。

其中，急性出血性胰腺炎以恶心、呕吐及上腹部疼痛为主要症状，腹痛时大多数症状剧烈，如果不及时抢救，常会导致病人死亡。

如果孕妈妈不讲究科学地进食而暴饮暴食，光吃不运动，贪睡懒起，不仅会营养过剩，还会导致体重超重，过于肥胖，进而增加心脏、肾脏的负担；或者导致胎宝宝过于巨大，引发难产。

偏食

孕期如果偏食，摄取的营养素就会失衡，那么体内会长期缺乏某些营养物质或微量元素，造成营养不良，使妊娠并发症增加，如，妊娠贫血等。

同时，母体不能为胎宝宝的生长发育提供其所需的足够营养物质，容易造成流产、早产、死胎、胎宝宝在子宫内发育不良等，有的宝宝出生后也会由于先天不足而瘦小多病，难以喂养。另外，宝宝还可能因为在胎宝宝期缺乏营养而造成脑部组织发育不良，以致

智力低下，即通常所说的低能儿。

总之，整个孕期孕妈妈都要为自己与胎宝宝摄取充足的营养，这也能使产后乳汁分泌充足，身体健康；宝宝发育良好，出生后能健康成长。

长期吃素

孕妈妈长期吃素不利于胎宝宝的健康发育。孕期如果不注意摄取营养，会对母体和胎宝宝产生很大的影响。素食者容易缺乏的营养素要多加补充。

如果钙质缺乏，孕妈妈可能出现牙齿松动、龋齿、骨刺、动脉硬化、胆石症等症状。胎宝宝则会发生先天性佝偻病，如：鸡胸、O形腿等；宝宝出生后可能会注意力不集中、夜啼、长牙晚、学步迟。所以要多吃奶类及乳制品、豆浆、豆腐、绿色叶菜等食物。

如果锌元素缺乏，可能会使胎宝宝在子宫内的生长发育停滞，产生代谢障碍、性功能发育不完全，脑细胞数目少。所以要多吃豆浆、豆腐、未经精制加工的五谷杂粮类食物。

如果铁质缺乏，可能引起孕妈妈贫血，严重时会导致流产、死胎、新生儿死亡、妊娠毒血症、胎盘早期剥离和产后出血等症状。所以要多吃核仁类、豆腐、南瓜子等食物。

如果脂肪缺乏，容易导致低体重宝宝的出生、宝宝抵抗力差、存活率很低，孕妈妈则容易罹患贫血、水肿、高血压。

如果缺乏维生素D会使钙质无法吸收，其食品来源有鸡蛋、乳酪、添加维生素D的营养强化食品等，另外，晒太阳是获得维生素D最有效的方法。

长期吃素食的孕妈妈所生产的宝宝还会缺乏维生素B12，容易罹患难以治疗的脑损害。宝宝出生3个月后会逐渐显示出表情淡漠，丧失控制头部稳定的能力，出现头和腕部的不自主运动，如果不及时治疗，会引起显著的神经系统伤害。维生素B12的食品来源有啤酒酵母、乳制品、添加维生素B12的营养强化食品等。

＊ 好孕私房话

小便失禁怎么办

到了怀孕8个月后，胎头与骨盆衔接，此时由于妊娠子宫或胎头向前压迫膀胱，孕妇贮尿量比非孕时明显减少，甚至还会出现压力性尿失禁。发生这种情况的另一原因是由于骨盆底肌肉发育不良或锻炼不足，或受过外伤，其承托功能差，随着子宫增大，盆底肌变得柔软且被推向下方，而对盆腔内器官的承托、节制、收缩及松弛功能减退而发生尿失禁。

压力性尿失禁也是妊娠晚期一个正常且常见的生理现象，如果你有大笑、咳嗽或打喷嚏等增大腹压的活动则更是不可避免地会发生压力性尿失禁。

＊ 一日膳食推荐

早餐	**豆浆**：250克（或豆腐脑150克）；**糖**：10克；**鲜菇龙须面**：龙须面50克，鲜菇10克；**鸡蛋羹**：鸡蛋50克
午餐	**大米**：150克；**韭菜炒豆芽**：韭菜100克，豆芽60克；**拌芹菜**：芹菜100克；**蛋花汤**：鸡蛋50克，紫菜5克
下午茶	**苹果**：100克
晚餐	**松仁粥**：大米100克，松仁20克；**炒鳝鱼丝**：黄鳝100克，红椒50克；**煎蛋**：鸡蛋50克；**核桃仁拌芹菜**：芹菜100克，核桃仁50克
宵夜	**牛奶**：200克

★全日烹调用油约25克

特别推荐

避开甜点的美味“陷阱”

热爱甜点的人其实都知道，甜点对减肥和健康都是巨大的陷阱。有什么办法让人既享受美味，又不掉入它的美味“陷阱”呢？

陷阱 1：“潜藏”的反式脂肪酸

西式点心中最让人难以忘怀的是，其中“雕刻”成各种形状的奶油，入口即化，真是美味无穷。很多孕妈妈也禁不住诱惑，大快朵颐，却往往在享受美食的过程中摄入了很多反式脂肪酸。

在食品加工过程中，奶油为了保持各种形状，室温下是固体。但想做到入口即化，就得让奶油在体温 36℃～37℃时融化。这在技术上就需要把油脂氢化，这时就会产生“反式脂肪酸”。这是一种披着“脂肪酸”外衣、又不能发挥“脂肪酸”作用的物质，对健康很不利。

尤其，反式脂肪酸对孕妈妈的健康更不好，因为胎宝宝脑膜上的脂肪酸绝大部分都是DHA，如果正常脂肪酸的代谢受到干扰，将会对胎宝宝大脑的形成和发育都有影响。所以现在美、英、加等国家要求在食品标签上写明成分，限制或禁止反式脂肪酸。而目前我国糕点市场也很大，很多厂家都在用这种工艺，所以需要引起注意。

>>避开法

●一些比较正规的大品牌食品，如果在标签的原料里注明有“氢化植物油”或者“起酥油”的，一般都含有反式脂肪酸，不标应该就没有。

●除了奶油以外，巧克力、咖啡伴侣等也是经常会出现反式脂肪酸的食品，吃的时候一定要注意。

陷阱 2：甜食的诱惑

蛋糕大多会利用各种糖类，还会用很多精细的面粉，这些可都会使血糖快速上升，不仅可引发糖尿病，还会带来更大的患癌症的风险，这在很多医学研究中都有论述，所以一定要控制西式糕点的量。

>>避开法

●买西点时尽量买小包装的，大个儿的糕点可以在聚会时大家一起吃，这样分到自己的就没有多少了。

●避免空腹的时候吃甜点，因为会不知不觉中吃掉很多 。在饥饿时最好拿全麦饼干、酸奶和水果这样的健康食品果腹。

●如果你喜欢西点，就把它当作一种奖励，只有当作完一件得意的事情，才奖励自己一下。或者在平时吃粗粮、薯类或者豆类，偶尔吃一款美味的西式糕点，找找甜美的感觉。

●吃点心的时候可以慢慢吃，西点精巧的造型本来就需要一点点品味，速度降下来就可以在量上有所控制。

●吃了点心以后，要有意识地多做运动。

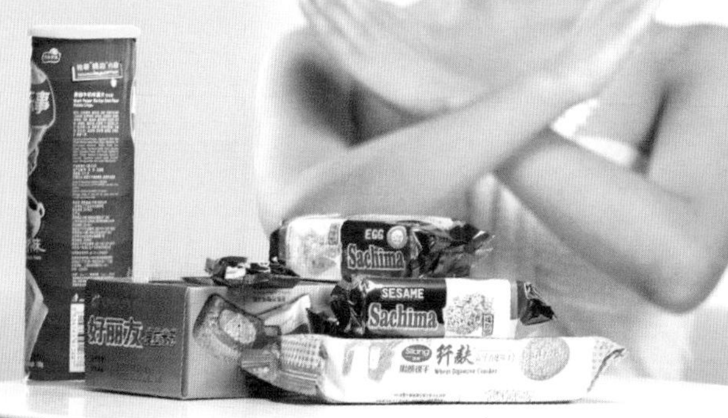

*|推荐营养菜谱

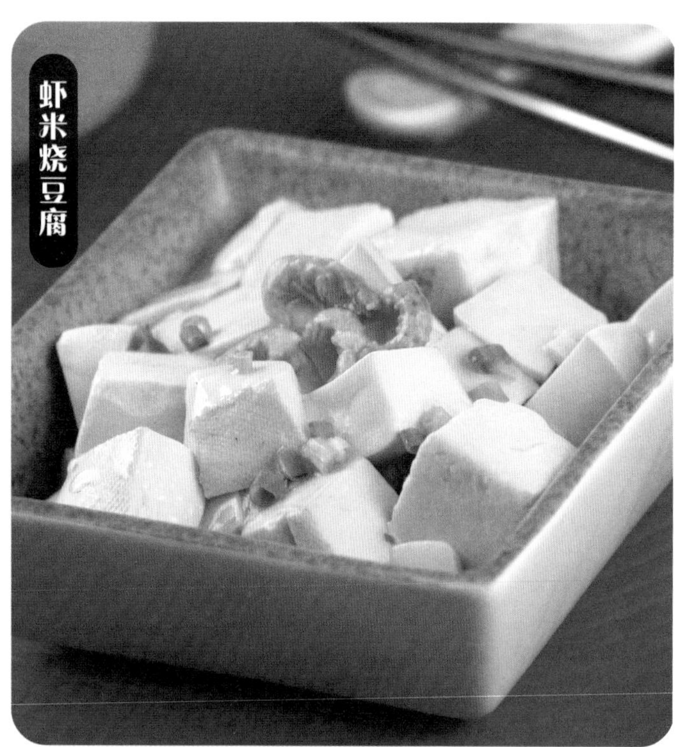

虾米烧豆腐

□**材料**：豆腐400克，虾米50克，葱、姜、蒜各适量

□**调料**：盐、鸡精、水淀粉、香油各适量

□**做法**：

1.豆腐切成丁，放入开水中氽烫一下；葱、姜、蒜均切末；虾米放入碗中，加开水泡发后用刀剁成碎末。

2.油锅烧热，放人葱、姜、蒜末略炒，加入豆腐翻炒几下，随即加入适量水和盐、鸡精，小火烧5分钟，再转用中火，放入虾米末，再加水淀粉，待汁略浓一些时，出锅淋香油即可。

营养功效　清鲜爽口。孕妈妈食用，有助于补充孕期所需的钙质，对胎宝宝的大脑发育也十分有益。

鱼头汤

□**材料**：草鱼头1个（约300克），姜末、葱花各适量

□**调料**：料酒、盐、花椒粉、香油、高汤各适量

□**做法**：

1.将鱼头洗净，放入开水中略烫一下，捞出备用。

2.炒勺上火，放入高汤烧开，放入鱼头，加盐、料酒煮熟。

3.调以花椒粉，撒上葱花、姜末，淋入少许香油即可。

枸杞竹笋

□**材料**：枸杞子10克，嫩竹笋150克

□**调料**：盐、鸡精、糖、香油、高汤各适量

□**做法**：

1.枸杞子用水洗净，沥干水分；嫩竹笋切成细丝。

2.锅内放油烧热后，放入笋丝翻炒几下，然后放入枸杞子翻炒至熟，加盐、鸡精、糖和高汤，淋香油，炒匀即可。

营养功效　竹笋富含B族维生素及多种矿物质，能促进肠道蠕动、帮助消化、防止便秘。孕妇食用竹笋对防治孕期便秘、孕期肥胖及孕中期肢体浮肿有很好的助益。

藕丝糕

□**材料**：鲜藕1000克，糯米粉400克，青梅40克，瓜子仁、红樱桃各30克

□**调料**：糖适量

□**做法**：

1.藕洗净，去皮切丝，再用清水冲洗干净，捞出，沥水。

2.青梅、樱桃洗净，切碎；糯米粉和藕丝掺和，并加少量清水拌匀。

3.蒸笼铺上屉布，再放木框，将拌有糯米的藕丝倒入框内，铺平，撒上青梅、樱桃、瓜子仁，用大火蒸20分钟，即熟。

4.将蒸熟的糕点取出晾凉，切成小方块，摆在盘内，撒上糖即可。

菜花奶汤

□**材料**：牛奶50毫升，菜花400克，火腿15克，豌豆15克

□**调料**：盐、料酒、香油、鸡汤各适量

□**做法**：

1.菜花去梗，用水洗净，放入沸水内烫一下，捞出，控水；火腿切成小菱形片。

2.锅内放鸡汤，加盐、料酒、牛奶、菜花、火腿、豌豆烧开，撇净浮沫，放鸡精和香油即可出锅。

营养功效 菜花含矿物质及人体必需的氨基酸，少纤维、易消化，能益血养胃，对孕妈妈的健康和胎宝宝的智力发育都大有好处。

柠檬蒸竹节虾

□**材料**：竹节虾、鲜鱿鱼各250克，柠檬1个

□**调料**：盐、料酒各1小匙，鸡精半小匙，清汤、水淀粉各适量

□**做法**：

1.将柠檬切成片铺于盘中。

2.把鱿鱼改成花刀，和竹节虾加调料腌渍2分钟，然后把鱿鱼包在竹节虾外面，摆在柠檬上，入蒸锅蒸10分钟取出。

3.锅中加2大匙油，加入盐、料酒、鸡精、清汤烧开，用水淀粉勾芡，淋上即成。

营养功效 虾含有很丰富的钙质，如果孕妈妈对海鲜类不过敏，可适当多吃虾。虾可以补充钙、锌等微量元素，尤其是钙，它不但可以促进胎宝宝的生长，还能促进胎宝宝脑部的发育。

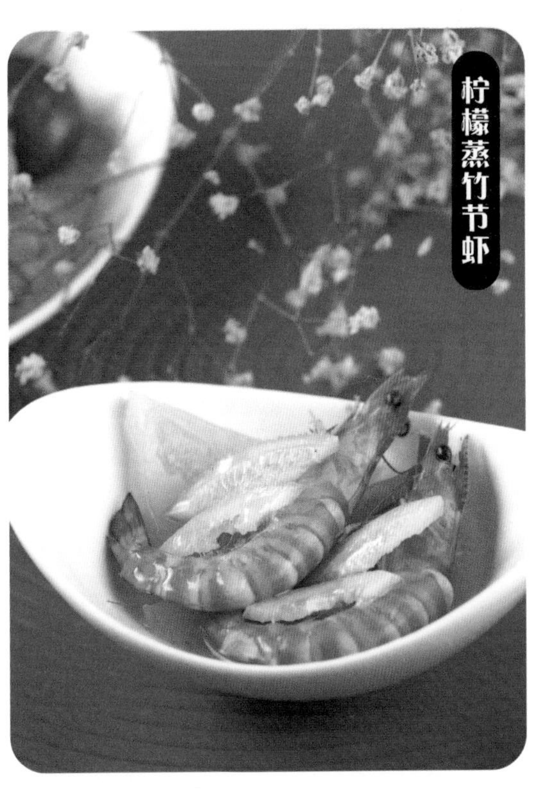

孕9月 为分娩做准备

到了孕9月，已近临产期，孕妈妈除了要小心翼翼地做好自我保健和胎宝宝保健外，也该做一下临产前的准备了，包括思想上的准备和物质上的准备。当然，为临产做能量储备才是最关键的！

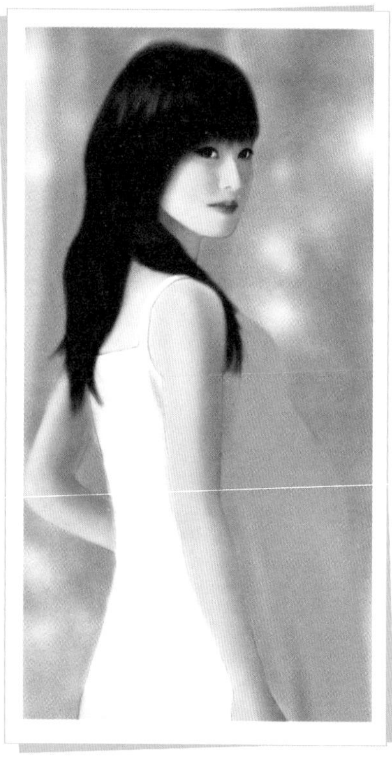

孕妈妈的变化

这个时期孕妈妈的腹部高度隆起，宫底从胸下2横指处上升到心窝下面一点，挤压胃肠现象加重，并且使膈肌上移，心脏向左上方移位。因为心脏和双肺受到挤压，加上血容量增加到最高峰，所以心脏负荷加大，心跳呼吸增快，气喘、胃胀、食欲不振、便秘症状加重。

此时胎头开始逐渐下降入盆腔，挤压膀胱，引起尿频。这时孕妈妈身体较笨重，行动不灵活，易疲倦，要注意休息，饮食应少量多餐，停止性生活以免引发早产和感染。

这个时期一定要坚持每两周做一次孕期检查，从36周开始每周检查一次，有异常时更应及时检查。

胎宝宝的变化

这个时期的胎宝宝皮肤红润带有色泽，胎毛渐脱落，脸及腹部胎毛已消失，只有肩背部仍可见胎毛，皮肤上有黏性脂肪，指甲长出达指尖。

男宝宝睾丸大多下降至阴囊，女宝宝大阴唇隆起，生殖器官发育完善。

胎宝宝的内脏器官发育基本成熟，具备了较强的呼吸和吸吮能力，在宫内可吞咽羊水，消化道分泌物及尿排泄在羊水里。

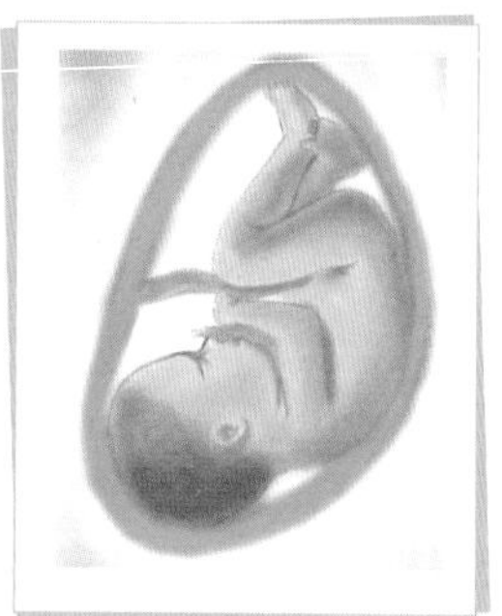

聪明宝宝胎教

音乐胎教

音乐对于陶冶性情、加强修养、增进健康以及激发想象力等方面都具有很好的作用。人们常把适合孕妈妈和胎宝宝听的音乐称为胎教音乐。胎教音乐对于促进孕妈妈以及胎宝宝的身心健康都具有不可低估的作用。

胎教音乐一般可分以下两种：一种是孕妈妈自己欣赏，条件不限。另一种胎教音乐是直接给胎宝宝听的。

因此，孕妈妈在工作之余，不妨经常哼唱一些自己喜爱的歌曲，把自己愉快的心情通过歌声传递给胎宝宝，使胎宝宝分享你的喜悦。唱的时候尽量使声音往上腹部集中，把字咬清楚，唱得甜甜的，胎宝宝一定会很高兴。

□ 抚摩胎教

抚摩胎宝宝是一种很好的胎教形式。怀孕9个月后由于胎宝宝的进一步发育，用手在孕妈妈的腹壁上便能清楚地触到胎宝宝头部、背部和四肢。

可以轻轻地抚摩胎宝宝的头部，有规律地来回抚摩宝宝的背部，也可以轻轻地抚摩胎宝宝的四肢。当胎宝宝感受到抚摩的刺激后，会做出相应的反应。抚摩顺序还是由头部开始，然后沿背部到臀部至肢体，要轻柔有序，有利于胎宝宝感觉系统、神经系统及大脑的发育。

□ 情绪胎教

怀孕9个月，距预产期越来越近，孕妈妈一方面会为宝宝即将出世感到兴奋和高兴，另一方面又对分娩怀有紧张的心理，面对这一现实，孕妈妈始终保持一种平和、欢乐的心态，直接关系到胎宝宝的健康成长。从胎教的角度讲，千万不能不闻不问，一定要倍加关注。

如果孕妈妈仍旧有严重的抑郁情绪，那么，一定要想办法使自己的情绪在最短的时间内振奋起来，因为宝宝随时可能出生，抑郁情绪会影响到腹中的胎宝宝，并对其产生不良影响。道理很简单，胎宝宝的记忆虽然难以持久，但胎宝宝期形成的个性特征类型却是难以改变的。短时间的情绪低落倒无关紧要，长时间的精神压抑，胎宝宝出生及长大以后就会表现为群体意识差、活动能力提高较慢，这是孕妈妈不愿意看到的。所以，为了防患于未然，孕妈妈要保持好的心情，这是胎教的基本。

丈夫需多掌握些分娩知识，并积极地开导孕妈妈，可消除孕妈妈的恐惧心理。例如可对孕妈妈说："你的骨盆较宽，很适合分娩"或"你体格很强壮，有利于分娩"。还可以采用无声的语言进行鼓励，给因子宫颈疼痛而造成紧张、恐惧的妻子送上一束鲜花，上面附有一张纸条，写上暗示语："阵痛的到来是幸福的开始"或"世界因为有了女人而五彩缤纷"等赞美的语言，可别小看这简单的行为，能给妻子带来巨大的精神鼓励。

□ 美育胎教

美育能陶冶性情、净化环境、开拓眼界、具有奇妙的魅力。生活中处处充满了美，把美的信息传递给胎宝宝的过程就叫做美育。美育是孕妈妈与胎宝宝交流的重要内容，也是净化胎教氛围的必要手段。

作为一个孕妈妈，与胎儿不仅血肉相连，而且在心理上也有着联系。孕妈妈的一言一行、一举一动都将对胎儿产生潜移默化的影响。在我国古代就有医家提出胎教："目不观严事，耳不听淫声，如此，则生男女福寿敦厚，忠孝贤明，不然则生男女卑贱不寿而愚顽。"一个具有良好文化修养和生活情趣的女性与一个常打麻将、听摇滚乐、喝烈性酒的女性孕育出的胎宝宝相比必然会有很大的差别。所以，孕妈妈不妨经常对胎宝宝进行美育胎教。对胎宝宝的美育就是音美、色美和形美的信号输入。

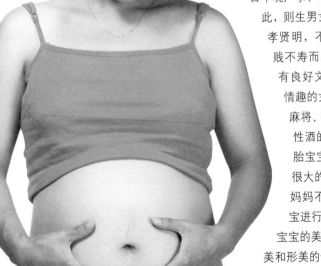

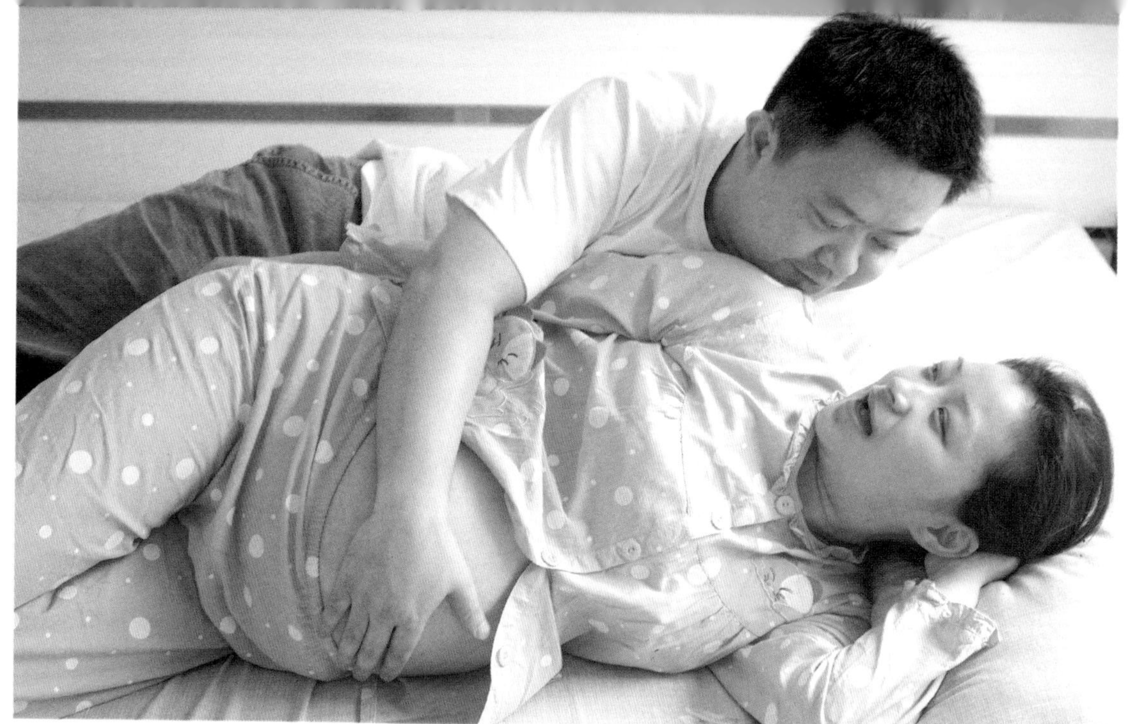

轻快柔美的抒情音乐能转化为胎宝宝的身心感受，促进脑细胞的发育。大自然对促进胎宝宝细胞和神经的发育也是十分重要的。另外，孕妈妈可欣赏一些绘画、书法、雕塑、戏曲和影视文艺作品。接受美的艺术熏陶后，孕妈妈可把内心的感受描述给腹中的胎宝宝听。

＊ 孕妈妈经验谈

□ 孕9月生活指南

越来越大的肚子使孕妈妈心慌气喘、胃部胀满，生活越来越显得不轻松了，各种不适症也加重了孕妈妈的负担，在这样的情况下，孕妈妈要注意些什么呢？

日常生活小细节

- 一次进食不要太多，少食多餐，把吃零食也算作饮食的一部分。
- 随着腹部的膨大，消化功能继续减退，更加容易引起便秘。多吃些薯类、海藻类及含纤维多的蔬菜。
- 沉重的身体加重了腿部肌肉的负担，会发生抽筋和疼痛，孕妈妈睡觉前可以按摩腿部或将脚垫高。
- 由于精神上的疲劳和不安，以及胎动、睡眠姿势受限制等因素，孕妈妈可能会经常失眠。不必为此烦恼，如果睡不着，干脆看一会儿书，心平气和了自然能够入睡。
- 离预产期还远，如果多次出现宫缩般的疼痛或者出血，这可能是早产的症状，应立刻到医院检查。
- 就要到冲刺的时候了，不要以腹中的胎宝宝为借口放纵自己酣吃酣睡疏于活动，要知道适量运动才有助于顺利分娩。

皮肤痒疹怎么办

皮肤痒疹多数发生在妊娠最后3个月，在身体的胸、腹、足部及外阴部出现红色小皮疹，并伴有骚痒感。这是由于孕妈妈体内雌激素浓度持续升高所致，有些孕妈妈则是因胆汁代谢异常引起皮肤瘙痒和皮疹。那么，可以通过怎样的居家护理来防治皮肤痒疹呢？

- 勤换内衣，常用热毛巾擦身或淋浴。
- 在皮疹局部涂止痒剂，如炉甘石洗剂。

● 口服抗组织胺药。

但是，如果是因胆汁代谢异常所引起的痒疹，就需要在医院治疗，因为这可能会导致胎宝宝宫内窘迫、胎死宫内、产后出血等情况。

避免蚊虫叮咬

专家提示，孕妈妈被蚊子叮咬以后，最好不用风油精或清凉油，可以抹一点苯海拉明药膏，反复涂抹后，一般次日可消肿。

蚊子之所以爱叮咬孕妈妈，可能是因为孕妈妈在妊娠后期，呼气量比非妊娠女性大，呼出的潮湿气体与二氧化碳对蚊子具有相当强的吸引力，另外，孕妈妈腹部温度相对高，皮肤表面所散发的挥发性物质多，这种由皮肤细菌产生的化学信号很容易被蚊子嗅到。

为避免被蚊子叮咬，尽量不要用蚊香化学品驱蚊，最好的办法是用蚊帐。如果蚊子叮咬实在厉害，最好适当补充一点B族维生素。另外，由于孕妈妈进食的营养比较丰富，爱吃肉的孕妈妈被蚊虫叮咬后，皮肤红肿得比较厉害，多吃水果和蔬菜，可以减轻这种反应。

做好分娩准备

分娩的准备包括孕后期的健康检查、心理上的准备和物质上的准备。一切准备的目的都是希望母婴平安，所以，准备的过程也是对孕妈妈的安慰。如果孕妈妈了解到家人及医生为自己做了大量的工作，并且对意外情况也有思想准备，那么，她的心中就应该有底了。

＊ 好孕私房话

选择分娩医院的注意点

口碑

医生的水平如何，这一点对于外行人来说是很难判断的。可以先通过多种渠道收集一下相关信息，再作选择。

离家的距离

即使是口碑再好的医院，如果太远也会给家人的照顾带来很大的困难。分娩时车子是否很方便地抵达医院，住院的有关事宜等也是要考虑的问题，所以最好能选择离家比较近的医院。

母子分室还是母子同室

这两种方式各有利弊。母子分室，孩子会被放在卫生的新生儿室，妈妈产后能得到较好的休息。但缺点是，妈妈还没来得及知道孩子的状况以及带孩子的方法，就出院了。如果是母子同室，虽然妈妈休息不好，但是妈妈可以陪伴着小宝宝。

＊ 专家面面谈

□ 孕晚期的饮食安排

孕晚期是胎宝宝生长最快的阶段

孕晚期是胎宝宝生长最快的阶段。为了保证胎宝宝生长发育的需要，孕妈妈要增加每日进餐的次数和进食量，以使膳食中各种营养素和能量能满足孕妈妈和胎宝宝的营养需要；膳食组成应多样化，食品的选择应根据孕妈妈营养需要并照顾饮食习惯，且易于消化吸收；孕妈妈还要养成合理的膳食习惯。

一般说来，只要孕妈妈不偏食，食物的选配得当，只需适当增加副食的种类和数量，基本上可以满足母子对营养的需要。

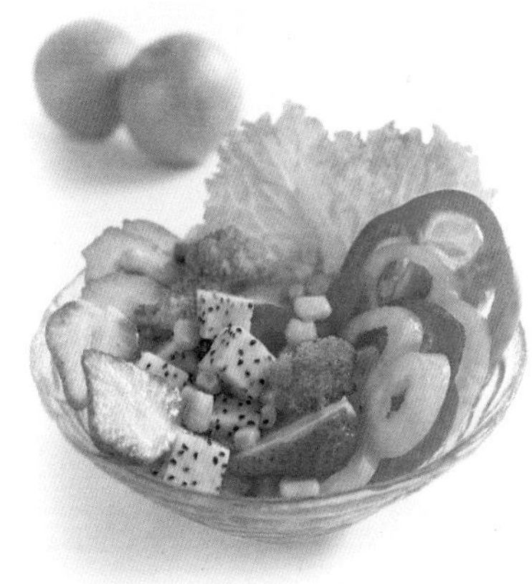

孕晚期的饮食宜忌

孕妈妈应多吃些含蛋白质、矿物质和维生素丰富的食物，如牛奶、鸡蛋、动物肝脏、鱼类、豆制品、新鲜蔬菜和水果。此外，还要多吃些含铁、维生素B_{12}，和叶酸丰富的食物，如动物血、肝、木耳、青菜等，既可防治孕妈妈本身贫血，又可预防胎宝宝出生后发生缺铁性贫血。

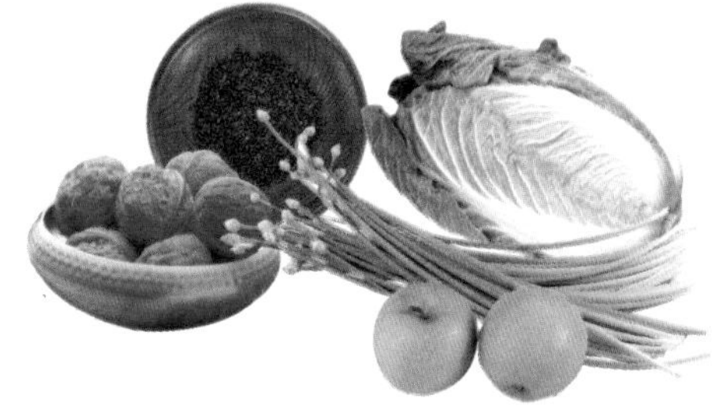

在孕晚期孕妈妈不要过多地摄入盐分和水分，因为怀孕后容易发生水肿，引起怀孕中毒症。调味要做到清淡，注意植物油的摄入，因为植物油含有丰富的必需脂肪酸和维生素E，可多吃些芝麻、核桃、花生、香油、豆油等。多吃些蔬菜、水果、乳制品，少吃主食，多吃副食，因副食营养价值较高，也可防止便秘。孕妈妈餐次每日可增至5餐以上，以少食多餐为原则。

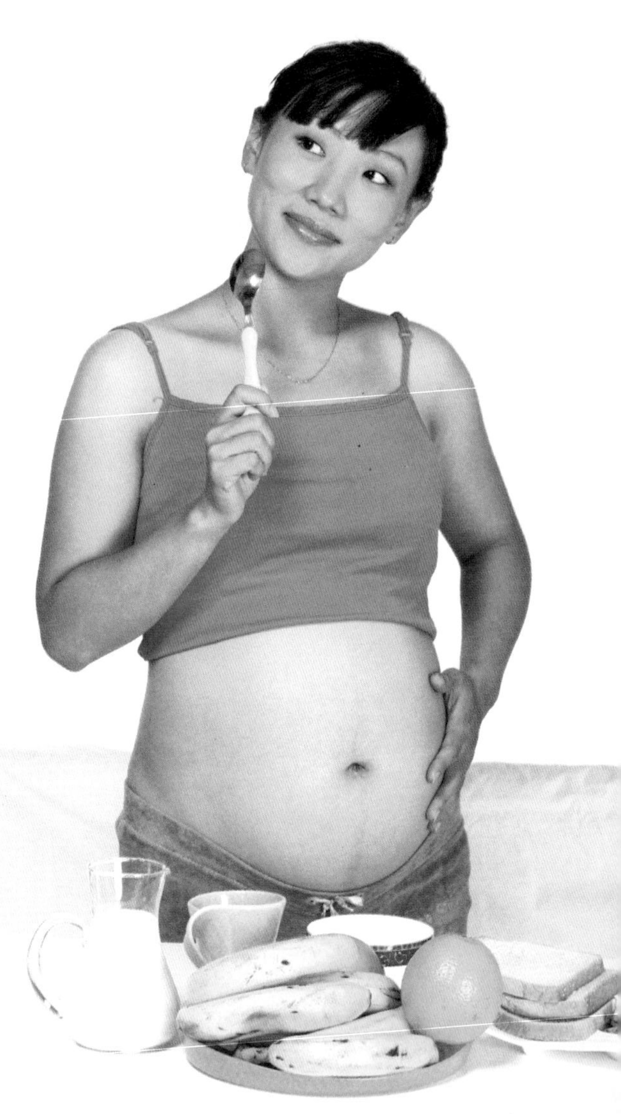

＊ 一日膳食推荐

餐次	食谱
早餐	**牛奶**：250克（或豆浆150克）；**糖**：10克；**芝麻核桃粥**：芝麻5克，核桃20克，大米50克；**鸡蛋**：50克
午餐	**土豆煎饼**：土豆20克，面粉50克；**鲜菇鸡片**：鸡胸肉50克，鲜蘑菇50克；**拌海带丝**：海带（水发）100克；**什锦五香黄豆**：黄豆50克
下午茶	**饼干**：50克；**猕猴桃**：100克
晚餐	**小米粥**：小米50克；**花卷**：面粉100克；**香椿拌豆腐**：豆腐80克，香椿40克；**海蛎肉生菜**：海蛎肉20克，生菜200克
宵夜	**牛奶**：250克；**饼干**：50克

★全日烹调用油约20克

特别推荐

孕晚期的运动指南

孕晚期行动注意事项

腹中的胎宝宝日益成长，孕妈妈身体上的各种变化也将告一段落，但这时如果忽略运动问题不仅会影响到胎宝宝，连孕妈妈本身也可能会有不良情形产生。

>>行动要小心

怀孕后期因肚子渐渐变大，负担当然也愈来愈大，这时候做任何事都要小心慢慢来，凡事要慢半拍，记住现在是两个人。走路不要横冲直撞，尤其是上下楼梯，常常会看不到阶梯，所以一定要小心，免得跌倒。

>>工作不可太累

当然要量力而为。若孕妈妈是坐办公桌，不需出力做事的话，影响不大，但也不能一坐下去就不动了，要记得坐一小时就起来活动活动。若是一份需要用力的工作，就需要减少工作量。

>>常做产前运动

因手部容易有肿胀、麻痛的感觉，所以平常要多动动手指头，以促进血液循环。

矫正胎位不正的体操

怀孕8个月以后，如果胎位不正，可通过以下方法矫正。无论采用哪种方式，每天做1次，1次做15分钟。在此时期孕妇应避免持续睡同一边，而应经常更换方向。

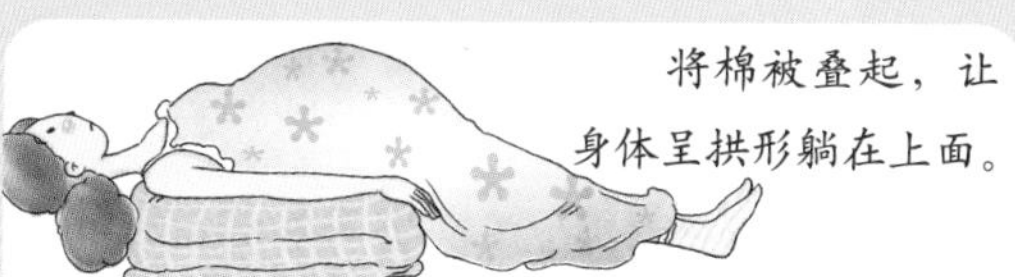

将棉被叠起，让身体呈拱形躺在上面。

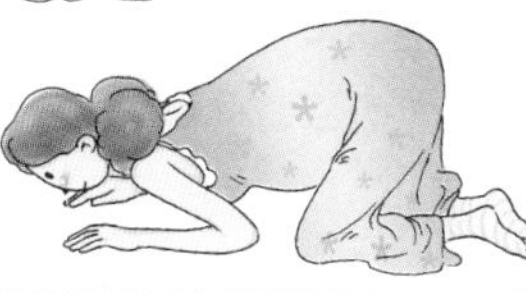

俯卧，双肩朝下，抬高臀部，将胸部和膝部贴近。

游泳

从运动生理学角度分析，只要注意科学性，根据个人具体情况掌握好水温、运动量和游泳方法，游泳对孕妇的身体和胎宝宝的发育都是有好处的。

孕妇游泳时，沉重的子宫受到水浮力的支持，能够减轻支撑子宫的腰肌和背肌的负担，从而缓解或消除孕期常有的腰酸背痛症状。

孕妇游泳时，由于身体成水平姿势浮游，水的浮力减少了重力的影响，可以减少胎宝宝对直肠的压迫，促进骨盆内血液回流，消除淤血现象，有利于减少便秘、四肢浮肿和静脉曲张等问题的发生。

＊ 好孕私房话

游泳的注意事项

- 听从医生的建议和指导。
- 游泳时间以1小时为宜。最好在上午10～12点进行，在这段时间不易发生子宫收缩，而傍晚到夜里是一天中阵痛发生最多的时候，所以应回避这个时间。至于游泳次数，每周不应少于2次，间隔延长会减弱效果。
- 一定要按照个人的具体情况，适当地掌握游泳强度，不可勉强去游。国外孕妇能坚持游泳到妊娠后期甚至临产前，是因为她们大多数在妊娠前就已从事这项运动，有游泳锻炼的基础，并不是怀孕后才开始游泳的。因此，怀孕前不会游泳的人游泳要慎重。
- 妊娠未满4个月或有过流产、早产、死胎史及阴道出血和腹部疼痛者，或患有心脏病、妊娠期高血压疾病、癫痫症，以及患有耳鼻喉方面疾病的孕妇应禁止游泳。

*| 推荐营养菜谱

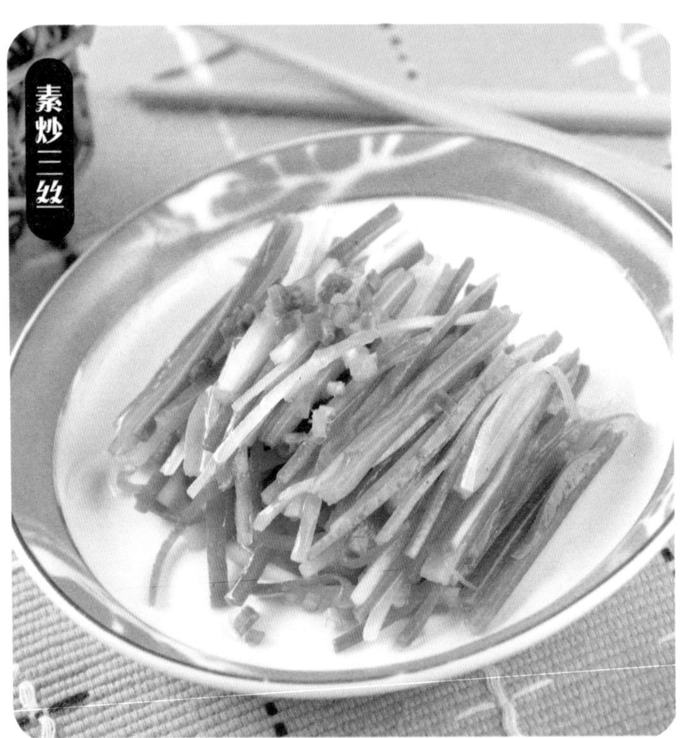

素炒三丝

□材料：白萝卜、胡萝卜各150克，芹菜100克，葱花、姜末各5克

□调料：花椒10粒，醋5克，鸡精、水淀粉各适量

□做法：

1.将白萝卜洗净，切丝；胡萝卜洗净，切丝；芹菜择洗干净，切丝。

2.将切好的白萝卜丝、胡萝卜丝、芹菜丝分别用沸水汆烫后，用凉水过凉，沥干水分备用。

3.炒锅加油烧至四成热，放花椒炒香，花椒捞出不用，用葱、姜炝锅，下三丝用大火翻炒，烹醋，加盐、鸡精，出锅前用水淀粉勾芡即可。

营养功效 芹菜富含铁，具有健脾养胃、固肾止血、清肠利便的功效。孕妈妈对铁的需求量很大，若供给不足极易导致缺铁性贫血，经常食用芹菜，可有效预防缺铁性贫血。

碎熘笋鸡

□材料：宰好的笋鸡1只（约500克），口蘑10克，青椒1个，葱块、姜末、蒜末各适量

□调料：酱油、料酒、鸡精、水淀粉各适量

□做法：

1.笋鸡整理干净后冲洗一下，沥干水分，剁块；口蘑泡发，洗净（留下汤汁备用）后切丁；青椒去蒂、子，切丁，用开水汆烫一下；葱块、姜末、蒜末、酱油、料酒、鸡精、口蘑汤、水淀粉放入碗内，对成芡汁。

2.油锅烧热，把用淀粉糊浆过的鸡块放入，炸酥，捞出，沥油。

3.锅留底油烧热，下炸好的鸡块、青椒丁、口蘑和芡汁，翻炒均匀，淋入明油，起锅装盘即可。

泥鳅豆腐

□材料：活泥鳅500克，豆腐块250克，姜适量

□调料：盐适量

□做法：

将活泥鳅宰杀后，去内脏，洗净，放入锅中，加盐、姜和水，然后用小火清炖至五分熟时加入豆腐块，再炖至泥鳅熟烂，加盐调味即可。

乌贼鱼粥

□**材料**：干乌贼鱼50克，粳米100克，葱段、姜片各适量

□**调料**：盐适量

□**做法**：

1.将乌贼鱼用水泡发，冲洗干净，切成丁块；粳米淘洗干净。

2.炒锅放入花生油烧热，下葱段、姜片煸香，加入清水、乌贼鱼肉煮至熟烂，加入粳米，继续煮至粥成。

3.最后放盐调味即可。

营养功效　此粥滋补养血，是孕妈妈养胎、利产的养生保健佳品。

豆芽拌蛋皮

□**材料**：绿豆芽300克，鸡蛋2个

□**调料**：香油、酱油、鸡精、盐各适量

□**做法**：

1.绿豆芽放入沸水锅内烫一下，捞出，控干水分；鸡蛋磕入碗内，搅打均匀。

2.将炒锅置于火上，锅底抹一层花生油，烧热后将鸡蛋液倒入锅中，摊成蛋皮，将蛋皮切成丝，放在盛绿豆芽的盘内。

3.将酱油、盐、鸡精、香油调好汁，浇入盘中，拌匀即可食用。

营养功效　绿豆芽含淀粉、蛋白质、多种维生素及锌、钙等矿物质，可补锌及防治妊娠水肿。

脆皮香蕉果炸

□**材料**：鸡蛋2个，面粉40克，脆浆粉250克

□**调料**：A：白芝麻500克，白糖50克，香草粉、黑芝麻各5克

B：白糖120克，香蕉味香精3滴，淀粉25克

□**做法**：

1.白芝麻炒香，用绞碎器打碎，再将剩下的调料A拌匀制成香甜料。

2.将鸡蛋打入盆中，加入淀粉、面粉、适量清水、调料B中的白糖、香蕉精搅拌均匀，再放入锅内以小火炒至浓稠状，然后倒入方盘中晾凉，团成球状，蘸匀淀粉备用。

3.将脆浆粉加入适量水搅拌均匀，制成脆浆糊。

4.油锅烧热，将蛋团蘸匀脆浆糊下油炸透，见呈金黄色时捞出，码入盘中，再将香甜料撒在香蕉果炸上即可。

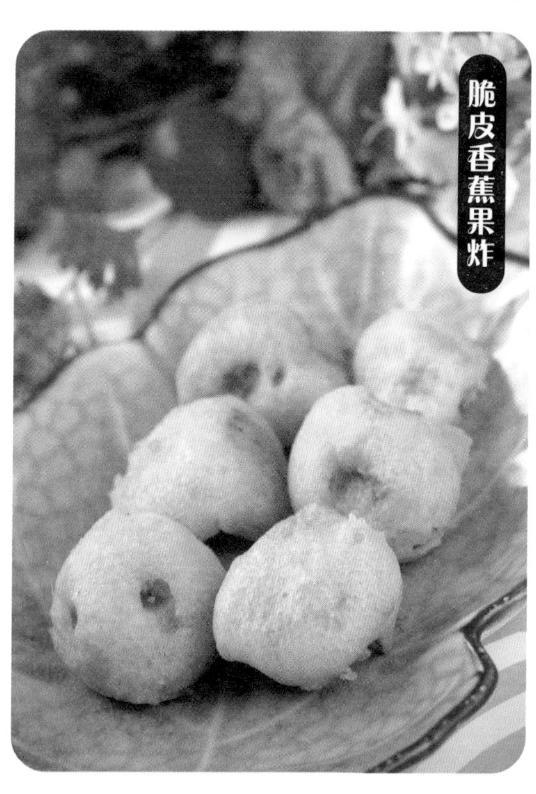

孕10月 宝宝准备“搬家”啦

到了孕10月，胎宝宝已经完全发育成熟，孕妈妈在喜悦、激动地等待胎宝宝出生的同时，难免会对分娩产生紧张情绪。因此，这个月在加强孕妈妈产前准备的同时，也需要特别关注一下孕妈妈的精神状况。办理住院手续吧，这样即便准爸爸不在身边，也不会感到不安。

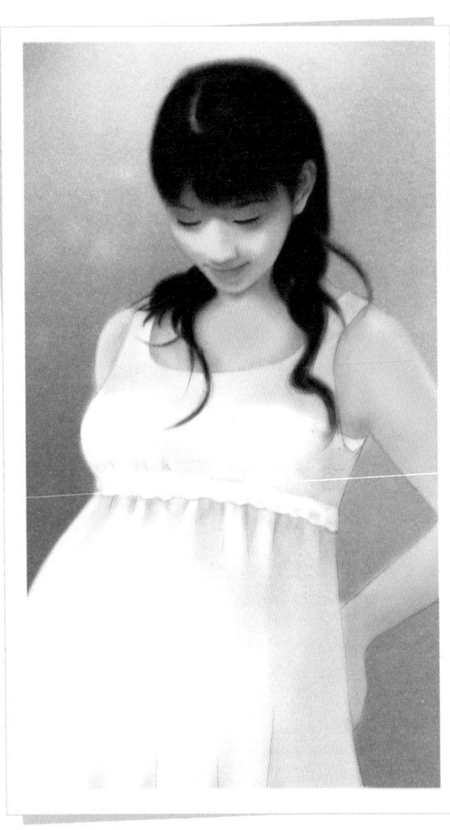

孕妈妈的变化

这个时期随着胎宝宝的入盆，宫顶位置下移，对孕妈妈心脏、肺、胃的挤压减轻，胃胀缓解，食欲增加，但对直肠和膀胱的压迫加重，尿频、便秘、腰腿痛等症状更明显，阴道分泌物增多有利于润滑产道。

因为胎宝宝大，羊水相对变少，腹壁紧绷而发硬，有无规律的宫缩。

孕妈妈要坚持每周一次的产前检查，以便发现异常情况尽早处理。

这段时期孕妈妈尤其要注意全身清洁，按摩乳头，禁止性生活，因为性生活可导致破水和早产。

胎宝宝的变化

这个时期胎宝宝头盖骨变硬。胎宝宝皮肤皱褶消失，肤色淡红，皮下脂肪增多，身体略显丰润。

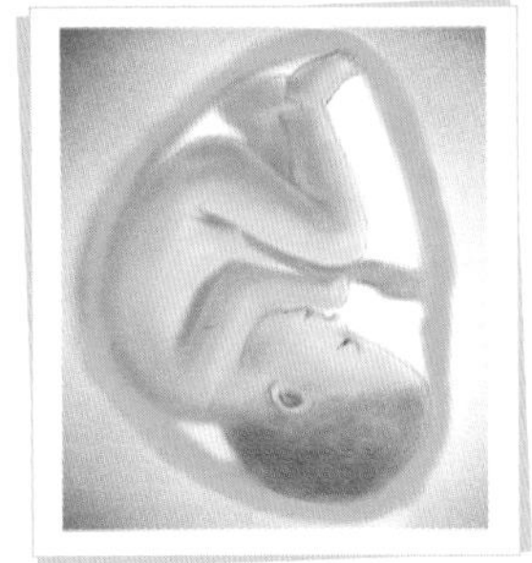

头发长2～3厘米，指(趾)甲超过指（趾)尖。除肩背部有的尚有胎毛，其余胎毛全部脱落。背部、臀部和关节等处可见胎脂，有的胎宝宝全身履盖一层厚厚的胎脂。呼吸系统、消化系统、泌尿系统及心、脑、肝、外生殖器等器官均发育完好，已经属于成熟儿。

聪明宝宝胎教

适时胎教

这个时期，包括音乐、对话、抚摩、行为和情绪等各种胎教方法均应继续进行，不能因为即将分娩而放松了这项工作。

情绪胎教

怀孕期间，孕妇全身内外起了变化，不舒适的感觉每天都会出现，生理影响心理，心理影响情绪，情绪影响胎宝宝。临产时，孕妇因某种精神抑制而极度不安，肾上腺素分泌增加，可能发生滞产或产后大出血。古人说，妊娠9个月后，孕妈妈应“饮醴食甘，缓带自时而待之，是谓养毛发，多才力”。这时的胎宝宝在母亲体内增长力气和重量，活动愈来愈频繁，力气越来越大，但他也有安静的时候。孕妈妈要注意让胎宝宝休息，在他安静的时候不要过多地刺激他，而是给他听些轻柔流畅的音乐。同时孕妈妈要减轻焦虑。因为焦虑心理对胎宝宝是一种不良的刺激。

孕妈妈的焦虑是在不良情绪的基础上发展起来的，主要对产痛、难产、胎宝宝畸形有一种固执的担心与害怕，也有的是对家庭中的事情或生男生女忧心忡忡。焦虑使她们坐立不安，使消化和睡眠受到影响，长期的焦虑甚至会引起孕妈妈发生某些疾病。

临产前，孕妈妈不仅焦虑，还很紧张。有人称分娩乃女性过生死大关。这种说法，对过去很合适，因为过去医疗条件差，设备落后，造成分娩的死亡率很高。现在则不同了，如今产妇分娩，发生意外事故的极少，先进的医疗水平，完善的医疗设备，完全可以保证母子平安。所以孕妇不必紧张，更不必担心，只要尽量到医院分娩，不要相信一些不科学的偏方，更不可迷信。对于那些有妊娠后期合并症的人，最好提早入院，医生会针对孕妈妈的情况，采取必要的医疗措施，以保证安全分娩。

□ 对话胎教

准爸爸与胎宝宝对话时可把双手放在妻子腹部跟即将出生的胎宝宝讲话。如，“我是你爸爸，现在是早晨，天气晴朗，一会儿爸爸去上班了，你跟着妈妈要听话，下班后爸爸再给你讲故事。”“今天是星期日，是休息日，爸妈带你去公园，呼吸新鲜空气，看看绿绿的草地，红红的花朵，好吗？”“晴朗的天空蓝蓝的，小天使你好好成长，爸妈与你一起去欣赏美丽的大自然。”“宝宝，爸妈喜欢你，无论你是男孩还是女孩都喜欢，放心睡觉吧！”等。

□ 音乐胎教

孕10月，孕妈妈的精神处于高度紧张状态，这当然也会影响到胎宝宝。这个时候，不妨听些音乐，最好是优雅、动听、抒情的音乐，孕妈妈要用心领略音乐的语言，有意识地产生联想，联想大自然充满生机的美，联想美好的明天，联想一切美好的事物。如，一曲优美的“摇篮曲”，仿佛摇篮轻摆，充满你对孩子未来的热诚，亲切的祝福！孕妈妈还可以通过唱歌、朗诵，使胎宝宝接受人类语言的信息，既可训练

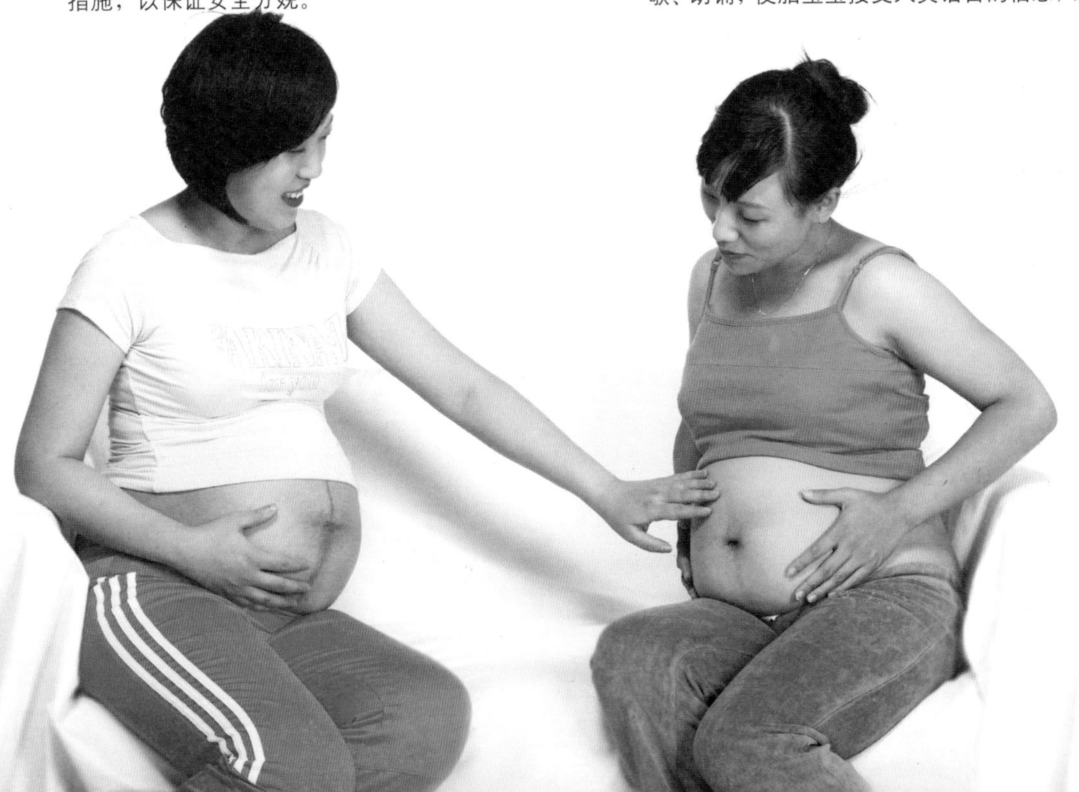

胎宝宝，向空白大脑中增加“音符”，又陶冶了孕妈妈自身情趣，调节情绪进入一个安静的精神状态。

□ 行为胎教

这段时间是怀孕的最后时期，孕妈妈在行为上千万要小心谨慎，做好孕期的最后护理。

建议孕妈妈每天晚上10点前就寝，睡足8～9小时。事实上，许多孕妈妈由于多种原因而苦于无法安眠。让我们共同寻找失眠的原因和对策，让孕妈妈夜夜好眠。

到了妊娠后期，许多孕妈妈常常会发生抽筋，这也影响到睡眠的质量。医学上认为抽筋大多与睡觉姿势有关，通常脚掌向下时较容易发生抽筋；另外，也可能和局部血液循环、血液酸碱度有关。一般正常的血液呈微碱性，如果情绪不稳定、饮食中甜食和肉食过多，则很容易让血液偏酸性，引起电解质的不平衡，造成局部肌肉抽筋。

如果经常在睡眠中抽筋，就必须调整睡姿，尽可能以左侧卧位入睡，并且注意下肢的保暖。另外，多吃蔬菜和水果，少吃动物性蛋白质、精淀粉（如白面包、白米饭、甜食等），都可以减少血液酸碱度不平衡的问题。万一发生抽筋，也可以请家人帮忙热敷和按摩，以缓解抽筋的痛苦，早点入睡。

＊ 孕妈妈经验谈

□ 分娩前的乳房护理

从怀孕的第37周开始，即可进行乳房护理及按摩的工作。按摩乳房可以软化乳房，使乳腺管畅通，乳汁分泌旺盛。刺激乳头和乳晕，可使乳头的皮肤变得强韧，将来婴儿也比较容易吸吮。

乳头四周的按摩

由外向内按摩乳房

反方向单手罩住乳房。用另一手掌心（大拇指下方的肌腹部分）顶住乳房边缘，手肘以肩为中心缓缓顶着，由外侧朝内侧轻轻按摩。

由斜下方朝上按摩乳房

用一只手将乳房从外侧下方朝上扶住。用另一只手的小指指腹顶住支撑乳房手掌的外侧，手肘以肩为中心移动，由斜下方逐渐朝上按摩乳房。

由下朝上按摩乳房

反方向单手掌顶住乳房。用另一只手的手掌贴在顶住乳房的单手手背，而小指则位于乳房正下方，小指施力将乳房顶高，再由下向上进行按摩。

刺激乳房可以减少过期妊娠

在妊娠最后数周即临分娩之前，孕妈妈如果能有意识地刺激乳房，可以降低过期妊娠的概率。这个结论是在通过临床实验之后得到的：200名妊娠39周的孕妈妈分为两组，每组100名，其中一组从孕39周开始用手指刺激自己的乳房、乳晕及乳房的其他部位，左右乳房每隔15分钟交替刺激一次，共持续1小时，每日3遍。另一组孕妈妈不做乳房刺激作为对照组。结果显示，妊娠42周时，前一组过期妊娠率为5%，对照组为17%。

＊ 好孕私房话

刺激乳房有利生产

刺激乳房还具有使产程缩短的效应，而且此种效应与刺激乳房的时间长短有关。临床观察表明，每日刺激乳房多于3小时的孕妈妈，从其刺激开始到分娩出婴儿为止平均时间为4.6天，而每日刺激少于3小时者则为8.5天。

＊ 专家面面谈

□ 分娩前的准备工作

进入怀孕第10个月后，离分娩的日子越来越近了，孕妈妈除了兴奋之外，几乎都会有些紧张。怎样让自己顺利生出宝宝？这就需要未雨绸缪，在临产前做好一些准备，将有助于孕妈妈顺利迎接宝宝。

准备一：助产训练

散步

到了妊娠最后一个月，对于孕妈妈来说最适宜的运动就是散步了。因为，散步除了可以促进小腿及脚部肌肉的收缩，进而促进血液循环，减轻下肢水肿；还能促进肠肌蠕动而增加食欲，缓解便秘；而且还可以增强腹部肌肉、骨盆肌肉和韧带的力量，从而缩短分娩时间，有助于顺利生出宝宝。

分娩保健操

分娩保健操的锻炼，主要是练习一些有助于分娩的辅助动作。这样，可以在分娩过程中缓解子宫收缩带来的疼痛，有利于产妇放松精神，减少体力消耗，并且能够很好地配合医生做用力动作。

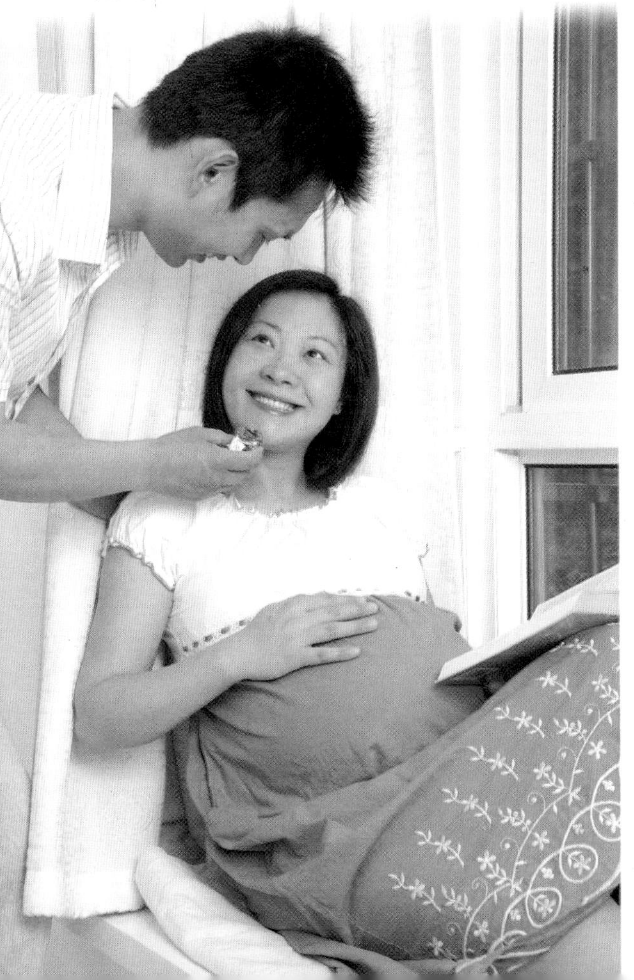

* 好孕私房话

推荐辅助动作

在产前体操训练班中，大部分时间用于学习如何放松身体及掌握不同的呼吸技巧。学会不同的呼吸法是很重要的，孕妈妈在分娩中将能够在不同的时间里使用到每一种技巧，以此来帮助放松、保存体力、控制身体、抑制疼痛，以及使孕妈妈感到镇静。一旦孕妈妈意识到只要通过集中精力呼吸就能对身体产生高度的控制作用，那么，开始分娩时就会更有信心。

深呼吸

当吸气时，你会感到肺的最下部充满了空气，肋廓下部向外和向上扩张。如果你舒适地坐着，有人把手放到你的背下部，你将能够通过吸入空气使其移开。这有点像叹气结束时的感受，随之而来的是缓慢而深沉地将气呼出。这会产生一种镇静的效果，在子宫收缩的开始和结束时做上述呼吸是最理想的。

浅呼吸

只要使肺部的上部充气，这样胸部的上部和肩胛将会上升和扩大，如果有人将手放到你的肩胛上他便会感到这一点。你的呼吸应丰满而短促，嘴唇微微开启。通过喉部把气吸入。浅呼吸约10次之后你大概就需做一次深呼吸了，之后再做10次。当子宫收缩达到高点时可采用这种浅呼吸。

浅表呼吸

最容易和最有用的方法就是"喘气"。你可以把这种方法设想为"喘气、呼气、吹气"。分娩时，你会被要求作多次的喘气，其中一次是在子宫颈全开张之前，在过渡到停止往下施加腹压期间进行的。在痛苦的子宫收缩期间用喘气同样是有用的。为了避免换气过度，可喘息10～15次，然后屏住呼吸默数5下。

准备二：待产准备

准备待产包

虽然现在距离预产期还有一段时间，但在预产期的前后两周都是正常的分娩时间，所以孕妈妈应该做好一切准备，包括去医院生宝宝时要带的各种物品，都要准备齐全，放在一起，并放在家里一个显眼的地方，以免临时去医院找不到。

待产物品包括：保暖厚袜子、睡衣、外衣、喂奶大罩衫、内衣、内裤、哺乳胸罩、卫生巾、拖鞋、洗漱用具、润喉糖、小食品及出院时穿的外衣等。

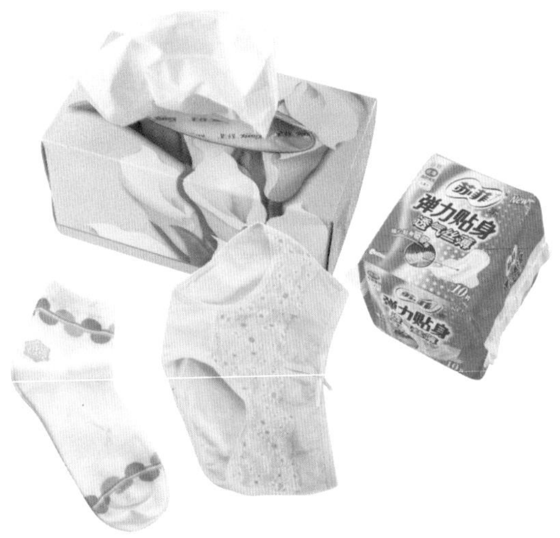

准备好宝宝的生活用品

在妊娠最后一个月时，要将宝宝出生后的一些用品整理一下，看看有无遗漏，以免生完宝宝后需要坐月子，不方便出门购物。

新生儿物品：包括婴儿连身衣、内衣、尿布、纸尿裤、婴儿睡袍、睡袋、防水裤、围兜、帽子、安全别针、毛巾被或毯子、洗浴用盆、婴儿洗护品、喂奶喂水用具，摇篮、婴儿床、儿童安全座椅及促进听觉和听觉发育的玩具。

确定分娩医院和分娩方式

最好选择一直做产前检查的医院，这样便于医生更好地了解你的情况，及时对出现的各种情况做出正确诊断，因此，尽量不要在临产时临时改变分娩医院。

选好坐月子方式

由于产后调养对于产妇身体康复非常关键，加之初生的小宝宝也需要得到最好的照料，所以在临近分娩前一定要确定好坐月子的方式，这样才有利于产妇及小宝宝的健康。

目前，可以选择请保姆、月嫂或者去月子中心三种方式，这三种方式各有优劣，可据自己的实际情况选择最适合自己的。另外，也可由家人帮忙照顾。

准备三：了解分娩前的征兆

多数孕妈妈能准确预测预产期是哪一天，但却无法预测是什么时刻。一般说，即将分娩时会出现许多征兆，具体如下：

子宫收缩

分娩前，子宫会以固定的时间周期收缩。收缩时腹部变硬，停止收缩时子宫放松，腹部变软。

规律的痉挛或后背痛

之所以有这种情况发生，是因为子宫交替收缩和松弛所致。随着分娩的临近，这种收缩会加剧。由于子宫颈的胀大和胎宝宝自生殖道中产出，疼痛是必然的。这种现象只是发生在分娩开始时。

阴道内的流出物增多

这是由于孕期黏稠的分泌物累积在子宫颈口，由于黏稠的原因，平时就像塞子一样，将分泌物堵住。当临产时，子宫颈胀大，这个塞子就不起作用了，所以分泌物就会流出来。这种现象多在分娩前数日或在即将分娩前发生。

有宝宝欲掉下来的感觉

临近生产前，孕妈妈会感觉到胎宝宝要掉下来了，这是因为胎宝宝头部已经沉入骨盆。这种情况多发生在分娩前的一周或数小时。

有液体样物体流出

临近分娩时，阴道内会有水样的液体缓缓流出或呈喷射状自阴道流出。这叫做羊膜破裂或破水。这种现象多发生在分娩前数小时或临近分娩时。

□ 分娩前的饮食调理

分娩前饮食很重要

很多孕妈妈在临分娩因子宫阵阵收缩带来痛苦而不愿进食，这对分娩是不利的。由于分娩需要近12个小时，这么长时间不吃肯定不利分娩和产妈妈健康。

正确的饮食

- 孕妈妈在产前要吃一些营养价值高、热量高、易消化的食物，如牛奶、鸡蛋、豆制品等。少量多餐，以增加体力。
- 孕妈妈还要注意补充足量的水分，为分娩时失去过多的水分做储备，如面条、大米粥等，但不宜进食油腻的食物。
- 孕妈妈在临产前还可吃些有利于生产作用的食物，如空心菜粥、小米面茶等。

＊ 一日膳食推荐

早餐	**牛奶**：250克；**南瓜豆沙包**：南瓜20克，豆沙20克，面粉100克；**蔬菜粥**：蔬菜50克，大米50克
午餐	**米饭**：大米100克；**肉烧茄片**：瘦肉20克，茄子60克；**南瓜百合粥**：南瓜20克，百合10克，大米50克
下午茶	**草莓**：100克；**面包**：50克
晚餐	**花卷**：面粉100克；**木耳莴笋拌鸡丝**：木耳10克，莴笋20克，鸡肉20克；**羊肉汤**：羊肉50克
宵夜	**牛奶**：250克；**饼干**：50克

★全日烹调用油约20克

特别推荐

各产程的饮食安排

分娩期共分三个产程。

第一产程

第一产程是指子宫有规律地收缩至子宫口开全这段时期。此时可以鼓励产妈妈尽可能多吃些东西。以备生产时能有足够的力量完成分娩全过程。这时，所供给的食物应是碳水化合物性食物，因为它在胃中停留时间短。蛋白质与脂肪则在胃中停留时间比较长，可能在宫缩紧张时会给产妈妈造成不适感或恶心、呕吐。食物应以稀软、清淡、易消化为主，如面包、饼干、糕点、面片、挂面以及果汁，不要喝牛奶。

第二产程

第二产程是指从子宫口开全至胎宝宝娩出为止。多数孕妈妈不愿摄食，愿进食者可按上述原则供给。

第三产程

第三产程是指胎盘娩出期，这时期的孕妈妈一般不会进食。

＊ 好孕私房话

营养与分娩

孕妈妈要保证营养均衡、锌量充足。研究发现，准妈妈自然分娩的速度与其妊娠后期饮食中的营养是否均衡，特别是锌含量是否充足有关。据专家研究，锌对自然分娩的影响主要是可增强子宫有关酶的活性，促进子宫肌收缩，把胎宝宝送出子宫腔。当孕妈妈缺锌时，子宫肌收缩力弱，会延长自然的分娩时间，同时也加大自然分娩时的痛苦。

推荐营养菜谱

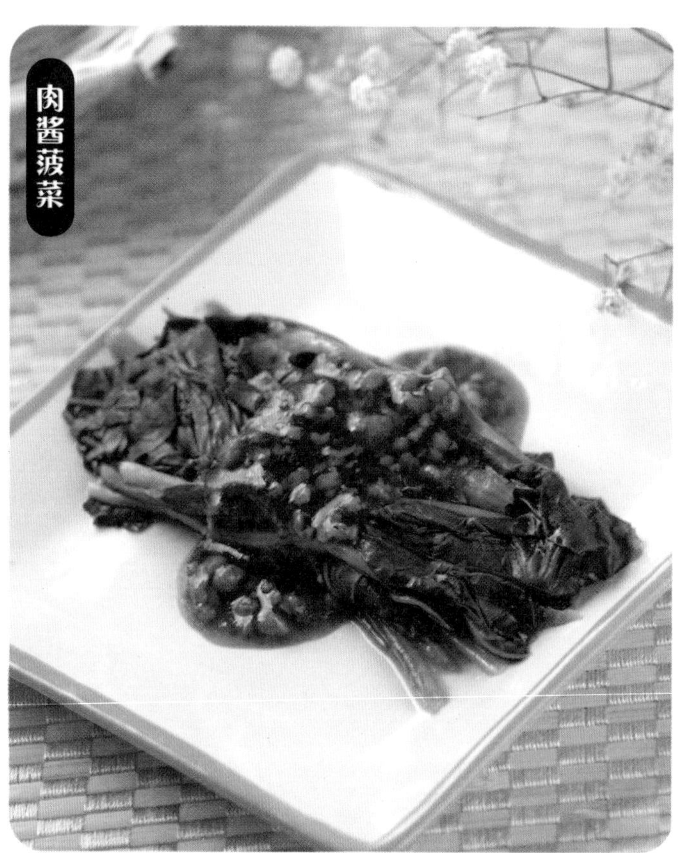

肉酱菠菜

□材料：菠菜300克，猪肉末100克

□调料：盐、鸡精、酱油、料酒、甜面酱各适量

□做法：

1.起锅热油，下肉末煸炒至干香色黄，加入甜面酱、酱油、料酒炒匀，再加盐、鸡精及少许清水烧沸，制成肉酱，晾凉后待用。

2.菠菜择洗净切成段，放入沸水中汆烫至断生，捞出后晾凉。

3.将晾凉的菠菜码齐，食用时淋上肉酱即可。

营养功效 菠菜富含铁、磷、维生素A和维生素C等营养素，有补血、助消化、通便的功效，是孕妇怀孕晚期补铁的最佳蔬菜。

什锦豆腐汤

□材料：豆腐150克，香菇、冬笋各25克，火腿50克，油菜200克

□调料：高汤、盐各适量

□做法：

1.将豆腐切片，香菇、油菜、冬笋、火腿均切丝。

2.锅内加高汤烧沸，放香菇丝、笋丝、油菜丝、火腿丝、盐，煮熟后捞出，盛入汤碗内。

3.将汤再烧开后放入豆腐片，待豆腐片浮起时，倒入汤碗即可。

口蘑烧茄子

□材料：茄子500克，口蘑、毛豆各50克，葱末、蒜片各适量

□调料：香油、酱油、糖、盐、鸡精、醋、料酒、水淀粉各适量

□做法：

1.茄子去皮洗净，切成象眼块，用热油炸至呈金黄色捞出；口蘑用温水泡好（泡口蘑的水留用），洗净切片；毛豆剥皮，放入锅内煮熟。

2.用泡口蘑的原汁、口蘑、酱油、醋、糖、盐、鸡精、料酒、水淀粉和毛豆勾兑成芡汁。

3.炒锅上火，放入油烧热，下葱末、蒜片炝锅出味，倒入芡汁，下茄子翻炒均匀，淋香油，盛入盘内即可。

什锦果汁饭

□材料：粳米250克，牛奶250毫升，鲜苹果丁100克，鲜菠萝丁、蜜枣丁、葡萄干、青梅丁、碎核桃仁各25克，玉米粉15克

□调料：糖、番茄沙司各适量

□做法：

1.将淘洗干净的粳米加入牛奶和适量清水焖成软饭，再加糖适量，拌匀。

2.将番茄沙司、苹果丁、菠萝丁、蜜枣丁、葡萄干、青梅丁、碎核桃仁放入锅内，加适量清水和糖烧开，用玉米粉勾芡，制成什锦沙司。

3.将米饭盛入盘中，浇上什锦沙司即可。

营养功效 此饭营养全面，含丰富的蛋白质和维生素以及和钙、磷、铁等多种营养元素。味道香甜，孕妈妈常吃能提供胎宝宝生长所必需的各种营养素。

紫菜萝卜汤

□材料：白萝卜200克，虾米、紫菜、葱末、姜末各适量

□调料：香油、料酒、盐各适量

□做法：

1.白萝卜洗净切丝；虾米用温水发好；紫菜撕碎。

2.锅内放油烧热，下入虾米、葱末、姜末爆香，加料酒和适量水。

3.煮开后，倒入白萝卜丝，下盐，继续煮至熟。

4.最后加入紫菜，淋上香油即可。

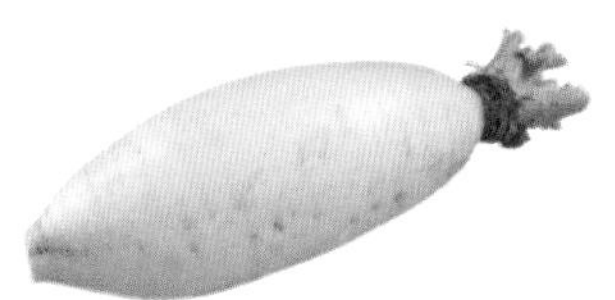

豆豉蒸鳕鱼

□材料：鳕鱼肉1段（约400克），豆豉15克，姜、葱各适量

□调料：料酒、盐各少许

□做法：

1.鳕鱼肉洗净，沥去水分，抹上盐，装入盘内；姜、葱洗净，均切细丝。

3.将豆豉均匀地撒在鱼上，再撒上葱丝、姜丝、料酒。

4.锅中加水煮开，放入鱼盘，隔水大火蒸熟即可。

营养功效 鳕鱼的肉质厚实、刺少、味道鲜美，营养专家指出，它的蛋白质含量非常高，而脂肪含量极低，非常适合孕妈妈食用。

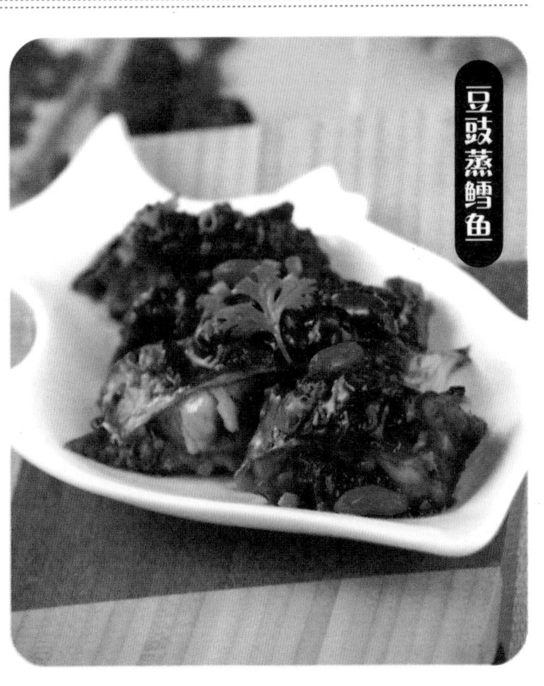

Part 2

大受好评的孕期26种营养速报

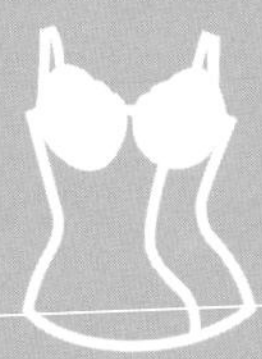

孕妈妈的营养很关键，

这直接关系到胎宝宝的成长，

学会正确摄取各种营养素，

“吃”出一个聪明又健康的宝宝！

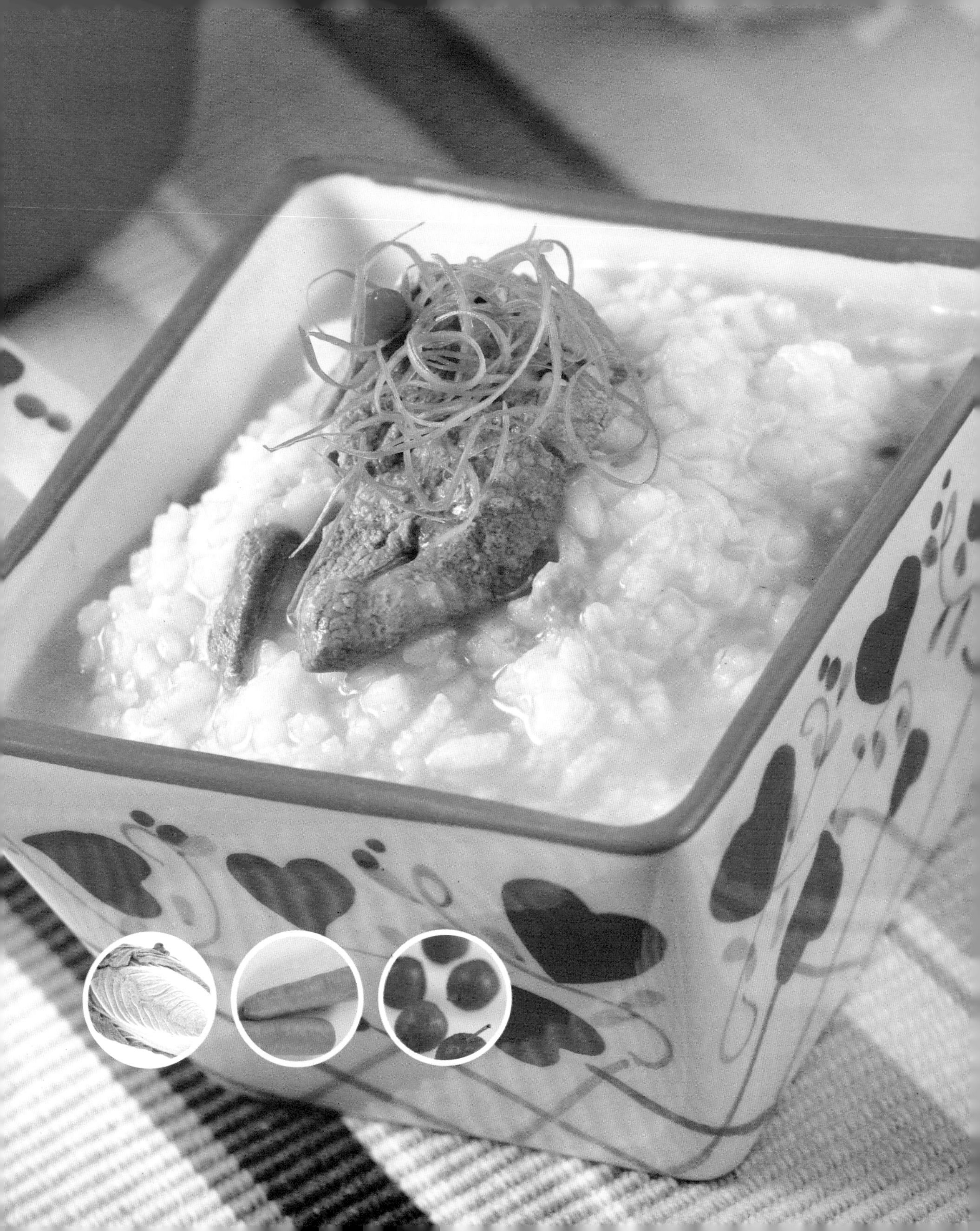

脂肪

食物来源

脂肪含量较高的食物有：各种油类，如花生油、豆油、菜油、香油、猪油等。食物中奶类、肉类、鸡蛋、鸭蛋等脂肪含量也很多，此外，花生、核桃、果仁、芝麻、蛋糕、油条中也含有很多脂肪。

营养解读

脂肪也称脂类，是人体能量的主要来源之一。人体生理活动如消化、循环、组织合成、细胞代谢、维持体温、肌肉活动等都需要能量。1克蛋白质产生3.99千卡的热能，1克碳水化合物供热能3.99千卡，而1克脂肪可供热能9千卡。

脂肪主要由甘油和脂肪酸组成，脂肪酸可分为饱和脂肪酸和不饱和脂肪酸。某些不饱和脂肪酸人体不能合成，也称为必需脂肪酸。亚油酸为人体内最重要的必需脂肪酸，对胎宝宝和孕妈妈都很重要。因为必需脂肪酸是胎宝宝生长发育的重要物质基础，尤其对中枢神经系统的发育、维持细胞膜的完整以及合成前列腺素起着极为重要的作用。所以，孕妈妈在日常饮食中，还需注意摄取足量的亚油酸。

供给量

推荐供给量以脂肪能量占膳食总能量的百分比计，成年人为20%～25%。孕期每天约为60克（包括做菜用的植物油和其他食品中含的脂肪）。

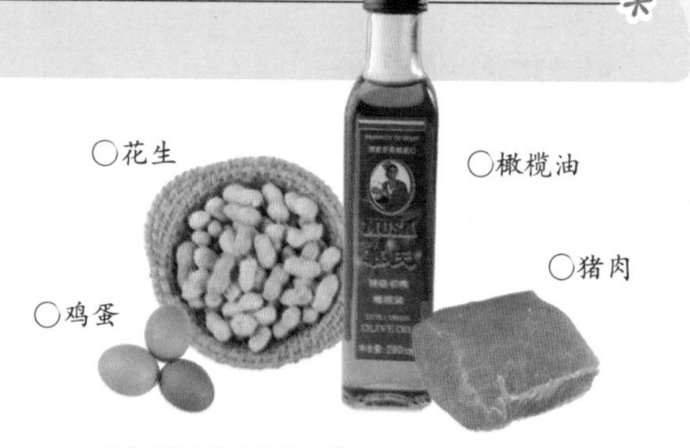

注意点

膳食中若缺乏脂肪，可导致胎宝宝体重不增加，影响大脑和神经系统发育。孕妈妈可能发生脂溶性维生素缺乏症。

虽然脂肪在孕妇的饮食中扮演着重要角色，但也不能长期过量摄入。研究证实，乳腺癌、卵巢癌和宫颈癌具有家族遗传倾向。如果孕妇长期高脂肪膳食，势必增加子女罹患生殖系统癌瘤的危险。医学家指出，脂肪本身虽不会致癌，但长期多吃高脂肪食物，会使大肠内的胆酸和中性胆固醇浓度增加，这些物质的蓄积会诱发结肠癌。同时，高脂肪食物能增加催乳激素的合成，促使发生乳腺癌，不利母婴健康。

提示要点

虽然植物油中的脂肪比动物油中的脂肪对孕妇更为有益，但适量食用动物油脂对母婴还是很有好处的。动物油脂是脂溶性维生素A和维生素D的重要来源，而维生素A和维生素D对胎宝宝视力和骨骼发育起着决定性作用。而动物油脂中所含的胆固醇是胎宝宝脑部成长不可缺少的营养素，可促进脂溶性维生素E的吸收，起到安胎的作用，还能帮助固定内脏器官的位置，为胎宝宝的发育提供一个安宁的环境。

*| 膳食推荐

肉皮冻

□材料：猪肉皮500克，黄豆50克，葱、姜各适量

□调料：酱油、盐、花椒、桂皮、大料各适量

□做法：

1.先用水将黄豆洗净后煮成半熟。

2.猪肉皮刮洗干净，用开水烫一下，捞出后用凉水冲凉，片去肉皮上的肥肉，切成条。

3.葱洗后切段；姜洗净切片；花椒、桂皮、大料用纱布包成香料包。

4.将猪肉皮放入锅内，加入水、酱油、盐、葱段、姜片、香料包煮熬，撇出浮沫和浮油，放入黄豆，一直熬成金红色并汁浓时，拣出葱、姜，取出香料包，倒入盆内，晾凉后放入冰箱内冷却。食用时取出切片即可。

榨菜肉丝汤

□材料：瘦猪肉100克，榨菜50克，香菜适量

□调料：香油、盐、料酒、清汤各适量

□做法：

1.将瘦猪肉洗净后切成细丝；榨菜洗净，先切成片，后切成细丝。

2.香菜择洗干净，切段。

3.将汤锅置火上，加入清汤烧开，下肉丝、榨菜丝烧沸。至肉丝熟后放盐、料酒，撒香菜段，淋香油，盛入汤碗内即可。

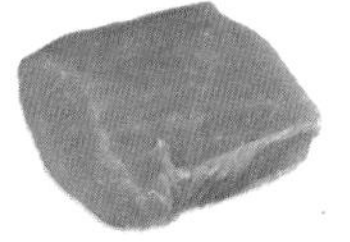

猪蹄花生大枣汤

□材料：猪蹄2只，花生50克，大枣10颗

□调料：盐、鸡精各适量

□做法：

1.猪蹄洗净；花生、大枣洗净。

2.将猪蹄、花生、大枣同入锅中，加适量水煮至熟烂，加入盐、鸡精调味即成。

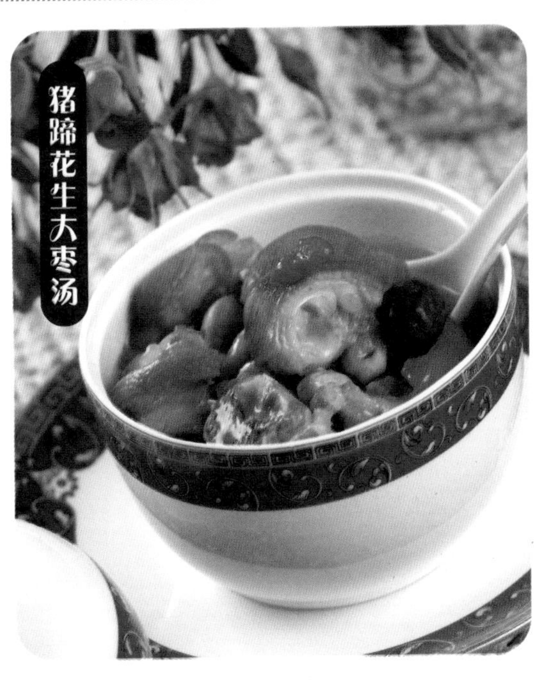

猪蹄花生大枣汤

营养功效 猪蹄中的胶原蛋白是人体皮肤的主要成分之一，也有促进女性激素合成的作用，是女性美容养颜之必食佳品。大枣营养丰富，含糖类、氨基酸、铁、钙、磷、镁、钾等多种营养素，补血效果尤佳。这款汤很适合女性孕期滋补。

碳水化合物

食物来源

碳水化合物的多糖类主要来自谷类、薯类、根茎类食物，单糖与双糖类除部分来自天然食物外，大部分以制成品的形式（如葡萄糖与蔗糖）被直接摄取。

营养解读

营养学上所称的碳水化合物包括食物中的单糖（葡萄糖、果糖）、双糖（蔗糖、麦芽糖）、多糖（淀粉）和膳食纤维。碳水化合物是人类从膳食中取得热能最经济和最主要的来源。我国居民膳食中大部分的热能由碳水化合物提供，在体内起着构成肌体组织成分、维持心脏和神经系统正常活动、节约蛋白质、保肝解毒的重要作用，纤维素、果胶等有刺激肠蠕动、利于消化、吸收与通便的作用。

供给量

一般认为，孕妇每天对碳水化合物的需求量以在总热能中占60%～70%为宜，约合每天进食500克左右的主食。

注意点

孕妇缺乏碳水化合物会出现消瘦、低血糖、眩晕、无力甚至休克的症状。胎宝宝则表现为生长发育

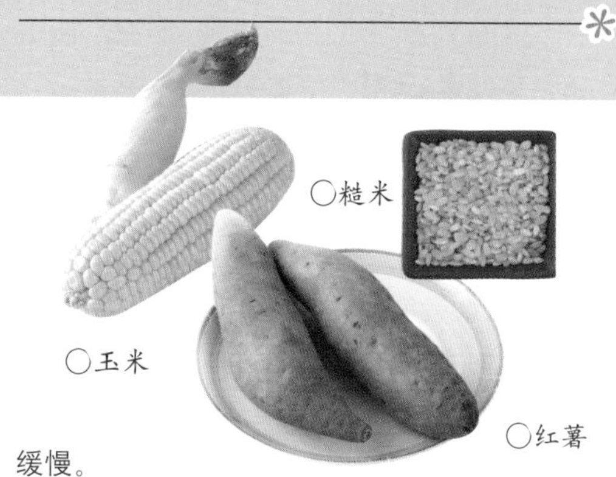

缓慢。

孕妇长期过量摄取碳水化合物可导致肥胖，血脂、血糖升高，生产出巨大儿，甚至导致宝宝患Ⅱ型糖尿病。

提示要点

孕妈妈的膳食宜注重营养搭配，注重对碳水化合物的摄取，这里为孕妈妈推荐两种营养食材，常食不仅对自身有益，还能惠及胎宝宝。

玉米富含镁、不饱和脂肪酸、粗蛋白、淀粉、矿物质、胡萝卜素、维生素E等多种营养成分。孕妈妈常吃可以预防及治疗口角炎、舌炎、口腔溃疡等核黄素缺乏症。可以加强肠壁蠕动，预防便秘。还可以增强体力及耐力，能够有效地防治妊娠巨幼红细胞性贫血。玉米须煎水代茶饮，有利尿、降压、清热、消食、止血、止泻等功效。可用于防治妊娠高血压综合征、肝胆炎症以及消化不良等疾病。

红薯富含淀粉和人体必需的铁、钙等矿物质，其氨基酸、维生素A、B族维生素、维生素C及纤维素的含量都高于大米与白面。红薯含有类似雌性激素的物质，孕妈妈食用后能使皮肤白嫩细腻。红薯中含有黏蛋白，可以促进胆固醇的排泄，防止心血管的脂肪沉淀，预防心血管疾病。另外，孕妈妈常食还能有效预防孕期便秘。

＊ | 膳食推荐

什锦咸味粥

□**材料**：胡萝卜30克，鱼肉45克，姜6片，里脊肉3片，芹菜50克，香菇3朵，粳米100克

□**调料**：香油、盐各适量

□**做法**：

1.胡萝卜去皮，清洗干净，切成细丝；鱼肉洗净，切成片，加少许盐腌制；姜片洗净，切成细丝；里脊肉洗净，切成细丝；香菇用温水浸泡，换水洗净，切成丝；芹菜切成小段，在开水锅内烫一下。

2.粳米洗净，入锅加水煮粥。

3.大火烧沸后，再把胡萝卜丝、鱼肉片、里脊肉丝、香菇丝、姜丝加入锅内继续煮。

4.粥熟后，加入盐、香油、芹菜段即可。

黄油煎红薯

□**材料**：鲜红薯500克

□**调料**：黄油、蜂蜜、熟芝麻各适量

□**做法**：

1.红薯去皮，放开水中煮软捞出，控去水分，切成圆片待用。

2.锅内放黄油熔化，下入切好的红薯片，煎至两面发黄，盛出装盘，浇上蜂蜜，撒上熟芝麻即成。

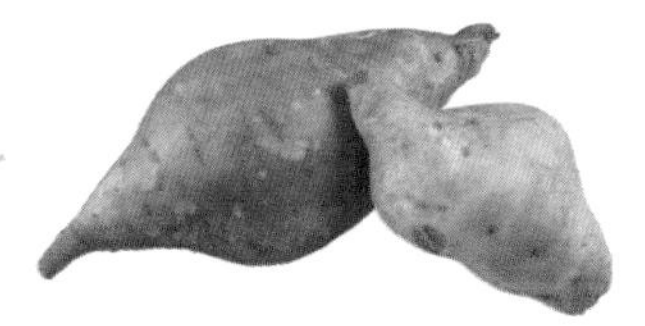

猪血豆腐汤

□**材料**：韭菜30克，猪血、豆腐各75克，虾仁50克，姜末少许

□**调料**：盐、水淀粉各适量

□**做法**：

1.韭菜择洗干净，切段；猪血洗净切块，用开水汆烫熟后捞出，再用温水洗净；豆腐切块，汆烫片刻后捞出；虾仁洗净，去肠线。

2.锅置火上，放入适量油，烧热后炒香姜末，倒入水与猪血、豆腐、虾仁，大火煮开后转小火煮5分钟，加韭菜、盐煮开后，用水淀粉勾芡即可。

营养功效 猪血血中含铁量较高，而且以血红素铁的形式存在，容易被人体吸收利用。孕妇多吃些有动物血的菜肴，可以有效预防孕期缺铁性贫血的发生。

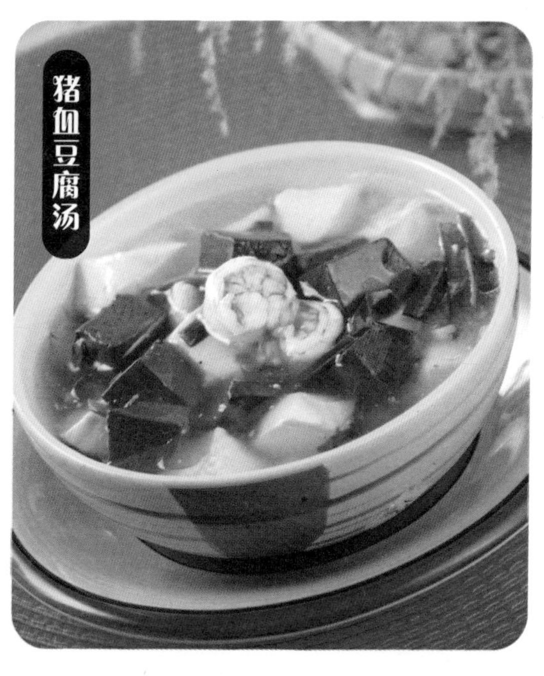
猪血豆腐汤

蛋白质

食物来源

含动物蛋白质多的食物有牛奶、鸡蛋、鸡肉、牛肉、猪肉、羊肉、鸭肉、黄鳝、虾、鱼、蟹等。

其中，蛋类和奶类的蛋白质最易被人体吸收，许多孕妈妈往往只注重对动物蛋白的摄取而忽略了植物蛋白的摄取，这是不科学的，也需适当补充一些。植物蛋白含量最多的是大豆，这类食品不仅美味，且对宝宝大脑发育有着特殊功能。孕妇多食用豆制品，可以预防新陈代谢紊乱、贫血、营养不良，促进宝宝脑细胞的生长。另外，麦、米、花生、核桃、葵花籽等也含有较多蛋白质。

营养解读

蛋白质是构成人体细胞的重要成分，也是保证生理作用的物质基础，是维持人体生长发育和生命的主要营养素。蛋白质由氨基酸组成，共含有20种氨基酸。其中有一部分氨基酸体内不能合成，必须由食物提供，称为必需氨基酸。体内能自行合成不必由食物蛋白质供给的称为非必需氨基酸。人体的肌肉、血液、内脏、毛发、酶、激素和抗体都是由蛋白质构成的，肌肉和神经细胞内蛋白质成分最多。蛋白质的生理作用在于生成和修复组织细胞，也是能量的重要来源，还能维持酸碱平衡。

蛋白质是胎宝宝细胞分化、器官形成的最基本的物质。孕妈妈也需要蛋白质来维持子宫、胎盘、乳腺组织及全身的变化。同时，孕妇还需要有一定量的蛋白质储备，以供应分娩及产后泌乳所需要的能量。

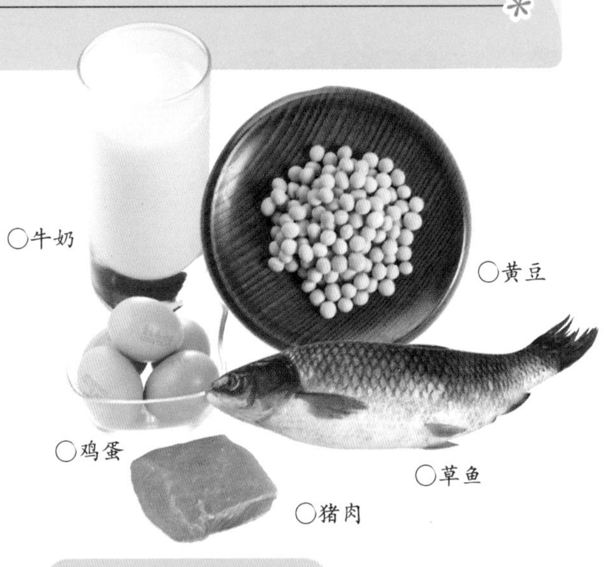

○牛奶 ○黄豆 ○鸡蛋 ○草鱼 ○猪肉

供给量

孕期每天的蛋白质需要量约为60克，比孕前多15克，孕晚期蛋白质供给量包括足够的动物蛋白质，在原有的基础上增加25克，供给量为80～100克。

注意点

胎宝宝生长发育最旺盛的时期，对蛋白质的需求量相对较多。若孕妇长期缺乏蛋白质，胎宝宝就会出现生长发育迟缓、出生体重过轻的现象，严重时甚至会影响智力的发育。

提示要点

如果孕妈妈是纯素食者或者有时不想吃肉，可以多吃些豆类食品，通过食物互补的方法，来满足肌体对各种必需氨基酸的需求，确保胎宝宝健康成长。

膳食推荐

清炖牛肉

□材料：牛肉500克，葱、姜片各适量

□调料：桂皮、花椒、盐、料酒各适量

□做法：

1.牛肉洗净，切成2厘米见方的块，放入开水锅里煮至出沫，待牛肉收缩变色时捞出；葱切段；姜切片。

2.锅内放水烧开，将牛肉放入，下葱段、姜片、调料、(盐除外)，盖严盖，用大火烧开，改用小火烧至牛肉酥烂，拣出葱段、姜片、桂皮、花椒，放入盐调味即可。

瘦肉炒胡萝卜

□材料：胡萝卜300克，瘦猪肉25克，葱末、姜末各适量

□调料：料酒、酱油、盐各适量

□做法：

1.瘦猪肉洗净切成细丝；胡萝卜洗净，切粗丝。

2.锅置火上，加入植物油烧热，下葱末、姜末炝锅，倒入肉丝爆炒，烹入料酒，然后加胡萝卜丝翻炒，依次加入盐、酱油，翻炒至材料熟透即可。

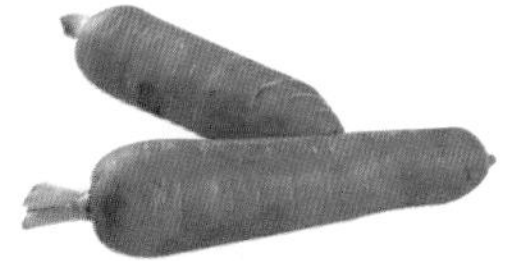

米酒炒大虾

□材料：对虾450克，姜3克

□调料：米酒适量，盐、白糖各5克，酱油少许

□做法：

1.将对虾去泥肠洗净，放入米酒中浸泡15分钟后取出；姜切片。

2.油锅烧至七成热，下入姜片、对虾，大火炒熟，用盐、白糖、酱油调味，略微翻炒即可。

营养功效 虾的营养极为丰富，蛋白质含量是鱼、蛋、奶的几倍到十几倍，还含有丰富的钾、碘、镁、磷等微量元素，不仅口感好，还容易被人体消化吸收，非常适合孕妇食用。另外，虾的通乳作用也非常好，刚刚生完宝宝的新妈妈不妨以虾来催奶。

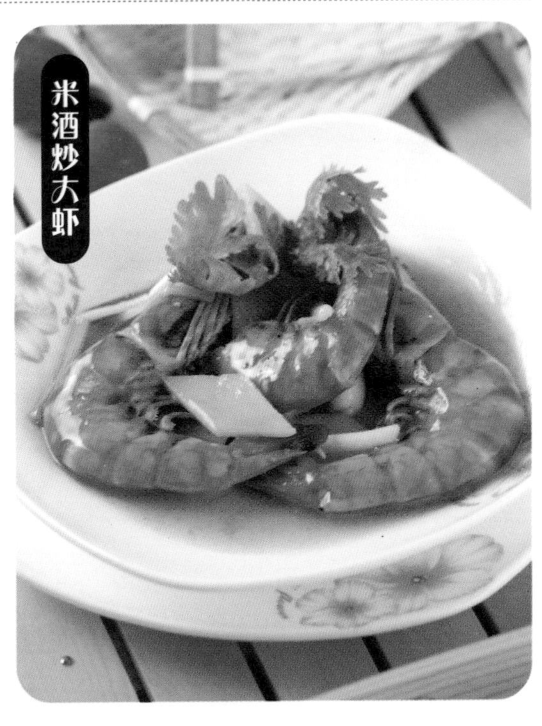
米酒炒大虾

维生素 A

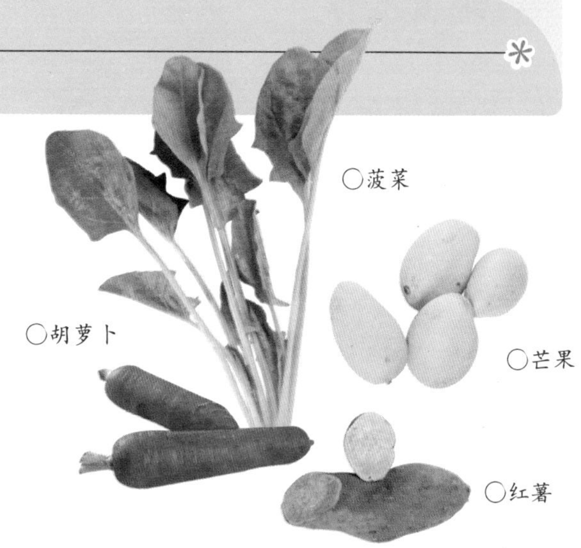

食物来源

天然维生素 A 只存在于动物体内。动物的肝脏、鱼肝油、奶类、蛋类及鱼卵是维生素 A 的最好来源。维生素 A 原，即类胡萝卜素，广泛分布于植物性食品中，其中最重要的是 β－胡萝卜素。红色、橙色、深绿色植物性食物中含有丰富的 β－胡萝卜素，如胡萝卜、红心红薯、菠菜、苋菜、杏、芒果等。

营养解读

维生素 A 能保护宝宝的毛发、皮肤、黏膜等，促进机体对细菌的抵抗力；维持胎宝宝正常生长发育与母体各组织的增长；防止夜盲症和视力减退，有助于多种眼疾的治疗；有抗呼吸系统感染作用；有助于维持免疫系统功能正常，令人生病时能早日康复。

供给量

怀孕初期，每日需要摄入 2300 国际单位，怀孕中后期推荐摄入量为 3000 国际单位，乳母在生产 1 年内每日需摄入 3900 国际单位。一般来说，每日合理的混合性食物可提供 5000～8000 国际单位的维生素 A，这已能充分满足孕妇每日对维生素 A 的需求量。

注意点

孕妇缺乏维生素 A 时，会出现皮肤黏膜干燥，表皮细胞增生，过度角化脱屑，抵抗力下降等状况。还可能影响胎宝宝皮肤系统和骨骼系统的生长发育。

孕妇过量服用维生素 A 不仅可能引起流产，而且还可能导致胎儿神经和心血管缺损及面部畸形。此外，孕妇更要忌服治疗痤疮和银屑病的维生素 A 类药物。

提示要点

维生素 A 与类胡萝卜素一样，对热、酸、碱稳定，一般的加工烹调方法不会对这类物质造成破坏，但易被氧化，高温与紫外线可加快氧化，若与卵磷脂、维生素 E 和维生素 C 及其他抗氧化剂并存则较为稳定。因此，与脂类或酸性食物一起烹调有利于维生素 A 的吸收。

评定人体内维生素 A 营养状况常用指标有：

- 测定血清维生素 A 含量。
- 视觉暗适应功能测定。
- 血浆中维生素 A 蛋白测定。

笋菇炒菠菜

□材料：菠菜500克，胡萝卜50克，冬笋、水发香菇、姜各适量

□调料：盐、鸡精、香油各适量

□做法：

1.菠菜洗净，用热水略氽烫，捞出后去根，切成3厘米长的段；胡萝卜去皮，洗净，切丝；冬笋切成细丝；香菇去蒂，洗净，切成细丝；姜切成末。

2.油锅烧至六成热，放姜末、胡萝卜丝、冬笋丝、香菇丝煸炒至熟，再放入菠菜段、盐、鸡精炒匀，最后淋上香油即可。

蜜烧红薯

□材料：红心红薯500克，大枣、蜂蜜各100克

□调料：冰糖50克

□做法：

1.红薯洗净，去皮，切块；大枣洗净去核，切末。

2.油锅烧热，下红薯炸熟，捞出沥油。

3.锅置火上，加入清水300克，放冰糖熬化，放入过油的红薯煮至汁黏，加入蜂蜜，撒入大枣末，再煮5分钟，盛入盘内即成。

猪肝瘦肉粥

□材料：猪肝、瘦肉各50克，大米60克，葱花适量

□调料：料酒2小匙，花椒粉、盐各1小匙，水淀粉少许

□做法：

1.大米放水中泡半小时，捞出放入锅中加水以小火煮成白粥。

2.瘦肉、猪肝分别洗净，切成薄片，各加少许料酒、水淀粉略腌。

3.将瘦肉、猪肝放入粥内，中火煮滚至熟，以花椒粉、盐调味，撒上葱花即可。

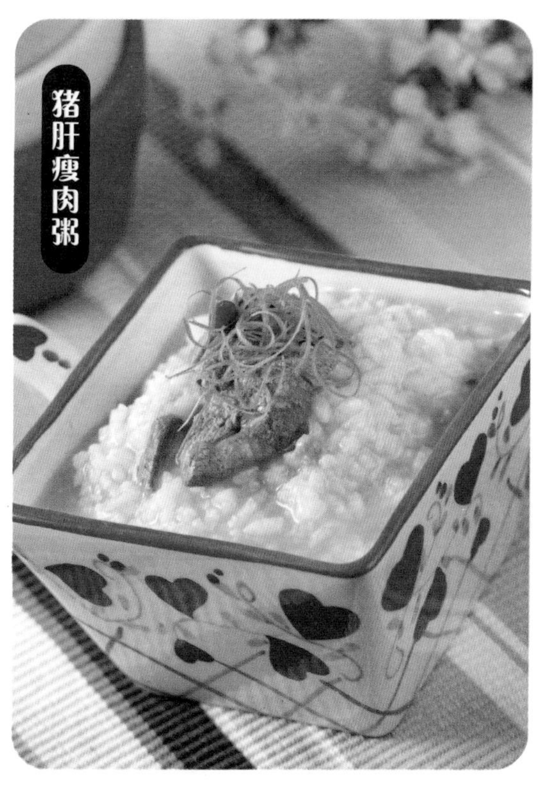

营养功效 此粥美味而营养丰富，但由于猪肝中含有多量的维生素A，如果摄取过多，会使肝脏产生疲乏，而引起毛发脱落或发疹等症状，因此不要食用过量。

维生素 B_1

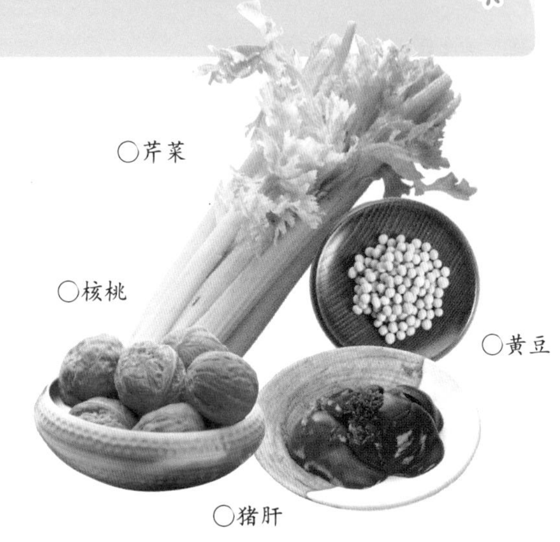

食物来源

维生素 B_1 含量丰富的食物有谷类、豆类、干果、酵母、硬壳果类，尤其在谷类的表皮部分含量更高，故谷类加工时碾磨精度不宜过细。

动物内脏、蛋类及绿叶菜中维生素 B_1 的含量也较高，芹菜叶、莴笋叶中的含量也较丰富，应当充分利用。

土豆中维生素 B_1 含量虽不高，但以土豆为主食的地区，也将土豆视为维生素 B_1 的主要来源。某些鱼类及软体动物体内含有硫胺素酶，生吃可以造成其他食物中维生素 B_1 的损失，故"生吃鱼、活吃虾"的说法，既不卫生，也不科学。

营养解读

维生素 B_1 也称硫胺素，是脱羧辅酶的主要成分，参与碳水化合物代谢中丙酮酸的氧化脱羧作用；能抑制胆碱脂酶的活性，维持胃肠道的正常蠕动和促进消化腺的分泌；提高消化功能；还对神经生理及胃肠、心脏、肌肉等组织有特殊作用。另外，维生素 B_1 还能有效消除疲劳，孕妇可适量补充。维生素 B_1 对胎宝宝的生长发育、维持正常的代谢也起到了不可忽视的作用。

供给量

孕妇对维生素 B_1 的需要量与肌体热能总摄入量成正比，孕期热量需求增加500千卡，因此，维生素 B_1 的供给量也增加为1.5毫克／天。

注意点

孕妇缺乏维生素 B_1 时会出现便秘、呕吐、胃肠蠕动减慢、消化不良、食欲不振等症状，影响对其他营养成分的摄入，造成胎宝宝营养不良，阻碍胎宝宝的成长与发育。另外，如果孕妇长期缺乏维生素 B_1 还会使肌肉衰弱无力，以至分娩时子宫收缩缓慢，延长生产时间，增加生产的困难，加大母婴的生命危险。

过量补充维生素 B_1 会出现昏昏欲睡或轻度喘息症状。另外，维生素 B_1 还必须避开水（维生素 B_1 会在烹煮的液体中分解）、磺胺药剂、雌激素、酒精等物质。

提示要点

维生素 B_1 在高温时，特别是在高温碱性溶液中非常容易被破坏，并易受紫外线破坏，在酸性溶液中稳定性较好，甚至加热时也是稳定的。因此，熬粥时放碱面是不可取的。

＊|膳食推荐

豆腐瓤苹果

□材料：苹果250克，豆腐40克，蛋清、面粉、香菜末各适量

□调料：盐、花椒粉各适量

□做法：

1.苹果切成两半，去核，洗净后掏空。

2.豆腐搅成泥，将蛋清、花椒粉、盐与豆腐泥拌匀，作为瓤，放入苹果内。

3.将蛋黄与面粉搅匀逐一糊上有瓤的苹果。

4.然后放九成热的油锅中炸10分钟后取出，盛盘，撒香菜末即可。

胡萝卜馒头

□材料：中筋面粉500克，速溶酵母、泡打粉各适量，胡萝卜汁150克

□调料：细砂糖35克

□做法：

1.胡萝卜汁过滤后备用；将面粉和酵母、泡打粉、20克油倒入搅拌机内用低速搅拌，再加入胡萝卜汁搅拌成光滑的面团，取出后在桌面上略揉数下后，静置松弛15分钟。

2.取做法1的面团每个30克搓成圆形，再静置松弛约10～12分钟。

3.将做法2的胡萝卜馒头面团放入水已煮沸的蒸笼，用小火蒸约10～12分钟即可。

冰糖五色粥

□材料：嫩玉米粒100克，大米稠粥250克，香菇丁、胡萝卜丁、青豆各25克

□调料：冰糖100克

□做法：

1.将玉米粒、香菇丁、胡萝卜丁、青豆放入沸水中氽烫透，捞出沥干备用。

2.锅置火上，倒入稠粥烧沸，再加入嫩玉米粒、香菇丁、胡萝卜丁、青豆、冰糖煮匀，出锅装碗即可。

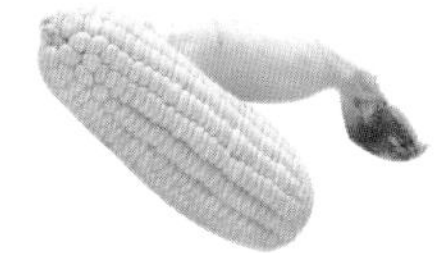

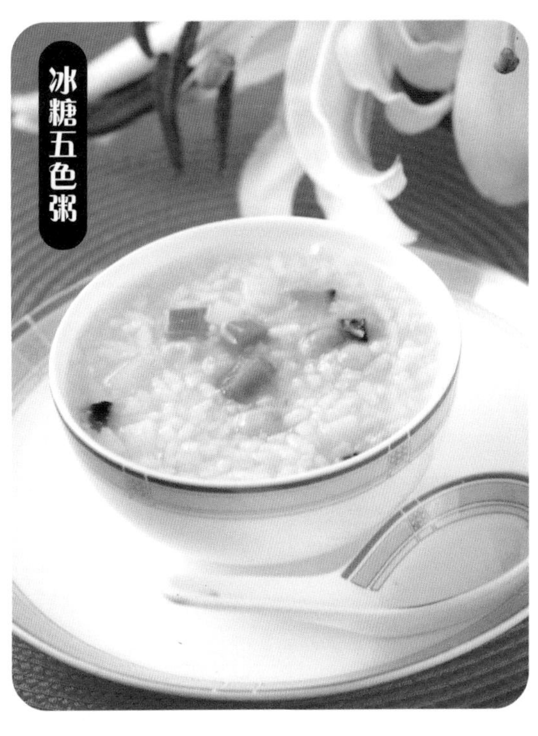

营养功效 玉米中的维生素B_6、烟酸等成分具有刺激胃肠蠕动、加速大便排泄的特性，可有效防治孕期便秘。

维生素 B_2

食物来源

维生素 B_2 存在于多种食物中，但从人体需求上看，均不够丰富。一般动物性食物中维生素 B_2 含量较植物性食物中含量高，尤以动物的肝脏、心、肾脏的含量最为丰富，奶、奶酪、蛋黄、鱼类等食品中维生素 B_2 含量也不少；植物性食品除绿色蔬菜和豆芽等豆类外一般含量都不高。

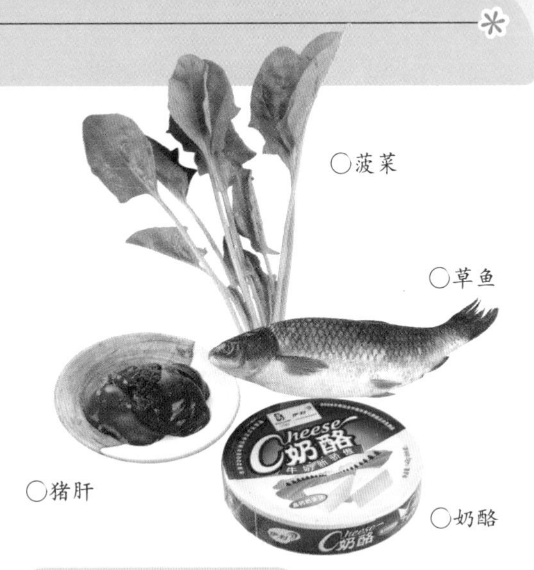

○菠菜
○草鱼
○猪肝
○奶酪

营养解读

维生素 B_2 是一种黄色物质，由于分子含有核糖醇，故又名核黄素。核黄素是机体中许多酶系统的重要辅基的组成成分。这种辅基与特定蛋白质结合，形成黄素蛋白。黄素蛋白是组织呼吸过程中很重要的一类递氢体。妊娠期母体代谢旺盛，故核黄素需要量有明显增加。研究发现，妊娠后4个月尿核黄素排量明显下降，而分娩后就迅速回升。妊娠期核黄素不足或缺乏，可引起或促发孕早期妊娠呕吐以及早产儿发生率增加。妊娠晚期缺乏维生素 B_2 的危害比妊娠早期小。因此，必须重视孕早期维生素 B_2 的补充。

供给量

由于参与人体热能代谢，孕期维生素 B_2 的供给量相应增加为1.6毫克/天，哺乳期间，前6个月要摄取1.8毫克/天，之后6个月可略少一些。

注意点

肌体缺乏维生素 B_2 会出现能量和物质代谢的紊乱，表现在外生殖器、舌、唇、口角的综合征。

维生素 B_2 缺乏的临床表现有口角炎、唇炎、舌炎、阴囊炎、脂溢性皮炎等。

孕期缺乏还容易导致胎宝宝营养供应不足，生长发育迟缓。孕后期缺乏，可导致新生儿在发热数天以后马上发生舌炎和口角炎。

维生素 B_2 虽然没有毒性，但摄取过多仍会出现不良反应，如瘙痒、麻痹、灼热感、刺痛等。

提示要点

维生素 B_2 为橙黄色晶体，280℃下熔化并分解，在中性和酸性溶液中相对稳定，在碱性条件下易分解，破坏。游离维生素 B_2 对光，特别是紫外线敏感。

医学上可以通过测定细胞中维生素 B_2 含量来评定维生素 B_2 营养水平。

膳食推荐

炝猪肚丝

□材料：熟猪肚150克，胡萝卜、香菜、黑木耳各10克，姜末适量

□调料：盐、鸡精、花椒油各适量

□做法：

1.猪肚切成丝；胡萝卜洗净切丝；香菜洗净；切成2厘米长的段；黑木耳用温水泡开，洗净切丝；姜洗净拍散，切成末。

2.猪肚丝、胡萝卜丝、木耳丝、香菜段均放入滚水中烫一下，捞出，控净水，放在大碗内，加姜末、盐、鸡精、花椒油拌匀装盘即可。

荷包鲫鱼

□材料：鲫鱼350克，精肉200克，葱段、姜片各适量

□调料：酱油、料酒、糖、盐、鸡精、高汤各适量

□做法：

1.鲫鱼从背脊开刀，挖去内脏，洗净，在身上剞几刀。

2.将精肉切成细末，加盐、鸡精拌匀，塞入鲫鱼背上刀口处。

3.油锅烧热，下入鲫鱼炸至两面焦黄，放入料酒、葱段、姜片、酱油、糖、高汤，加盖烧20分钟，开盖后加鸡精、盐，即可起锅。

猪肝木耳粥

□材料：黑木耳20克，猪肝、大米各100克，姜丝适量

□调料：香油、盐、鸡精各适量，料酒少许

□做法：

1.黑木耳用冷水泡软，去蒂、洗净，撕碎；猪肝洗净，切薄片，放入碗中，用姜丝、料酒、盐腌渍入味。

2.大米淘净，放入锅中，加适量清水，大火烧开后加入黑木耳、猪肝、姜丝，转用小火慢熬成粥，放入盐、鸡精，淋上香油，调匀即可。

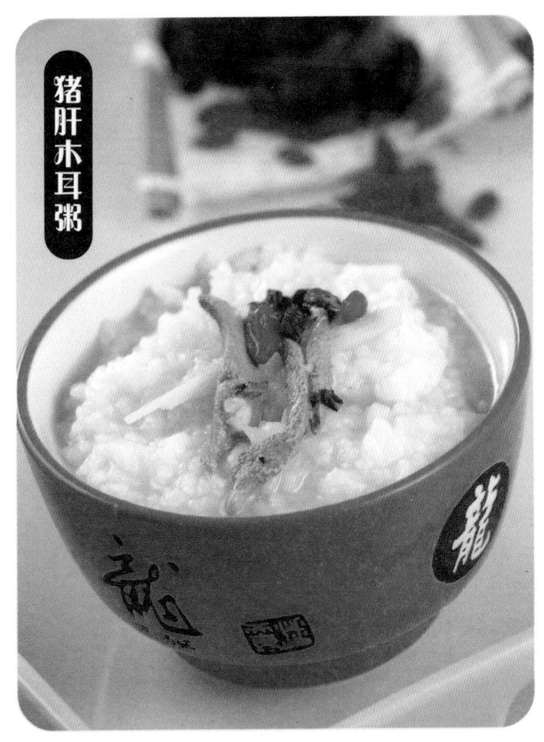

营养功效　猪肝含有丰富的铁、磷，是造血不可缺少的原料。猪肝中富含蛋白质、卵磷脂和微量元素，有利于胎宝宝的成长发育。准妈妈们对各种营养素的需求量都比以往增加不少，猪肝是不错的补益食品。但不宜吃得过多，以一周一次为宜。

维生素 B_3

食物来源

动物内脏、豆类、酵母、胡萝卜、菜花、大枣、蛋、鱼、奶、花生、猪肉、麦芽、土豆中均含有丰富的维生素 B_3。玉米中维生素 B_3 的含量也不低，但是玉米中的维生素 B_3 为结合型，不易被人体吸收利用，需用碱处理，将结合型水解为游离型，才易被人体吸收利用。

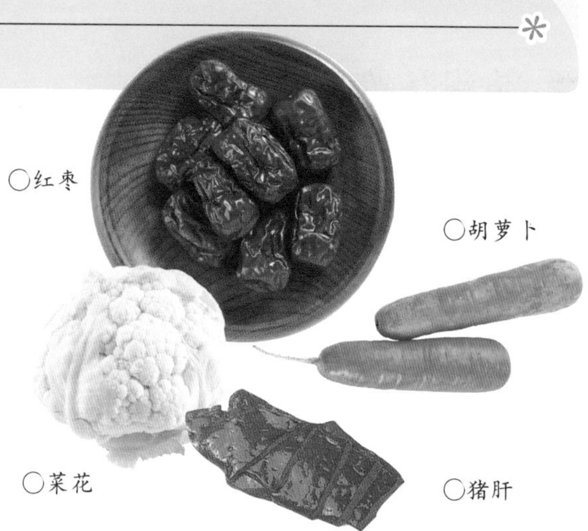

○红枣　○胡萝卜　○菜花　○猪肝

营养解读

维生素 B_3 又称尼克酸、烟酰胺，属于水溶性B族维生素的一种，在人体中可利用色氨酸合成，是合成性激素不可缺少的物质。维生素B3是人体内重要氧化还原酵素之辅酵素的构成成分之一，可帮助促进糖类及脂质的代谢，还可降低肝脏制造胆固醇的能力。孕妇保证摄取足够的维生素B3，还有助于胎宝宝神经系统及循环系统的发育。

供给量

孕期维生素 B_3 的供给量相应增加为 20 毫克／天。哺乳期女性则为 22 毫克／天。

注意点

孕妇的体内很少会缺乏维生素 B_3，因为它广泛存在于一般食物中，但还是会出现一些特殊事例。研究表明，缺乏维生素 B_3 会导致头痛、呕吐、肌肉酸痛、肾上腺功能不足和减退、头发泛白、皮肤布满皱纹、容易疲劳晕倒等症状，对胎宝宝的生长发育也大大不利。过量摄取维生素 B_3 则会引起皮肤短暂性发红及瘙痒。

提示要点

为胆固醇过高而发愁的孕妇，适当增加维生素 B_3 的摄入量会有所改善。

体内缺乏维生素 B_1、维生素 B_2、维生素 B_6 的孕妇因不能由色氨酸自行合成维生素 B_3，需要额外补充维生素 B_3。

经常精神紧张、暴躁不安，甚至患精神分裂的孕妇，适当增加维生素 B_3 的摄入量，对缓解病情有一定的帮助。

当皮肤对太阳光线特别敏感时，常常是维生素 B_3 缺乏的前期表现。

糖尿病、甲状腺功能亢进的孕妇也需要补充维生素 B_3。

膳食推荐

胡萝卜肉末粥

□材料：大米、胡萝卜各100克，瘦肉末50克，葱花、姜末各适量

□调料：盐、料酒各适量

□做法：

1.将大米淘洗干净，放入清水中泡1小时，捞出控干；胡萝卜洗净，去皮，切成小丁。

2.锅置火上，放油烧热，下葱花、姜末炒香，然后放入肉末和胡萝卜丁煸炒几分钟，烹入料酒，炒匀，盛出。

3.锅置火上，放适量清水烧开，下大米和炒好的肉末、胡萝卜丁，再次烧开后改用小火煮至米粒开花、胡萝卜丁酥烂时，用盐调味即可。

牛奶双米饭

□材料：大米、小米各75克，鲜牛奶250克

□调料：无

□做法：

1.将大米、小米淘洗干净，放入锅中。

2.米锅里倒入鲜牛奶，用大火烧开后，改用小火焖熟即可。

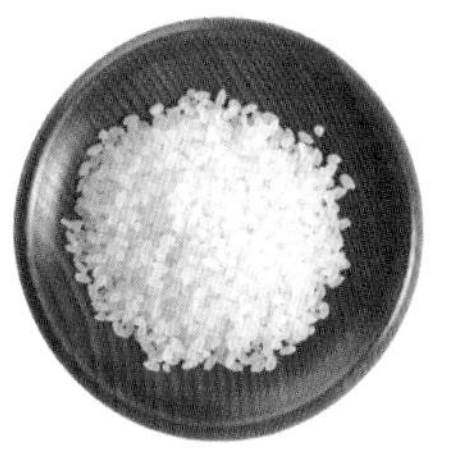

核桃银耳粥

□材料：核桃仁20克，银耳5克，大枣5颗，粳米100克

□调料：冰糖适量

□做法：

1.将银耳放入温水中泡发，去蒂，除去杂质，撕成瓣状；粳米淘洗干净；大枣去核，洗净；核桃仁洗净。

2.将银耳、粳米、大枣、核桃仁一同放入锅内，加水适量，用大火烧开，转小火煮，待银耳熟烂、粳米成粥后，加入冰糖搅匀即可。

营养功效　核桃中的磷脂对脑神经有良好的保健作用，其卓著的健脑效果和丰富的营养价值，已经为越来越多的人所推崇。这款粥中加上银耳和大枣，有补心安神、健脑补血的功效。孕妇可经常食用。

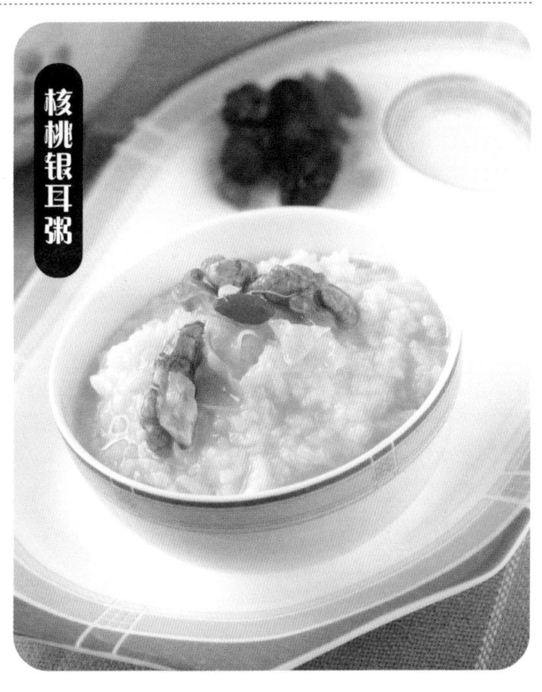
核桃银耳粥

维生素B_6

食物来源

维生素B_6的最佳食物来源主要包括：绿色蔬菜、啤酒、小麦麸、麦芽、肝、大豆、甘蓝、糙米、蛋、燕麦、花生、核桃等。

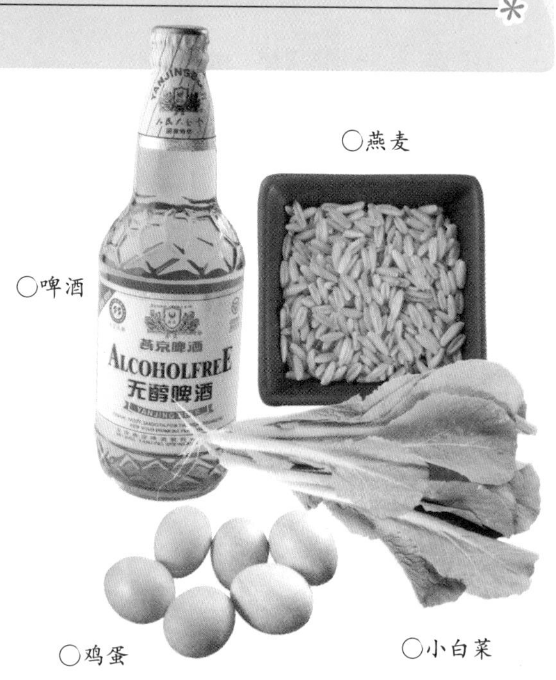

○燕麦

○啤酒

○鸡蛋

○小白菜

营养解读

维生素B_6与氨基酸的吸收、蛋白质的合成及神经、脂肪的代谢有着密切的关系，是胎宝宝生长发育必不可少的营养物质。对于防止妊娠期轻度恶心与呕吐很有效。妊娠过程中口服维生素B_6可减少色氨酸代谢产物的排出。维生素B_6对大脑有抑制作用，因此，维生素B_6缺乏时可能引起神经中枢兴奋，孕妇如果发生妊娠恶阻可能与之有关，服用维生素B_6能起到防治作用。

供给量

孕期每天推荐量为2.5毫克／天，如果平日摄取量已经足够的话就不需要额外补充。

注意点

维生素B_6缺乏时，成人表现为眼睛、鼻子和嘴周围的皮肤上出现油脂、鳞屑，即脂溢性皮炎，随后向身体的其他部分蔓延，舌红光滑、体重下降、肌肉无力、急躁、精神抑郁。孕期缺乏维生素B_6，还会导致孕期贫血。

维生素B_6相对无毒，但是大剂量摄取也会引起嗜眠等神经系统障碍。

提示要点

- 维生素B_6与维生素B_1、维生素C及镁一同摄取，效果更佳。
- 维生素B_6易溶于水，烹煮含维生素B_6的食物时，应避免使用太多水。
- 罐装蔬菜的维生素B_6含量会降低约50%以上，因此最好避免食用罐装蔬菜，通过摄取新鲜蔬菜来补充维生素B_6。

膳食推荐

凉拌豆干丝

□材料：水发海带200克，五香豆腐干100克，虾仁25克，姜末适量

□调料：盐、白糖、鸡精各少许，酱油、香油各适量

□做法：

1.将海带洗净，入沸水略汆烫，捞出沥水，上锅蒸熟，取出晾凉后切丝，装盘待用。

2.将五香豆腐干洗净切成细丝，入沸水汆烫，取出用凉开水过凉后沥干水分，放在海带丝上；虾仁撒在豆腐干丝上面。

3.碗内放入酱油、盐、鸡精、姜末、香油、白糖调拌成汁，浇在海带盘内，拌匀即可。

腐乳花生

□材料：花生米50克，腐乳1块

□调料：盐适量

□做法：

1.盐、腐乳加入开水3碗，置于盆中，放入花生稍稍浸泡。

2.将花生捞起，置于通风处，约4小时后再浸入调味水中泡2～3小时。

3.捞起后约风干4小时至花生表面已干爽。

4.将花生放入锅内，用细砂炒熟即可。

椒麻油麦菜

□材料：油麦菜400克，红椒丝3克

□调料：盐适量，鸡精、料酒各少许，花椒2克

□做法：

1.油麦菜洗净，切段。

2.锅内放油烧热，放花椒、红椒丝炒香，再放入油麦菜，加料酒、盐、鸡精炒熟即可。

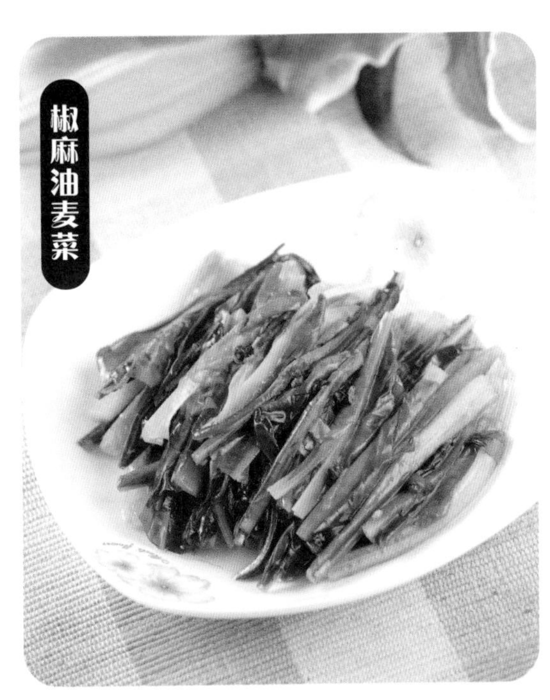

营养功效　油麦菜中含有维生素B_6，孕妇经常食用，能促进胎宝宝的生长发育。另外，油麦菜中还含有少量的莴苣素，故有一点点的苦味，具有镇痛催眠、降低胆固醇、治疗神经衰弱等功效。

维生素 B_{12}

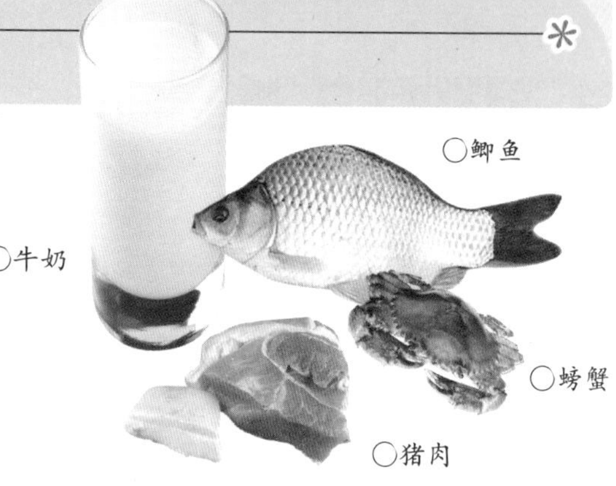

食物来源

维生素B_{12}只存在于动物食品中，如牛奶、肉类、鸡蛋、动物内脏、鱼、虾类、贝类、干酪等。

营养解读

维生素B_{12}是人体三大造血材料之一。它是唯一含有金属元素钴的维生素，故又称为钴胺素，是一种水溶性维生素。

维生素B_{12}的主要生理功能：促进红细胞的发育和成熟，使肌体造血功能处于正常状态，预防恶性贫血。促进碳水化合物、脂肪和蛋白质代谢；具有活化氨基酸、促进核酸的生物合成和促进蛋白质合成的作用，对胎宝宝的生长发育非常重要。另外，维生素B_{12}除了对维持中枢神经系统的完整起很大的作用之外，还有消除疲劳、恐惧、气馁等不良情绪的作用，更可以防治口腔炎等疾患。

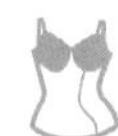

供给量

妊娠期间为2.2微克，哺乳期的女性则需要2.6微克。180克软干奶酪或500毫升牛奶中所含的维生素B_{12}就可以满足人体每日所需。只要不偏食，孕妈妈一般都不会缺乏维生素B_{12}。

注意点

一般人膳食缺乏维生素B_{12}的常见症状是：虚弱、减重、背痛、四肢刺痛、神态呆滞、精神或其他神经失常。也有可能引起贫血症，但非常少见。

如果孕妈妈身体内缺乏维生素B_{12}，就会降低四氢叶酸的利用率，从而导致妊娠巨幼红细胞性贫血。这种病可以令胎宝宝出现非常严重的缺陷。

维生素B_{12}是人体内每天需要量最少的一种维生素，过量的维生素B_{12}会产生毒副作用，可出现哮喘、荨麻疹、湿疹、面部浮肿、寒颤等过敏反应，也可能并发神经兴奋、心前区痛和心悸。维生素B_{12}摄入过多还可导到叶酸的缺乏。

提示要点

孕妇缺乏维生素B_{12}的原因有3种：

- 食物中维生素B_{12}的供应不足，多发生在长期习惯于吃素食的孕妇之中。
- 内因子的缺乏，这种内因子是胃贲门和胃底部黏膜分泌的一种糖蛋白，可以由先天缺乏或者全胃切除术造成。
- 某些传染病会影响肠道对维生素B_{12}的吸收。

膳食推荐

鸡肉粥

□材料：鸡1只（750克），大米50克，芹菜100克，姜末、葱末各适量

□调料：盐、酱油、香油各适量

□做法：

1.将鸡去毛、内脏洗净。

2.锅内放水，用大火烧开，将鸡肉下锅浸烫，用微火煮20分钟，再焖煮20分钟后捞出，放入凉开水中泡凉，再捞出控干水，在外皮抹上香油，以保持鸡肉光亮。芹菜择洗干净切末。

3.将大米淘洗干净倒入锅内，加原汁鸡汤用大火煮沸，再改用小火煮至粥稠，下芹菜末稍煮即可。

4.食用时将鸡粥盛入碗内，将鸡身部位切片装盘，将葱末、姜末、盐、酱油、香油调匀成料，蘸食。

油焖对虾

□材料：对虾500克，葱、姜各适量

□调料：盐、糖、料酒各适量

□做法：

1.将对虾剪须、爪、尾，从头、背开口，取出沙包和沙线，洗净，切成两段。

2.将葱、姜洗净，用刀拍散，切末。

3.锅置火上，倒入底油烧热，先下葱末、姜末，煸炒出香味时加入虾段略炒一下，放入盐、糖、料酒和水烧开。

4.盖上锅盖，改用小火焖5分钟，再用大火烧浓汤汁即可。

柠檬姜汁炒牡蛎

□材料：牡蛎6个，柠檬半个，葱花、姜末各适量

□调料：白酒10克，柠檬汁5克，盐、花椒粉各适量

□做法：

1.将洗净的鲜牡蛎打开，取出牡蛎肉，洗净后用部分白酒腌制5分钟。

2.平底锅中倒入适量的橄榄油烧热，放入葱花、姜末小火炒香，放入腌好的牡蛎肉，烹入剩余白酒，加柠檬汁、盐、花椒粉炒匀即可。

营养功效　清香可口，富含各种维生素以及钙质，适合孕早期女性食用。

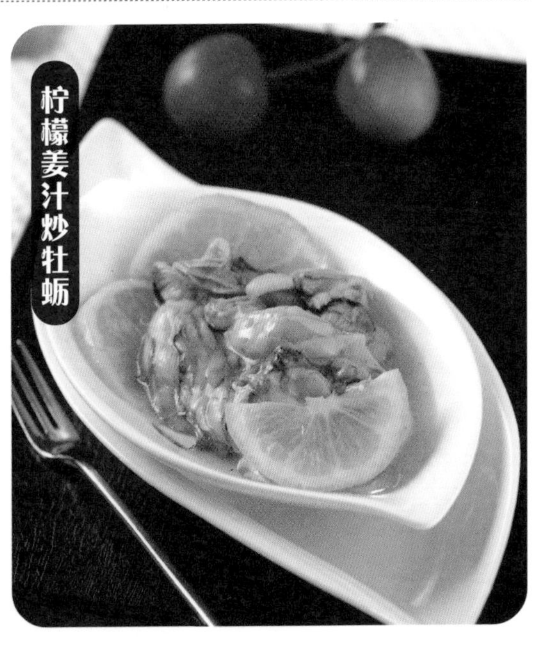

柠檬姜汁炒牡蛎

维生素C

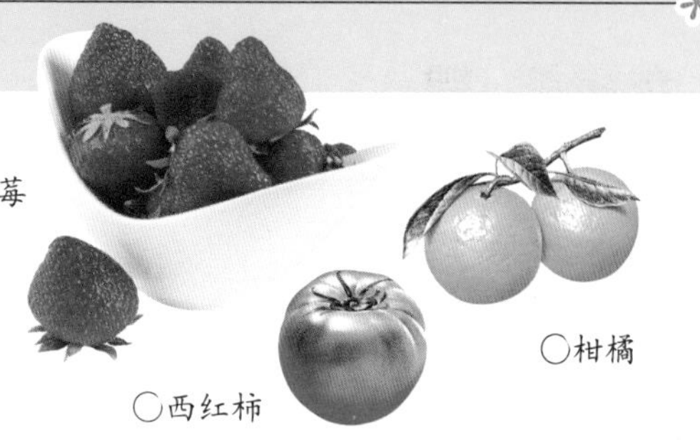

食物来源

维生素C主要来源于新鲜蔬菜和水果，水果中以酸枣、红果、柑橘、草莓、猕猴桃等含量居高；蔬菜中以西红柿、青椒、豆芽等含量高。其他蔬菜也含有较多的维生素C，蔬菜中的叶部比茎部含量高，新叶比老叶含量高，有光合作用的叶部含量最高。

营养解读

维生素C又称为抗坏血酸，是一种酸性多羟化合物，参与体内氧化还原过程，维持组织细胞的正常能量代谢。维生素C在胎儿脑发育期起到提高脑功能敏锐的作用。研究证实，人脑是人体含维生素C最多的地方，孕妇摄取足够的维生素C可以提高胎儿的智力。

血液中的维生素C的含量与智能有着密切关系，胎儿出生后自身合成维生素C的能力在10个月后迅速下降，到1周岁时几乎全部丧失。若不注意从饮食中供给维生素C，则可能使大脑发育不良，甚至导致脑功能紊乱。因此，孕妇摄入充足的维生素C对胎儿的发育非常重要。

供给量

孕期推荐摄取量为130毫克／天；哺乳期的女性则需要摄取160毫克／天。

注意点

缺乏维生素C可引起坏血病，表现为毛细血管脆性增加、牙龈肿胀与出血、牙齿松动脱落、皮肤出现淤血点与淤斑、关节出血、血肿、鼻衄、便血等。还能影响骨骼正常钙化，出现伤口愈合不良，抵抗力低下，肿瘤扩散等。

提示要点

- 维生素C易被破坏，所以蔬菜水果应即购即食，储存时间不要太长。若要储藏，用纸袋或多孔的塑料袋套好，放在冰箱下层或阴凉处。
- 洗菜时速度要快，并先洗后切，可减少维生素C流失。
- 在烹调时应快炒，少加或不加水。有些人为了保持菜叶的翠绿，在烹调时会添加苏打，如此易破坏维生素。应先用60℃的热水烫过，再烹调，这样可避免菜叶变黑，并减少维生素流失。
- 水果尽可能带皮食用，剥开后也应尽快食用。榨果汁时，加少许盐，可降低维生素C的流失。果汁应尽快饮用，如一次未饮完，可装瓶冷藏。
- 维生素C在高热光照及碱性环境中会被完全破坏，泡在水里则会流失，暴露于空气中也会损失。
- 维生素C与维生素E一同摄取，其抗氧化力、预防癌症的效果更佳。

膳食推荐

西红柿鸡蛋汤

□材料：西红柿150克，鸡蛋2个，虾仁10克，香菜适量

□调料：盐、鸡精、香油各适量

□做法：

1.将西红柿洗净，用开水烫一下，剥皮，切成半月牙形备用。

2.将鸡蛋打入碗内，用筷子搅匀。

3.将虾仁用温水泡好。

4.将香菜洗净，切成末。

5.油锅烧热，投入西红柿翻炒几下，加开水，放入虾仁、盐。

6.开锅后，将鸡蛋液缓缓淋入锅内，汤沸蛋花浮起，撒入香菜末，放鸡精、香油，盛入大碗中即可。

胡萝卜炒菜心

□材料：白菜心500克，胡萝卜、芹菜各200克

□调料：花椒、虾油、白醋、盐、糖各适量

□做法：

1.将白菜、胡萝卜洗净切成菱形块；芹菜切成3厘米长的斜段。

2.水烧开后，把上述半成品放入开水中汆烫一下立即捞出过凉，控干水分后，放入干净的盆内。

3.油锅烧热，先放入花椒，炸黄后立即离火，趁热倒于菜上，并下白醋、盐、糖、虾油拌匀后盖上盖子稍焖一会儿即可。

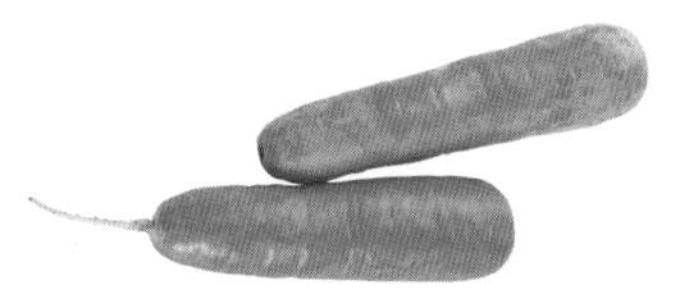

橘子沙拉

□材料：橘子2个，哈密瓜、西瓜各适量

□调料：沙拉酱适量

□做法：

1.橘子去皮、去子，切碎；哈密瓜、西瓜去子，取果肉切块。

2.将哈密瓜块、西瓜块盛入碗中，撒上碎橘子，拌入沙拉酱即可。

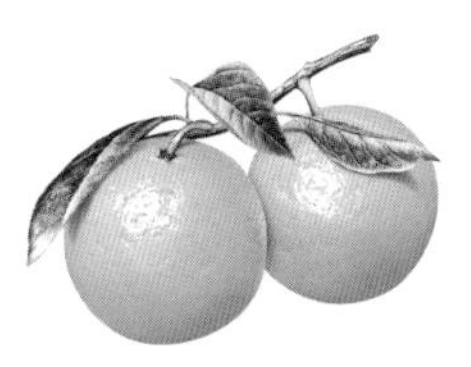

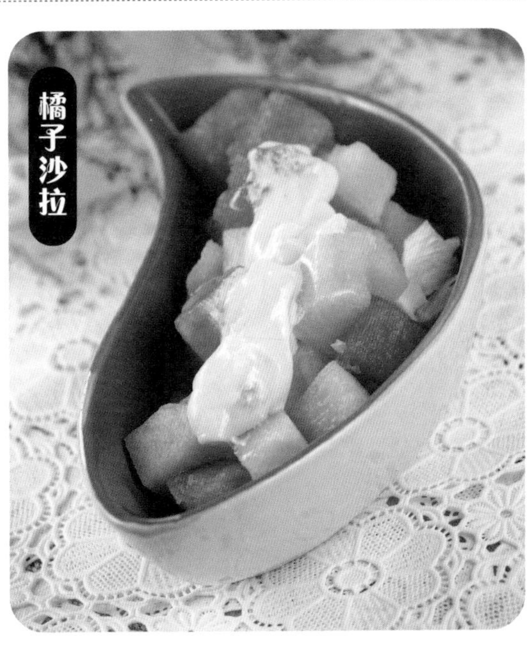

橘子沙拉

维生素D

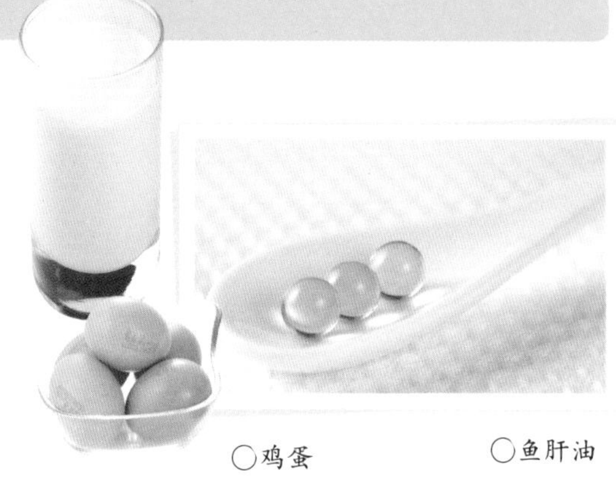

○牛奶 ○鸡蛋 ○鱼肝油

食物来源

维生素D的来源并不多，鱼肝油、鲔鱼、鲱鱼、沙丁鱼、小鱼干、动物肝脏、蛋类、添加了维生素D的奶制品等都含有较丰富的维生素D。其中，鱼肝油是最丰富的来源。另外，通过日光浴也能获得人体所需的维生素D。

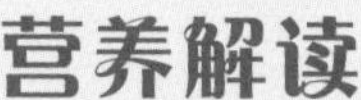

维生素D是脂溶性维生素，对骨骼形成极为重要，其主要功能是调节钙和磷代谢，使钙从肠黏膜吸收到血中，还可调节磷从肾中重吸收，维持血中钙和磷的正常浓度，同时促进血中的钙沉积于新骨形成的部位，有利于骨质的钙化。

供给量

一般成年人每天摄取5～10微克就能满足需求，妊娠期和哺乳期应增加1倍左右。

注意点

维生素D与肌体内钙、磷代谢密切相关。当维生素D缺乏时，儿童发生佝偻病，成人出现骨软化症和骨质疏松症。

孕期缺乏维生素D，可使成熟的骨骼脱钙而发生骨质软化症和骨质疏松症，好发部位为骨盆与下肢，再逐渐波及到脊柱和其他部位。还可能导致新生儿发生佝偻病，婴幼儿因骨骼的软骨连接处增大，导致方颅、肋骨串珠、鸡胸；由于骨骼弯曲变形，产生脊柱弯曲，下肢弯曲；还可发生囟门闭合迟缓，胸腹之间形成郝氏沟以及牙齿萌出迟缓等。

维生素D可以在体内蓄积，过多摄入可以引起维生素D过多症。甚至发生中毒，表现为头痛，厌食，血清钙、磷增加、软组织钙化、肾功能衰竭，高血压等症状。停止食用，数周后可恢复正常。孕期摄入过量，会导致胎宝宝骨骼硬化，分娩困难。

提示要点

维生素D可以促进食物中钙的吸收，没有维生素D，单纯补充钙片，钙只能从大便或尿中排出。因此补钙的同时应补充足够的维生素D，才能使钙真正吸收而且沉到骨骼中去。

维生素D在烹调过程中是很稳定的，不会因加热或加工而遭破坏，但它会受到油脂腐败味道的影响。在烹调过程中，如果闻到了腐败的油脂味，说明材料中的维生素D已经遭到了破坏。

＊|膳食推荐

酱鱼松

□材料：草鱼1条，葱末、姜末各适量

□调料：料酒、糖、盐、醋、五香粉各适量

□做法：

1.将鱼洗净，去其内脏，整条放入蒸锅，加葱末、姜末及料酒，蒸熟，去刺。

2.油锅烧热，将鱼肉放入锅中，边炒边加油、盐，最后加糖、醋及五香粉，继续炒至鱼肉成松或干的小颗粒即成。

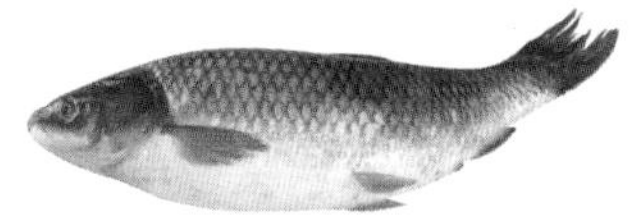

鲤鱼白菜粥

□材料：鲤鱼1条（约500克），白菜500克，粳米100克，葱末、姜末各适量

□调料：盐、料酒各适量

□做法：

1.鲤鱼去鳞、鳃及内脏，洗净；白菜择洗干净，切丝。

2.锅置火上，加水烧开，放入鲤鱼，加葱末、姜末、料酒、盐煮至极烂。用汤筛过滤去刺。

3.倒入淘洗干净的粳米和白菜丝，再加适量清水，转小火慢慢煮至粳米开花、白菜烂熟即可。

干煸萝卜丝

□材料：白萝卜400克，猪肉100克，冬菜50克，葱花1大匙

□调料：盐适量，料酒半小匙，香油1小匙

□做法：

1.白萝卜去皮，洗净，切成粗丝；猪肉、冬菜分别洗净，切末。

2.油锅烧至七八成热，放白萝卜丝略炸，倒出沥油。

3.锅内留少许底油，加葱花炝锅，放入猪肉末、白萝卜丝，用中火煸炒至水分将干时倒入料酒，放冬菜末、盐煸炒至干香，淋香油，起锅装盘即成。

营养功效 萝卜营养丰富，略带辛辣味，能促进消化，对防治孕期便秘有很好的功效。但孕妈妈不可过量食用，因为萝卜性寒，尤其是容易流产的孕妈妈要忌食。

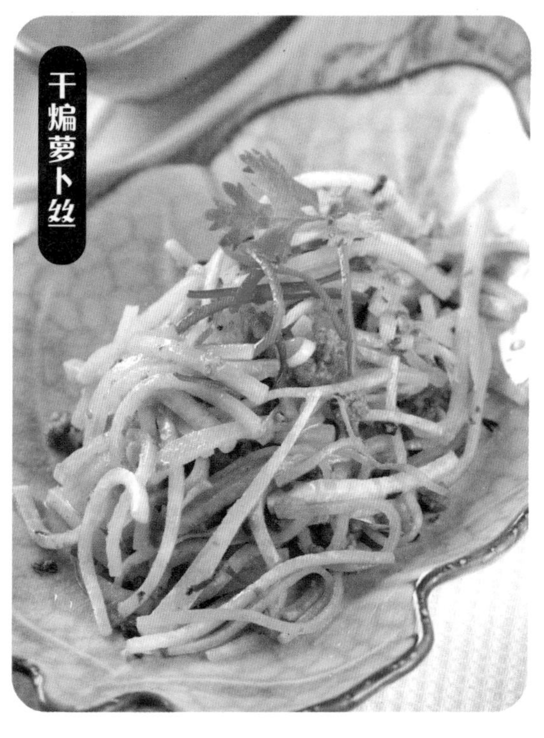

维生素 E

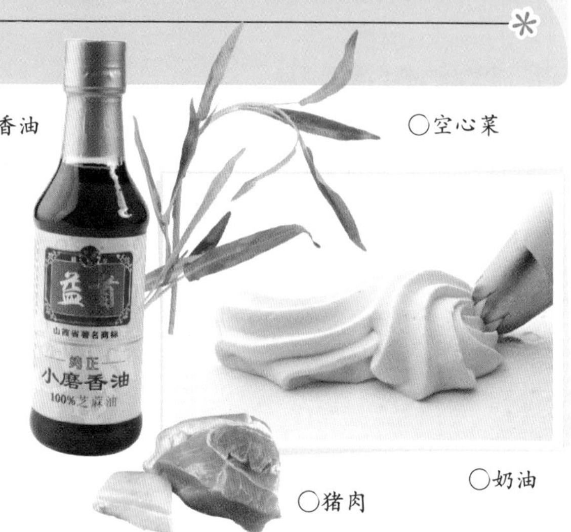

○香油 ○空心菜 ○猪肉 ○奶油

食物来源

各种植物油（葵花籽油、玉米油、花生油、香油）、谷物的胚芽、许多绿色植物、肉、奶油、奶、蛋等都是维生素 E 良好或较好的来源。

营养解读

维生素 E 具有很强的抗氧化作用，能阻止不饱和脂肪酸因发生过氧化反应而遭到破坏，从而维持细胞膜的完整性和正常功能，具有延缓衰老、预防大细胞性溶血性贫血的作用。此外，它还可以促进腺垂体促性腺分泌细胞功能，增加卵巢功能，使卵泡数量增多，黄体细胞增大，增强孕酮的作用，促进精子的生成及增强其活力。所以医学上常采用维生素E治疗男女不孕症及先兆流产，生育酚也由此得名。对多种急性肝损伤具有保护作用，对慢性肝纤维化有延缓作用；在孕前及围产期持续食用维生素 E，还能够有效防止妊娠纹的产生。

供给量

成人每日推荐量为70～140微克。我国推荐的孕妇维生素 E 每天的供给量为 140 微克。

注意点

如果孕妈妈缺乏维生素 E 容易引起胎动不安或流产后不易再受精怀孕，还可导致毛发脱落，皮肤早衰多皱等。因此，孕妈妈要多吃一些富含维生素E的食品。可有效预防习惯性流产、先兆流产的发生，还能有效预防轻度的妊娠高血压综合征。另外，从孕37周开始至分娩期间多摄取维生素E，能增加产后的泌乳量。

提示要点

- 维生素 E 易溶于脂肪溶剂，对热与酸稳定，对碱敏感，可缓慢地被氧化破坏。
- 有些物质会干扰体内维生素E的吸收，甚至引起维生素E的不足，如非有机形式的铁和维生素 E 一起服用时，两种物质的吸收都会受损。
- 维生素E和其他脂溶性维生素一样，只有在脂肪存在的情形下，才能被吸收。

膳食推荐

鲜肉包子

□材料：面粉100克，猪肉50克，鲜酵母、葱花、姜末各适量

□调料：盐、酱油、鸡精、香油、料酒、骨头汤各适量

□做法：

1.猪肉洗净剁成泥，加酱油、香油、味精、料酒、盐、葱花、姜末拌匀，再加少许骨头汤，边加边搅，使肉泥、汤融合，即成馅料，放冰箱内稍冻硬。

2.酵面如常法起发后，分成剂子，并按扁成中间略厚的圆皮，放入馅料，顺边收拢，即为包子生坯，码入屉内，大火沸水蒸10分钟即可。

橄榄油炒蕨菜

□材料：新鲜蕨菜300克，蒜末、姜末、胡萝卜各适量

□调料：盐、鸡精、橄榄油各少许

□做法：

1.将新鲜蕨菜去硬梗和腐叶，洗净沥干后切成段。

2.胡萝卜去皮后切丝，投入开水中汆烫片刻。

3.锅中加2大匙橄榄油烧至七成热，放入蒜末、姜末爆香，随后放入蕨菜和胡萝卜丝炒熟，下盐、鸡精调味即可。

荸荠烧香菇

□材料：荸荠250克，水发香菇100克

□调料：盐、白糖、鸡精、香油各少许

□做法：

1.将荸荠洗净去皮后切片；水发香菇挤出水分并切除伞柄。

2.油锅烧热，香菇、荸荠片下锅翻炒，加适量水焖3分钟，加入盐、白糖、鸡精调味，出锅前淋入香油即可。

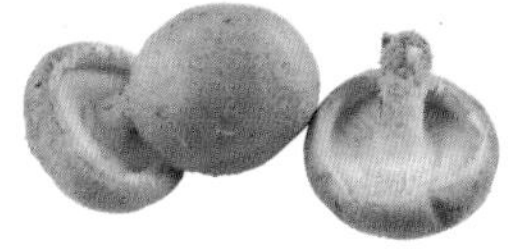

营养功效 此菜富含多种维生素、矿物质和蛋白质，营养丰富而不失清淡，易消化，适合孕期食用。

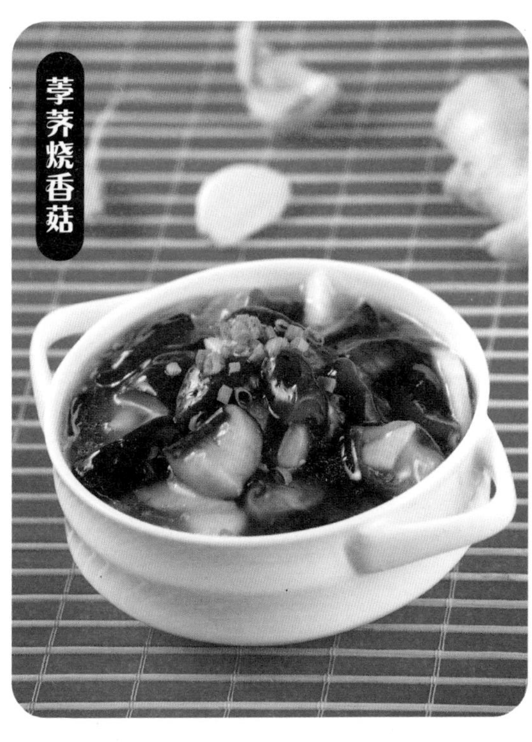

维生素K

食物来源

鱼、鱼卵、肝、蛋黄、奶油、黄油、干酪、肉类、奶、水果、坚果、蔬菜及谷物等。

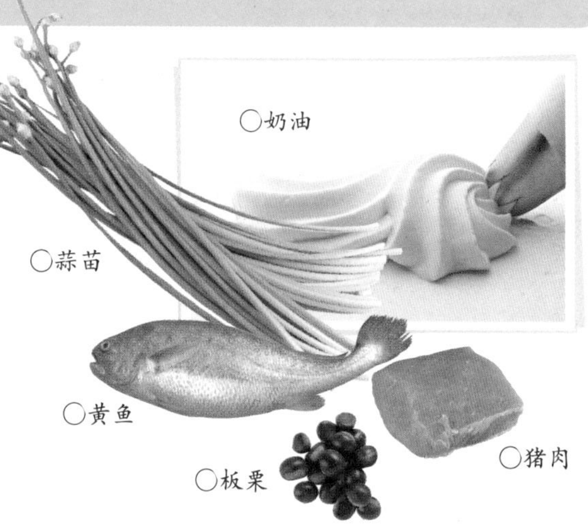

营养解读

维生素K分为两大类，一类是脂溶性维生素，即从绿色植物中提取的维生素K_1和从微生物中提取的维生素K_2。另一类是水溶性的维生素，即由人工合成的维生素K_3和维生素K_4。其中最重要的是维生素K_1和维生素K_2。

维生素K经肠道吸收，在肝脏能生产出凝血酶原及一些凝血因子，会起到凝血的作用。它是正常凝血过程所必需的，如果缺乏就会造成机体出血或出血不止。因此，维生素K有“止血功臣”的美称。若维生素K吸收不足，血液中凝血酶原减少，易引起凝血障碍，发生出血症。

供给量

推荐量为70～140微克/天。

注意点

孕妇在妊娠期如果缺乏维生素K，会增加流产的概率。即使胎儿存活，由于其体内凝血酶低下，易发生出血。维生素K缺乏还可引起胎宝宝先天性失明和发育迟缓及死胎。如果孕妇在妊娠期间使用过镇静剂、抗凝剂、利福平等，或有酗酒的习惯，都会减少血液中维生素K的含量，使新生儿出生时体内的维生素K比其他新生儿更低。

即使供给大量的维生素K_1和维生素K_2的天然形式也不易中毒。

提示要点

现在发现有些新生儿（尤其在农村地区）出生时或满月前后，会出现颅内出血。造成这一现象的原因便是孕期母体供给维生素K不足。

新生儿的肠道在出生几天内处于无菌状态，故不能由微生物合成维生素K。初生儿血浆中的凝血酶原水平很低，在正常条件下，出生数周以后才升高到成人的水平。因此，对于新生儿来说，妈妈的维生素K营养水平直接与之相关。为了保证新生儿充足的维生素K水平，保证妈妈分娩时顺利、健康，孕妈妈在孕晚期及月子里，应注意适当摄入动物肝脏及绿叶蔬菜等富含维生素K的食物。

*|膳食推荐

核桃芝麻粥

□材料：核桃仁适量，芝麻粉2大匙，糯米半杯

□调料：糖适量

□做法：

1.糯米洗净泡水1小时备用。

2.将核桃仁放入塑料袋中，敲成碎末状备用。

3.锅内放入核桃末、芝麻粉、糯米和5杯水，一起煮开。

4.改小火煮至粥稠，加糖调味即可。

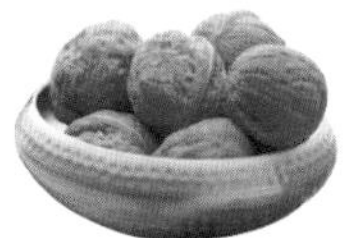

脆皮黄瓜

□材料：黄瓜250克，香菜适量

□调料：香油、盐、花椒各适量

□做法：

1.黄瓜洗净，切成筷子粗细的长丝，用盐拌匀，腌2小时后挤去水分，放入盘内。

2.香菜洗净，切成小段。

3.锅置火上，放香油烧热，放入花椒粒炸出香味，捞出花椒粒不用，油倒入黄瓜丝内，拌匀，再将黄瓜丝码入盘中，加香菜即可。

海带三丝

□材料：水发海带300克，胡萝卜100克，蒜末、葱丝各适量，香菜少许

□调料：醋、盐各适量，香油少许

□做法：

1.海带洗净沥干，切长10厘米左右长的丝；胡萝卜洗净切丝；香菜洗净切段。

2.将海带丝、胡萝卜丝、葱丝放入盘中，加入香菜段、蒜末及所有调料，拌匀即可。

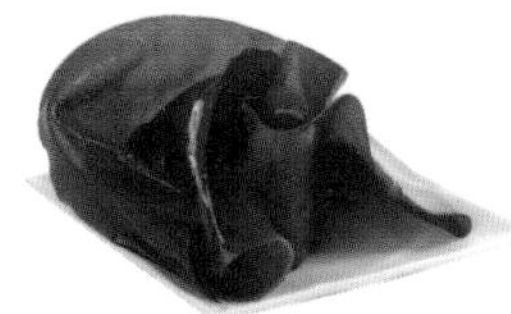

营养功效　此菜鲜香爽口，富含钙、B族维生素和维生素K等营养成分，孕妇宜食。

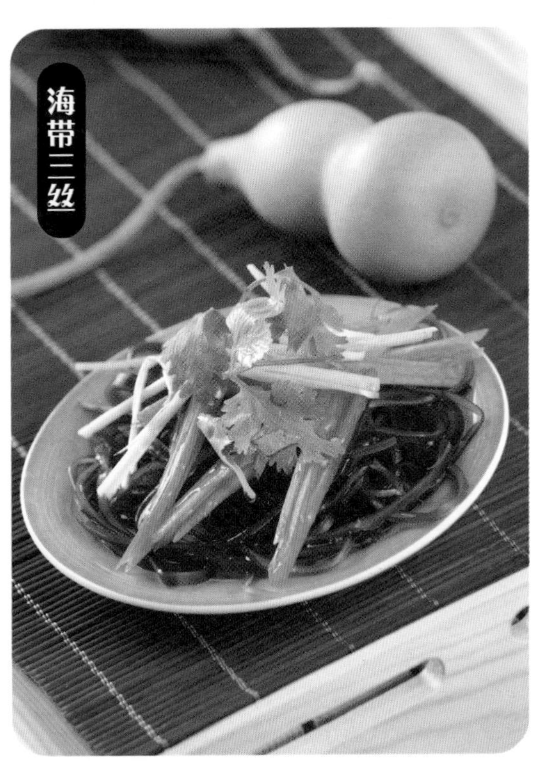

叶酸

食物来源

动物的肝、肾及豆制品、甜菜、蛋类、鱼、绿叶蔬菜（如莴苣、芦笋、菠菜等）、坚果、柑橘以及全麦制品等。

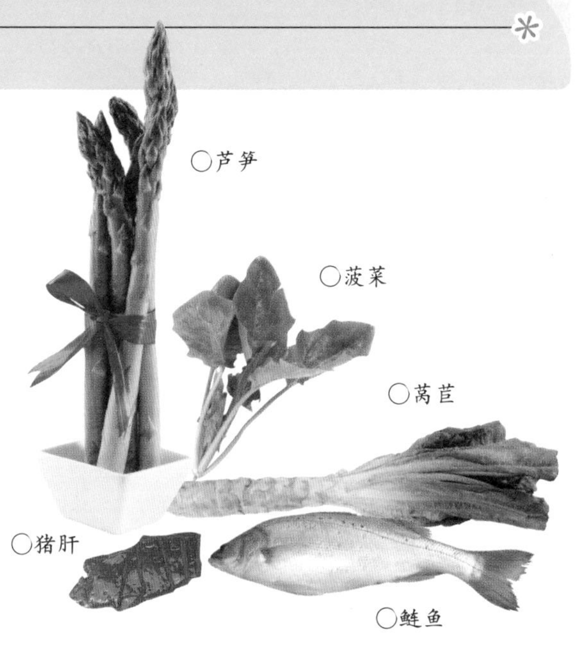

营养解读

叶酸是一种水溶性维生素。它的主要生理功能是蛋白质和核酸合成的必需因子，在细胞分裂和繁殖中起重要作用。

对于怀孕中的准妈妈而言，叶酸是一种重要的维生素。最新医学研究发现，叶酸是胎宝宝神经发育的关键营养素，孕妈妈补充叶酸，既可防止胎宝宝神经管畸形，又可防止母体同型半胱氨酸增高。母体血液中的同型半胱氨酸增高可能会发生冠心病或妊娠合并症。

孕早期胚胎体积很小，此间需要的蛋白、碳水化合物数量不太大，但此时是胚胎器官形成的关键时期，如发生叶酸缺乏，则很容易造成胎儿畸形。另外，叶酸与准妈妈及胎儿的红细胞成熟有关，如在怀孕期间缺乏叶酸，就可能使准妈妈发生大细胞性贫血，进而影响宝宝的健康。

供给量

从怀孕前3个月开始口服叶酸补充剂，每天400微克，一直服用到怀孕后3个月。哺乳期女性在前6个月每天需要补充280微克，之后的6个月则需260微克。

注意点

宝宝缺乏叶酸时会引起有核巨红细胞性贫血，孕妈妈缺乏叶酸时会引起巨红细胞性贫血。

在怀孕早期如缺乏叶酸，易导致新生儿畸形。

过量服用叶酸会造成维生素B_{12}的缺乏，还会造成视神经永久性的伤害。长期服用叶酸还会干扰孕妇的锌代谢，锌一旦摄入不足，就会影响胎宝宝的发育。

提示要点

叶酸易被紫外线破坏，因此，新鲜蔬菜在室温下贮藏2～3天其叶酸量就会损失50%～70%。食物中50%～95%的叶酸在烹调时被破坏。另外，要注意食物的烹饪方法，不要将蔬菜长时间高温炒、煮，避免油炸食品。

膳食推荐

西兰花拌墨鱼

□材料：净墨鱼300克，虾仁50克，西兰花100克

□调料：鱼子酱适量，醋2小匙，蜂蜜1小匙，柴鱼高汤50克

□做法：

1.将墨鱼洗净剞花刀；虾仁去沙线；西兰花洗净，切小朵。

2.将鱼子酱、醋、蜂蜜、柴鱼高汤混合料搅拌均匀备用。

3.把所有原料用水汆熟后过凉，捞出放盘内，浇调好的调料拌匀即可。

雪映红梅

□材料：豆腐5块，胡萝卜2根，猪肥膘肉100克，水发香菇3朵，鸡蛋3个

□调料：盐、鸡精、料酒、水淀粉各适量

□做法：

1.豆腐片去表皮，用刀抹成泥，把猪肥膘肉剁成泥，将两种泥放入碗内，加入盐、鸡精、料酒、水淀粉拌匀。

2.取3个鸡蛋的蛋清放入碗内，搅打成泡沫状，倒入豆腐和肉泥里，搅拌均匀。

3.胡萝卜洗净，刮皮，雕刻成梅花。

4.取大盘1个，抹上油，将豆腐肉泥倒入摊平，把香菇切成粗细不等的小条作梅花枝干，摆在豆腐和肉泥上，将胡萝卜花放在枝干上，上屉用旺火蒸5分钟，取出即可。

羊肝炒菠菜

□材料：羊肝100克，菠菜200克，鸡蛋清1个，葱花、姜丝各5克

□调料：盐、鸡精各半小匙，酱油、水淀粉、料酒各1大匙，白糖少许

□做法：

1.将羊肝洗净，切成薄片，加入少许盐、淀粉、料酒腌制5分钟；菠菜择洗干净，放入沸水中汆烫一下，捞出冲凉，沥干水分，切段备用。

2.锅中加油，烧至四成热，放入羊肝滑至八分熟，盛出备用。

3.锅置火上，加少许底油烧热，先下入葱花、姜丝炒香，再放入菠菜、羊肝，然后调入料酒，加入酱油、白糖、盐、鸡精，快速翻炒均匀，出锅即可。

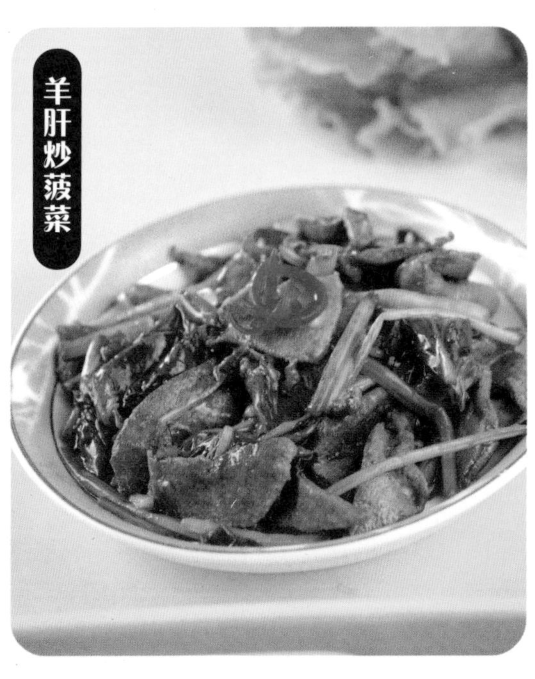

钙

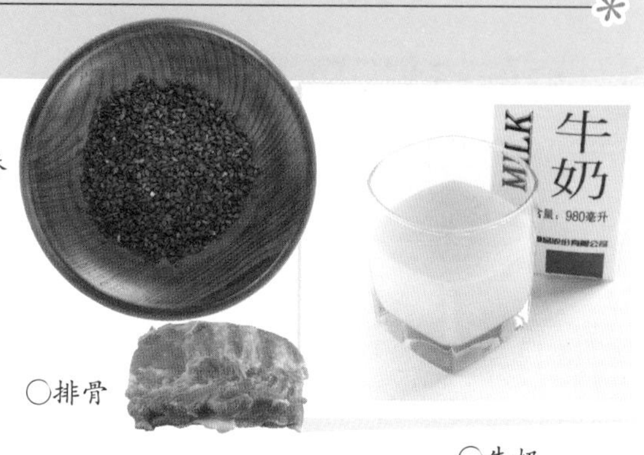

○芝麻
○排骨
○牛奶

食物来源

奶和奶制品中钙含量丰富且易吸收；虾皮、芝麻酱、大豆及其制品是钙的良好来源；深绿色蔬菜如芹菜叶、雪菜等含钙量也较多；小鱼干及大骨汤（大骨应剁开，并加些醋，以利钙质流入汤中）也是钙质的良好来源；体育锻炼、多晒太阳也可促进钙的吸收和储备。发生缺钙现象，可根据医师的建议服用钙剂。

营养解读

钙是人体必需的常量元素，是人体内最丰富的矿物质，约占人体体重的2%，是牙齿和骨骼的主要成分，二者合计约占体内总钙量的99%；钙与镁、钾、钠等离子在血液中的浓度保持一定比例才能维持神经、肌肉的正常兴奋性。钙离子是血液保持一定凝固性的必要因子之一，也是体内许多重要酶的激活剂。孕妈妈每日必须摄取足够的钙质，才能满足胎宝宝生长发育的需要，促进胎宝宝乳牙、恒牙的钙化和骨骼的发育。

供给量

为保证胎宝宝骨骼的正常发育，又不动用母体的钙，到孕中期以后，孕妈妈每天需补充1000毫克钙，孕晚期要增加到1500毫克。而每天从食物中摄入的钙仅有400毫克，因此除建议每天喝1～2袋奶（可补充钙250～500毫克）外，孕妇还需要补充一定的钙制剂。

注意点

孕期缺钙，不仅使母体发生相关疾病，还会并发妊高症，新生儿也易发生骨骼病变、生长迟缓、佝偻病以及脊髓炎等病症。孕妈妈严重缺钙还会导致骨质软化、骨盆畸形，甚至诱发难产。

孕期钙摄入过多，会造成胎宝宝娩出困难。

提示要点

钙在肠道内吸收很不完全，食物中的钙约70%～80%随粪便排出。这主要是由于膳食中的植酸和草酸与钙结合成为不溶解难吸收的钙盐。谷类食物含植酸较高，有些蔬菜，如菠菜、苋菜、竹笋等含草酸较多。

膳食中纤维素过高也会降低钙的吸收率。过量的蛋白质与脂肪则会促进钙的排泄，造成钙的流失。

另一方面，膳食中的维生素D，蔬菜水果中的维生素C，牛奶中的乳糖以及膳食中钙与磷比例适宜等因素均可促进钙的吸收。

研究发现，胎宝宝的乳牙胚在妊娠6周开始发育，妊娠3～4个月时恒牙胚开始发育。由此看来，孕妈妈在补钙过程中需衡量各方面因素，力求使钙质充分被机体吸收。

膳食推荐

豆豉排骨

□材料：猪小排骨250克，黑木耳10克，葱白、姜各适量

□调料：大料、料酒、糖、盐、豆豉各适量

□做法：

1.将猪小排骨放温水内清洗干净，剁成2厘米宽、4厘米长的段，放盘内。

2.葱白洗净，拍破后切成段；姜洗净，切成薄片；黑木耳用水发好后清洗干净。

3.将黑木耳、葱段和姜片均匀地撒在小排骨上，再放上大料，淋上料酒，再将豆豉均匀地撒在上面，最后撒上糖、盐，入蒸锅用大火蒸15分钟即可。

海米紫菜蛋汤

□材料：紫菜10克，虾仁5克，鸡蛋1个，青菜叶4片，葱适量

□调料：盐适量

□做法：

1.将虾仁用热水浸泡软透。

2.葱切成葱花；鸡蛋搅匀。

3.紫菜剁碎，除去杂质，放入汤碗内。

4.锅中放豆油，下葱花炝锅，加适量清水，下虾仁，用小火煮片刻。再加盐和青菜叶，淋入鸡蛋液，待蛋花浮起时，将汤全部冲入紫菜碗中即可。

黄豆酥海带

□材料：水发海带250克，水发黄豆100克，猪五花肉50克

□调料：酱油2大匙，鸡精1小匙，白糖1大匙，老汤2碗

□做法：

1.海带用清水泡发，洗净，切成菱形块；五花肉洗净，切片备用。

2.锅置火上，放油烧热，将海带下油炸酥，捞出沥干备用。

3.锅中留底油，先放入五花肉略炒，再加入酱油、海带和黄豆，添入老汤，用中火烧开后转小火焖烧30分钟，待海带和黄豆酥烂后再转大火收汁，加鸡精、白糖出锅装盘，晾凉即可食用。

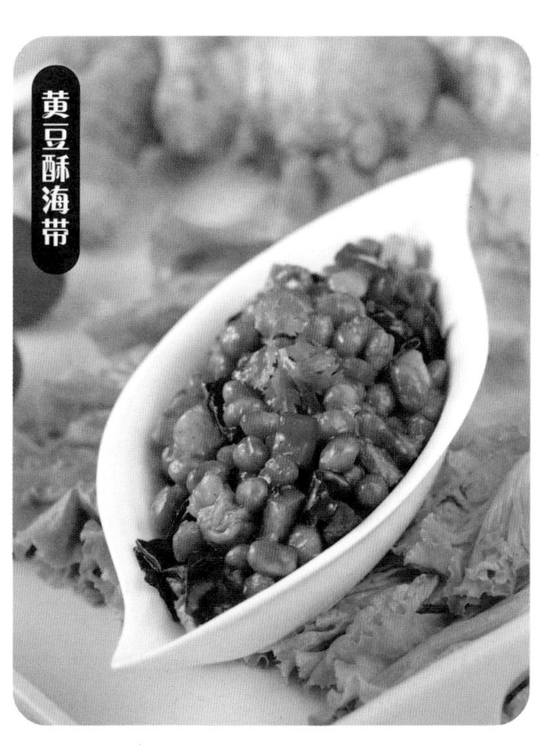
黄豆酥海带

铁

食物来源

动物肝脏、动物血、瘦肉、红糖、干果、蛋、豆类、桃、梨、葡萄、菠菜等绿色蔬菜都是补铁的好食物。

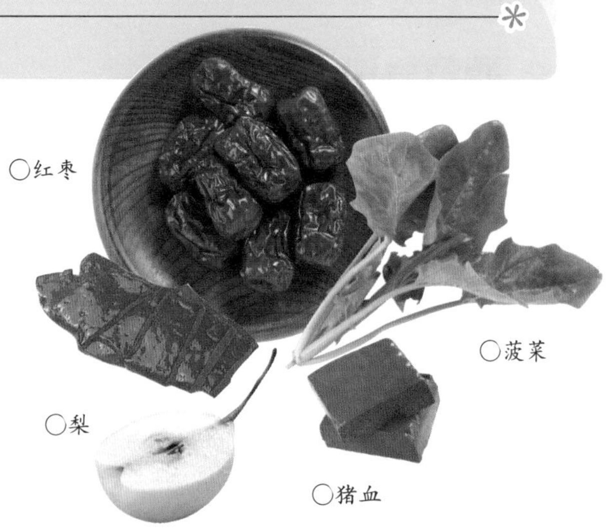

营养解读

铁在人体内含量很少，主要和血液有关系，参与机体内部氧的输送和组织呼吸，孕妇体内铁元素的多少，直接影响到胎宝宝。孕妇血红蛋白、血清铁及血铁蛋白水平与新生儿血液中此3种物质的含量各自呈现着正比，新生儿身长与新妈妈血清铁和血红蛋白含量也成正比。

供给量

孕期与哺乳期的女性要吃含铁量多的食物，孕早期建议每天摄入15～20毫克铁，孕晚期建议每天摄入20～30毫克铁。准妈妈或乳母每天建议摄入18毫克铁。

注意点

孕期的缺铁性贫血会导致孕妇出现心慌气短、头晕乏力等现象，也会导致胎宝宝宫内缺氧，生长发育迟缓，出生后智力发育障碍，体重过轻。在细胞免疫方面，缺铁可致外周淋巴细胞有丝分裂减少，影响吞噬功能，降低嗜中性粒细胞对细菌的杀伤能力。

铁虽然是人体必需的微量元素，本身也不具有毒性，但当摄入过量时也可能导致铁中毒。若长时间每天摄取25毫克以上，则会出现上腹部不适、腹痛、恶心呕吐、腹泻便黑，甚至面部发紫、昏睡或烦躁，急性肠坏死或穿孔，最严重者可出现休克而导致死亡。

提示要点

孕期缺铁，一是由于女性在怀孕过程中生殖系统发生巨大变化，母体血容量增加，容易导致生理性贫血；二是胎宝宝的发育也需要从母体补充铁。因此孕妇必须及时满足身体对铁的需求，且注意补铁的方式方法。

- 药物补铁应在医师指导下进行，避免乱用补铁制剂，否则会影响锌的吸收利用。
- 植物中的植酸、草酸、膳食纤维与茶、咖啡、牛奶中的蛋白质都会抑制铁质的吸收。
- 尽量使用铁锅、铁铲做饭，铁离子会溶于食物中，易于肠道对铁的吸收。

膳食推荐

菠菜鱼片汤

□材料：鲤鱼肉40克，菠菜100克，火腿末5克，葱段、姜片各适量

□调料：料酒、盐各适量

□做法：

1.将鲤鱼处理后切成薄片，加上盐、料酒腌渍半小时。

2.油锅烧至五成热，爆香姜片、葱段，下鱼片略煎后加水煮沸，用小火焖半小时。

3.开盖投入切碎的菠菜、盐，再撒上火腿肉，沸后起锅即可。

墨鱼炖排骨

□材料：墨鱼1条，猪排250克，花生米、大枣各50克

□调料：盐适量

□做法：

1.墨鱼洗净，去杂，放沸水里煮5分钟，取出洗净备用。

2.猪排洗净，煮沸，去除浮沫，捞出。

3.把墨鱼、花生米、大枣、猪排放入汤锅内，加清水适量，烧开后改用小火炖2小时。

4.最后加盐调味即可。

营养功效 墨鱼含多种游离氨基酸、蛋白质、脂肪及维生素、矿物质，具有养血补虚、健脾利水之功效。大枣含有丰富的钙、磷、铁，具有补铁养血之功效，孕妇常吃可预防缺铁性贫血。花生米是健脑食品，有利于胎宝宝脑细胞分化及骨骼发育。

菠菜虾皮粥

□材料：粳米100克，菠菜200克，虾皮20克

□调料：盐、鸡精、猪油各适量

□做法：

1.菠菜择洗净，入沸水中稍微汆烫一下，捞出切碎；虾皮洗净。

2.粳米淘洗干净，放入锅中，加入适量清水，以大火煮沸后，放入虾皮、猪油，转小火熬煮约30分钟，待粥快煮熟时加入菠菜稍微煮一下，待熟后加入盐和鸡精调味，搅拌均匀即可。

营养功效 此粥营养丰富，口感好，是孕妇补铁之佳品。

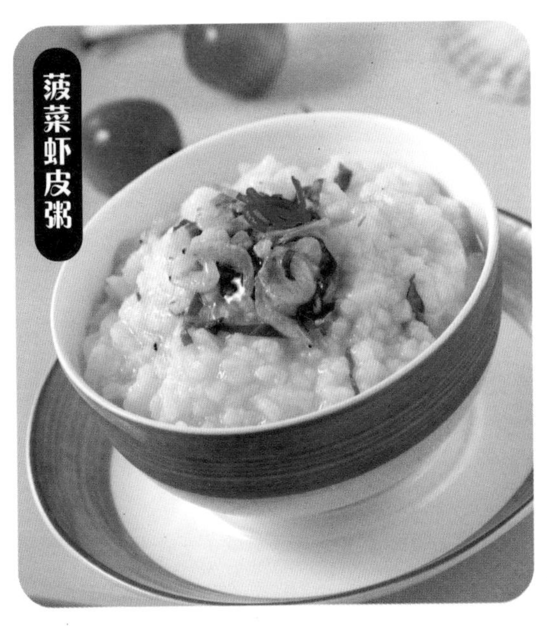

锌

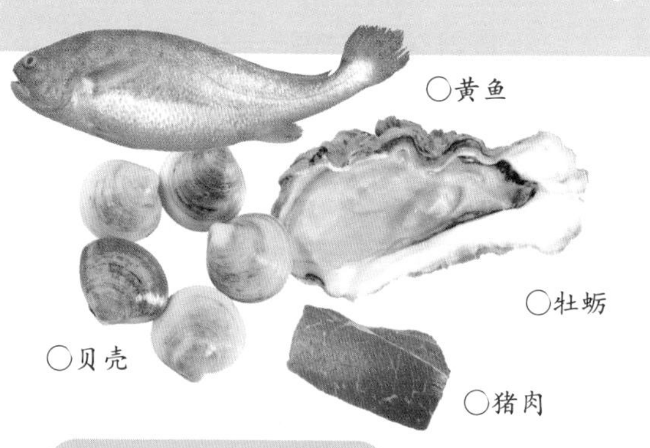

食物来源

锌在牡蛎中含量十分丰富，其次是鲜鱼、牛肉、羊肉、贝壳类海产品。经过发酵的食品含锌量增多，如面筋、烤麸、麦芽等。豆类食品中的黄豆、绿豆、蚕豆等锌含量都很丰富；硬壳果类食物如花生、核桃、栗子等，均可作为补锌的良好食材。但是谷类中的植酸会影响锌的吸收，精白米和精白面粉含锌量少，因此，食物不要加工太精细。

营养解读

锌是人体必需的重要微量元素，被科学家称为“生命之素”，对人体的许多正常生理功能的完成起着极为重要的作用。锌可增强子宫有关酶的活性，促进子宫肌收缩，帮助孕妇娩出胎宝宝。锌还可以通过对蛋白质和核酸的作用，而促进细胞分裂、生长和再生。对胎宝宝的生长发育有着十分重要的营养价值。锌还和脑下垂体分泌生长激素有关，因此补锌能使小儿身高、体重明显增长。锌还能维持正常的食欲与味觉，增强吞噬细胞的杀菌功能，促进创口愈合。

供给量

孕期每日推荐量为20毫克。哺乳期女性每天需摄取27毫克的锌。

注意点

妊娠期间妈妈缺锌可能导致胎宝宝畸形。不仅如此，还会削弱子宫肌的收缩力，无法自行娩出胎宝宝，因而需要借助产钳等，严重缺锌则需要剖宫产。因此，准妈妈缺锌会增加分娩的痛苦。如果妊娠早期缺锌，还会干扰胎宝宝中枢神经的发育，严重的可造成中枢神经系统畸形。倘若孕妇在孕晚期缺锌，可使中枢神经的发育异常。

缺锌损害人体健康，引起锌缺乏病，但体内含锌量超过正常值时也会引起锌中毒。

提示要点

通过食物摄入的锌，约20%～30%被身体吸收，吸收部位主要在十二指肠和小肠近端。吸收率受多方面因素所影响，包括锌的来源。动物食品中的锌，一般比植物食品中的锌易于吸收，因为植物中的植酸和纤维，可与锌在肠中结合而影响其吸收。其他如磷酸盐、铁、铜、铅、银、钙等，也能抑制锌吸收。

最近，国外有研究表明，孕妇的分娩方式与其妊娠后期饮食中锌含量有关，每天摄锌越多，其自然分娩的机会越大。

膳食推荐

青豆炒牛肉

□材料：牛肉100克，青豆角150克，姜片、蒜末各适量

□调料：盐、花椒粉、水淀粉各适量

□做法：

1.将青豆角洗净切段；牛肉洗净，沥干水，按横纹切薄片。

2.油锅烧热，将青豆角放入锅中，加盐、沸水煸至九分熟，倒在漏勺里，滤去水分。

3.油锅烧热，下入牛肉炸至六分熟，沥油备用。

4.利用锅中余油，放入姜片、蒜末和青豆角翻炒数下，加入牛肉、少量水、水淀粉、花椒粉调匀勾芡，加明油炒匀即可。

焦熘鱼片

□材料：鲤鱼片300克，黑木耳20克，青椒100克，青蒜20克，葱花少许

□调料：酱油、水淀粉、糖、料酒、盐、醋各适量

□做法：

1.鲤鱼片洗净，切片，放入碗内，加料酒、盐、水淀粉拌匀；另把青椒去子洗净后切成菱形片；青蒜洗净切段；把黑木耳泡好，青蒜、葱花放在另一碗中，再加入酱油、料酒、盐、水淀粉、醋、糖及清水搅匀成调味汁。

2.油锅烧至六成热，把抓匀的鱼片逐一下入油锅内，炸到鲤鱼片外焦里嫩时下入青椒片稍炸，捞出，控油。

3.原锅坐火上，加入油，油热后将鲤鱼片、青椒、青蒜、黑木耳、碗内的调味汁倒入锅中，翻炒均匀后装盘即可。

椒油拌腰花

□材料：猪腰400克，莴笋50克，水发黑木耳25克

□调料：花椒油、酱油、盐、鸡精、料酒、鸡汤各适量

□做法：

1.将猪腰除去外皮，片成两半，去腰臊，剞上麦穗花刀，切成块，入沸水中汆熟，捞出，沥干。

2.木耳洗净，切成两半；莴笋去皮，洗净，切成象眼片，与木耳均放入沸水内汆烫；把鸡汤、酱油、料酒、盐、鸡精、花椒油放入碗内，调成味汁。

3.将腰花、木耳、莴笋放入碗内，倒入味汁拌匀即成。

营养功效 猪腰在烹饪前一定要将肾上腺清理干净，它富含皮质激素，孕妇误食会诱发妊娠水肿。

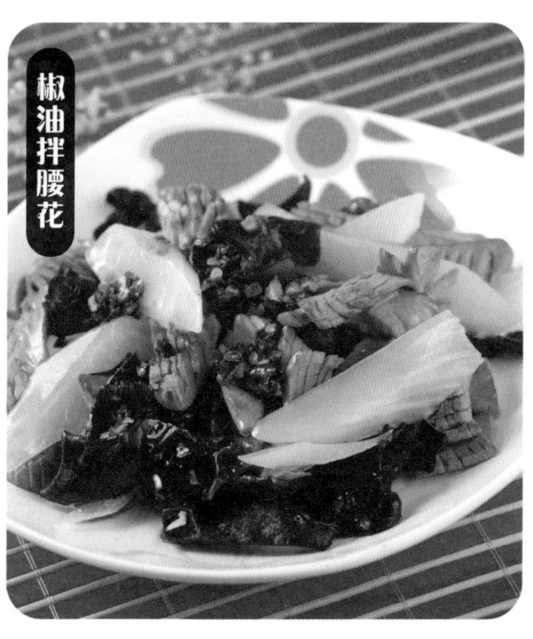

镁

食物来源

镁比较广泛地分布于各种食物中，新鲜的绿叶蔬菜、海产品、豆类是镁较好的食物来源；荞麦、全麦粉、燕麦、黄豆、乌梅、苋菜、菠菜及香蕉等也含有较多的镁。

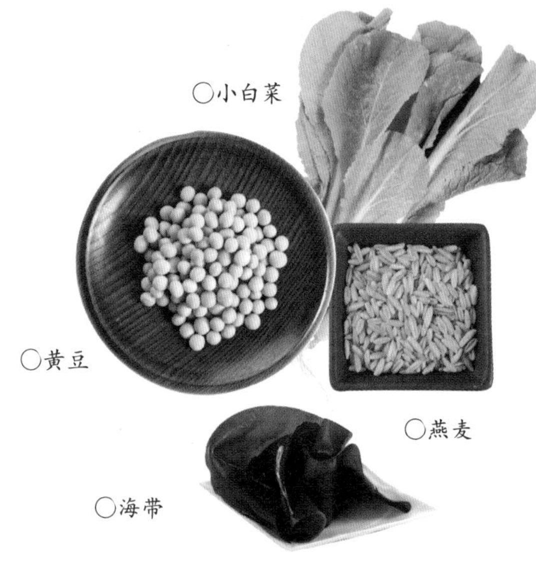
○小白菜
○黄豆
○燕麦
○海带

营养解读

近年来的研究证实，妊娠期体内镁含量的变化直接影响着母婴的健康。

镁的主要生理功能有：

- 镁有松弛平滑肌的作用，所以当孕期血中镁含量增加时，可抑制子宫平滑肌的收缩，有利于维持妊娠至足月。而孕晚期血中镁的浓度下降，使子宫敏感性增加，对分娩有利。
- 镁还参与体内所有能量的代谢，激活和催化300多个酶系统，包括葡萄糖的利用，脂肪、蛋白质和核酸合成等。
- 保持细胞内钾的稳定，维持心肌、神经、肌肉的正常功能。
- 保护骨骼健康。

供给量

成年女性每日膳食推荐量为300毫克，孕期为450毫克。

注意点

当孕妇无法在饮食中摄入足量的镁时，会动用身体内储存的镁，此时就会发生缺镁，正常妊娠期体内的镁缺乏一般没有明显的临床表现，但是当镁摄入量严重不足甚至已经导致了机体内镁的负平衡时，就会出现肌肉震颤、手抽搐、惊厥等现象。倘若孕妇在怀孕33周以前血中镁含量显著下降，则应注意有早产的危险。

提示要点

精细食品在加工过程中会损失较多的镁；动物食品中含有丰富的磷及磷化物，会阻碍胃肠对镁的吸收；孕妇偏食，不常吃绿叶蔬菜，也会导致镁元素摄入量不足。

＊|膳食推荐

糖酥黄豆

□材料：黄豆500克，鸡蛋2个

□调料：糖、水淀粉各适量

□做法：

1.将黄豆洗干净，用凉水泡涨，控净水分，打入鸡蛋，拌匀，加入水淀粉，用手搓匀。

2.将油倒入锅内，烧至七成热时投入黄豆，炸成金黄色，捞出沥油。

3.将锅烧热，加水适量，烧开后放入糖，炒至溶化，糖汁稍变黄，迅速倒入炸黄豆，拌匀。

4.再将黄豆倒在案板上摊匀，冷却后即可食用。

海参汤

□材料：水发海参10克，香菜、葱、姜各适量

□调料：盐、花椒粉、料酒、鸡汤、酱油、香油各适量

□做法：

1.把海参放入清水中，轻轻抠掉肚内黑膜，洗净，再把海参片成大片，在开水锅中氽透，捞出，控去水分；葱切丝；香菜洗净，切成段；姜切末。

2.锅中放入油烧热，放入葱丝、花椒粉稍煸，烹入料酒，加入鸡汤、盐、酱油和姜末，把海参片放入汤内，汤开撇去浮沫，调好口味，淋入香油，撒上葱丝、香菜段即可。

燕麦蛋奶粥

□材料：牛奶250毫升，鸡蛋1个，燕麦60克

□调料：白糖少许

□做法：

1.锅内放适量清水，煮沸后打入鸡蛋，待鸡蛋煮成形时，放入燕麦，煮至软熟。

2.再加入牛奶煮开，放入白糖即可。

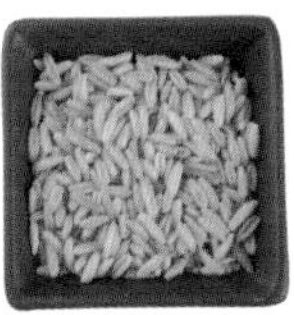

营养功效 燕麦中富含蛋白质、钙、镁、B族维生素、维生素E及纤维质，孕妇常吃有助于胎宝宝的生长发育。同时还可促进肠胃蠕动，对缓解孕期便秘十分有效。

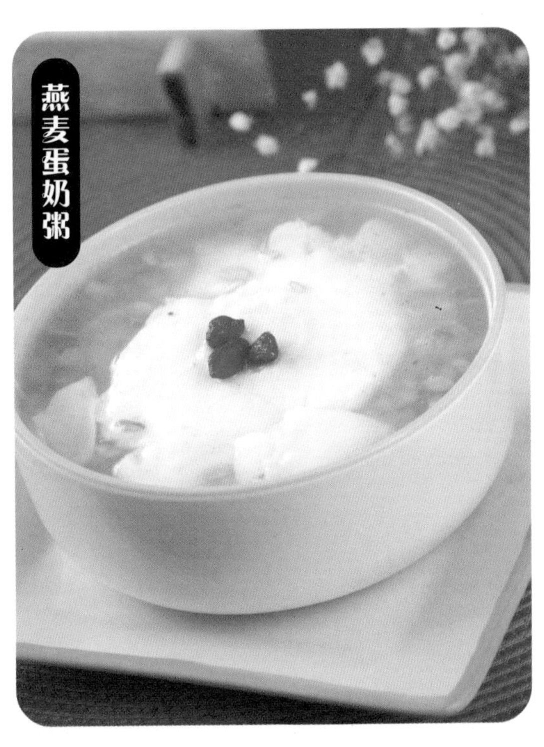

磷

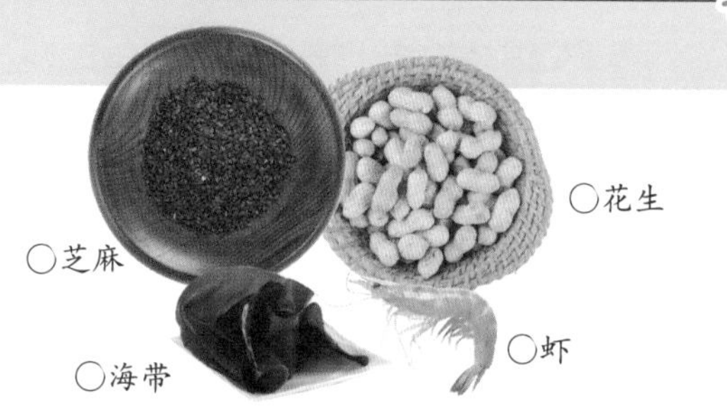

食物来源

几乎所有的食物均含有磷。虾仁、海带、海米、黑木耳、豆制品、豆类、蔬菜、鸡蛋黄、海蜇、芝麻、南瓜子、西瓜子、花生米、瘦猪肉、瘦羊肉等都富含丰富的磷。

营养解读

磷是人体含量较多的元素之一，成人体内磷含量约为650克，占体重的1%左右。磷是机体所含的无机元素之一，它与钙一样对人体均有一定的好处。

磷的主要生理功能包括：

- 是构成骨骼和牙齿的重要成分：磷为骨和牙齿的形成及维持所必需，例如，在骨的形成过程中2克钙需要1克磷。
- 参与能量代谢：碳水化合物，如葡萄糖是以磷酰化合物的形式被小肠黏膜吸收；磷酸化合物乳三磷酸腺苷（ATP）等是代谢过程中作为储存、转移、释放能量的物质。
- 构成生命物质成分：磷是核糖核酸（RNA）和脱氧核糖核酸（DNA）的组成成分，磷脂为构成所有细胞膜所必需的成分，并参与脂肪和脂肪酸的分解代谢。
- 酶的重要成分：磷是体内很多酶的辅酶或辅基的组成成分，如焦磷酸硫胺素、辅酶Ⅰ和辅酶Ⅱ等。
- 调节酸碱平衡：磷酸盐可与氢离子结合为磷酸氢二钠和磷酸二氢钠，并从尿中排出，从而调节体液的酸碱平衡。

供给量

建议建议孕期每天摄取1200毫克的磷。

注意点

虽然许多食物中都含有磷，一般情况下人体不需要额外补充磷元素，但对于挑食的孕妇而言，极易造成体内磷的缺乏，严重的会影响母体骨骼的健康，使脊柱支撑体重的能力下降，加重腰背部肌肉的负担。另外，如果孕妇缺磷，还会影响胎儿的身心发育，使新生儿易患先天性佝偻病。

过量的磷酸盐可引起低血钙症，导致神经兴奋性增强，手足抽搐和惊厥。

提示要点

磷是维持骨骼和牙齿的必要物质，几乎参与生理上的化学反应。磷还是使心脏有规律地跳动、维持肾脏正常机能和传达神经刺激的重要物质。没有磷时，烟酸不能被吸收。需要注意的是，磷的正常机能需要通过维生素D和钙来维持，因此，如果机体缺乏磷，在注意摄取含磷高的食物的同时，还要注意摄取充足的维生素D和钙。

＊ | 膳食推荐

凉拌虾仁芹菜

□材料：虾仁10克，芹菜50克

□调料：盐、鸡精各适量

□做法：

1.将芹菜洗净，切成段，放沸水中烫至断生，捞出装盘。

2.将虾仁挑去沙线，洗净，用少许水煮熟。

3.把虾仁连同煮虾仁的水倒入盛有芹菜的盘内，加入鸡精、盐拌匀即可。

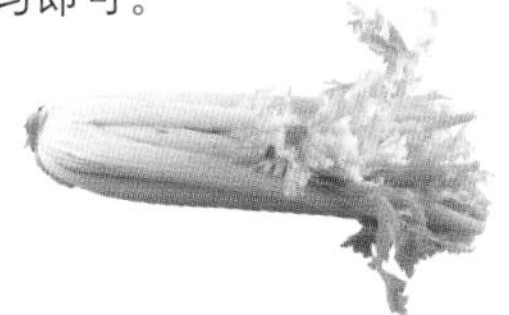

腐竹炒小瓜

□材料：水发腐竹200克，云南小瓜50克，胡萝卜、生姜、蒜各10克

□调料：盐、鸡精、蚝油、香油、水淀粉各适量

□做法：

1.水发腐竹切斜片；云南小瓜洗净，切片；胡萝卜洗净，切片；生姜切片；蒜切片。

2.锅内加水烧开，放入腐竹片、胡萝卜片，略煮后捞出，冲凉待用。

3.另烧锅下油，待油热时下入姜片、蒜片、云南小瓜片炒片刻，加入腐竹片、胡萝卜片，调入盐、鸡精、蚝油炒透，用水淀粉勾芡，淋上香油，炒匀即可。

孜然羊肉

□材料：羊肉300克，莴笋50克，蛋清1个，面粉适量

□调料：孜然1大匙，盐、白糖、料酒、鸡精、水淀粉、香油、高汤、料酒各适量

□做法：

1.羊肉洗净切片，用蛋清、水淀粉、面粉抓拌均匀；莴笋洗净去皮，切菱形片。

2.油锅烧至五成热，下羊肉片炒开后，放笋片拌炒，一起倒出。

3.锅内留少许油，加盐、白糖、鸡精、料酒、孜然、高汤，倒入肉片、笋片继续翻炒，加水淀粉勾芡，淋香油即可。

营养功效 羊肉营养价值高，含有利于胎儿生长发育的蛋白质、脂肪、钙、磷、铁、钾、尼克酸等营养物质，所产生的热量高于猪瘦肉、牛肉等肉食，是补虚益气的佳品。

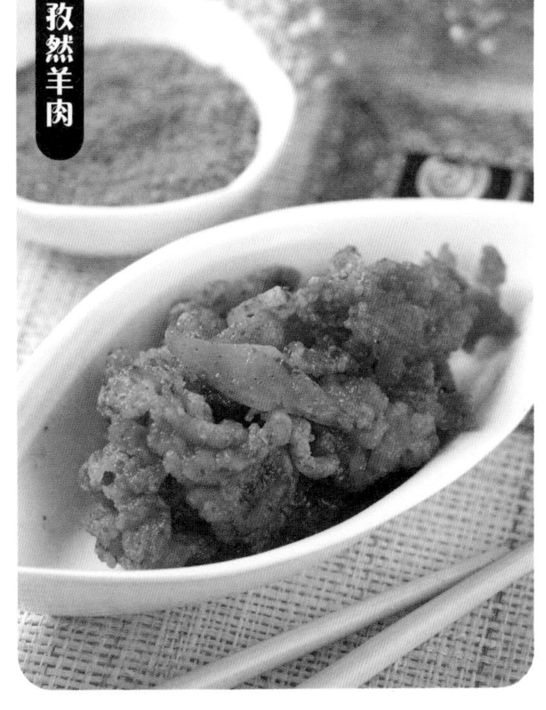

硒

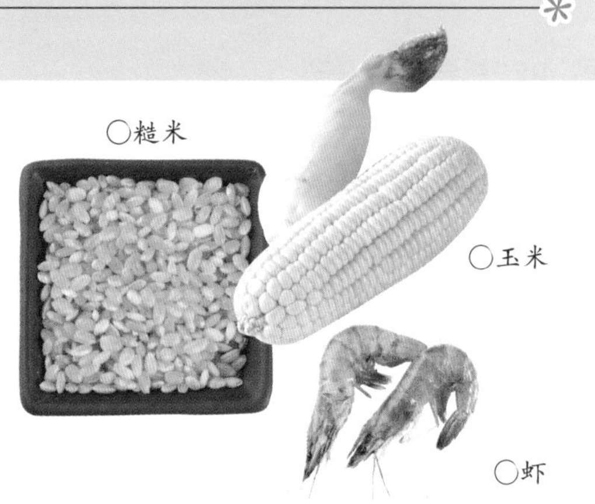
○糙米
○玉米
○虾

食物来源

鱼粉、龙虾、啤酒、苹果醋、小麦、糙米、玉米、动物肝肾等是硒较好的食物来源。

营养解读

硒是一种较稀有的准金属元素，到20世纪70年代才列为人体必需的微量元素。它的需要量和中毒量之间比较接近，有机硒的化合物比无机硒的化合物毒性低，天然食品中硒含量很少，目前的硒产品大多为含有机硒的各种制品。

硒的主要生理功能如下。

- 美国医学工作者在研究硒与妊娠期、哺乳期女性及新生儿的关系时，发现硒可降低孕妈妈血压，消除水肿，改善血管症状，预防和治疗妊娠高血压症，抑制妇科肿瘤的恶变，此外还能预防胎宝宝畸形。国内的研究证实，怀孕女性血硒含量低于非孕女性，并且妊娠女性的血硒含量随妊娠期的推进逐渐降低。分娩时降至最低点，有流产、早产、死胎等妊娠病史的孕妈妈血硒含量又明显低于无此病史者。
- 硒是谷胱甘肽过氧化物酶的组成成分，清除体内过氧化物，保护细胞和组织免受过氧化物的损害。
- 非酶硒化物具有很好的清除体内自由基的功能，可提高肌体的免疫力，抗衰老。
- 可维持心血管系统的正常结构和功能，预防心血管病。

供给量

孕妇对硒的日需求量为50微克。

注意点

机体缺硒会诱发肝坏死和心血管疾病。人轻度或中度缺硒，征兆和症状不明显。

摄入过量的硒将引起硒中毒，其症状为胃肠障碍、腹水、贫血、毛发脱落、指甲及皮肤变形、肝脏受损。正常人如摄入超过生理需要量50倍的硒就会有产生中毒的危险。

提示要点

研究表明，宝宝出生时血硒水平很低，需及时从母乳中摄取大量的硒，以保证宝宝正常的生长发育。预防新生儿的营养阻滞和保证大脑的正常发育，这就要求初产妇要及时补硒，为宝宝提供充足的养分，确保其健康成长。

膳食推荐

凉拌猪肝

□材料：猪肝300克，菠菜250克，香菜、虾仁、蒜泥各适量

□调料：香油、酱油、盐、醋各适量

□做法：

1.将猪肝洗净，切成薄片，经开水烫至断生，捞出，控干水分。

2.将菠菜择洗净，用开水烫至断生，凉后切成段。

3.香菜择洗净，切成段。

4.将菠菜、肝片、香菜、虾仁、酱油、香油、醋、盐、蒜泥拌匀即可。

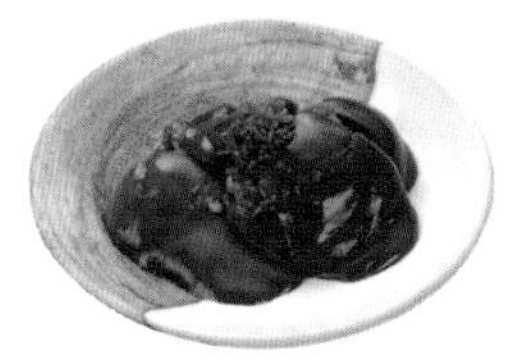

玉米面蒸饺

□材料：细玉米面500克，面粉适量，韭菜300克，水发粉条200克，虾皮40克

□调料：香油、甜面酱、盐、鸡精、花椒粉各适量

□做法：

1.韭菜择洗干净，切成碎末；虾皮用清水漂洗干净，挤去水分；水发粉条剁碎。

2.将粉条、虾皮放入盆内，加甜面酱、盐、鸡精、花椒粉拌匀，再放韭菜末，浇上香油，拌匀成馅。

3.锅置火上，加清水烧沸，把玉米面徐徐撒入（待玉米面撒完，水也干了），用筷子搅拌，倒在案板上稍凉一会儿，用手和好，揉搓成细条，揪20个剂子，包成饺子，上笼用大火蒸15分钟即可。

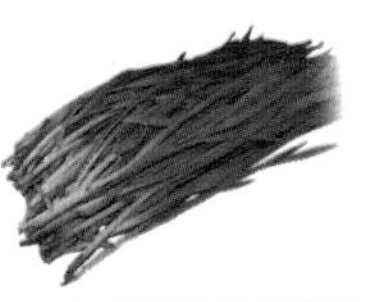

枸杞玉米羹

□材料：鲜玉米粒200克，枸杞子5克，青豆粒10克

□调料：白糖2大匙

□做法：

1.将鲜玉米粒、枸杞子、青豆粒用清水洗净。

2.锅内烧水，待水开后，投入玉米粒、枸杞子、青豆粒，用中火煮沸约6分钟。

3.然后调入白糖稍煮片刻，盛入碗内即可。

营养功效 玉米中含有微量元素硒和镁等营养物质，还含有谷胱甘肽、叶黄素和玉米黄质等多种抗癌因子。孕妇常食可防止硒缺乏，对预防孕期水肿有很好的作用。

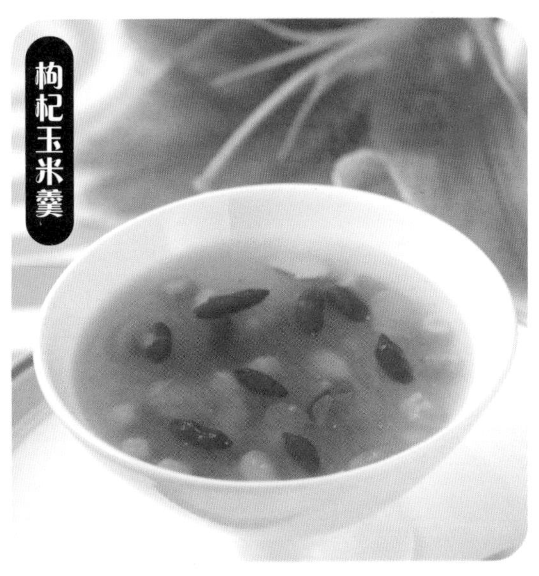

钠

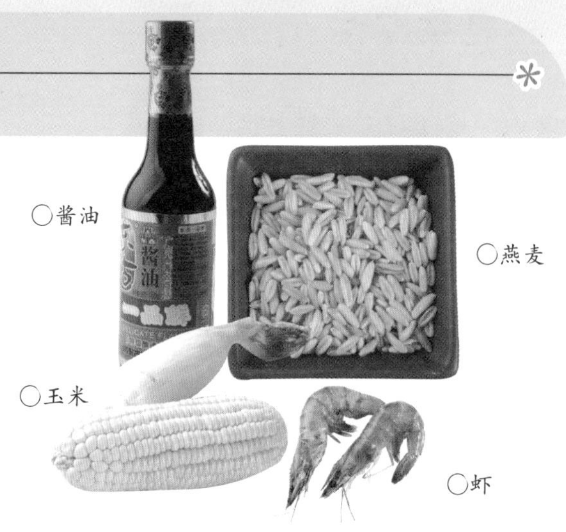

食物来源

除烹调、加工和调味用的盐（氯化钠）以外，钠以不同量存在于多种食物中。一般而言，蛋白质食物中的钠含量比蔬菜和谷物中的多。水果中很少或不含钠。在烹调过程中加进钠（盐）可能比食品中天然存在的量多许多倍。钠在普通食物中的来源主要有：熏腌猪肉、加工肉食、谷糠、玉米片、泡黄瓜、青橄榄、燕麦、马铃薯片、海藻、虾、酱油、番茄酱等调味品。

营养解读

膳食中的钠主要存在于盐中，它是烹饪中重要的调味品，也是保证肌体水和电解质平衡的最重要物质。钠的主要生理功能是细胞外液中带正电的主要离子，参与水的代谢，保证体内水的平衡，维持体内酸碱平衡，是胰汁、胆汁、汗和泪水的组成成分，参与心肌和神经功能的调节。

供给量

正常情况下每日的摄盐量以少于6克为宜。在一般情况下，怀孕后女性和怀孕前女性在钠的摄入上差别不是很大。

注意点

由于钠离子是亲水性的，过多的钠会造成体内水的潴留，开始时这会使细胞外液积聚，如果积聚过多就会导致孕妈妈水肿。过多的钠会加重妊娠中毒症的三个症状，即水肿、高血压和蛋白尿。

如果身体内缺少盐分，水分也会减少。在这种情况下除了产生口渴的感觉外，血液也会变得黏稠，流动缓慢，以致养料不能及时地输送到身体的各个部位，废物也不能及时地排出体外，时间一长，对母婴都有害。

提示要点

- 妊娠期间慎用利尿剂，以免造成钠的损失。
- 夏天气温高，出汗过多不仅使体内的水分丢失，而且还会丢失大量钠、钾，因此孕妈妈应该适当补充一些钠和钾。钠可以通过在食物中加食盐、酱油等方法来补充，含钾高的食物有香蕉、豆制品、海带等。
- 钠的摄入主要是通过食物，尤其是食盐。每日摄入体内的钠几乎全部都由胃肠道吸收，经血液到肾脏。钠排出的主要途径是通过肾脏、皮肤及消化道来完成的。通常情况下肾脏是钠的主要排泄器官，肾脏根据机体钠含量的情况调节尿中排钠量。皮肤对钠的排泄主要是通过汗液排出，也有少量随粪便排出。

膳食推荐

拌海带丝

□材料：水发海带50克，姜末适量

□调料：酱油、盐、糖、料酒、香油、五香粉各适量

□做法：

1.海带洗净，切成丝，放入锅内用开水煮熟，捞出，用清水洗净，沥干水分。

2.将海带丝放入盘内，加入酱油、盐、糖、五香粉、姜末、料酒拌匀，腌5小时。

3.入味后取出，控干水分，再放香油拌匀即可。

营养功效　海带中含有褐藻酸钠，可有效预防孕妇缺钠。另外，海带还具有降压、降低血脂的作用，对妊娠高血压有很好的预防功效。

海蜇凉面

□材料：面条、海蜇、黄瓜各100克，葱丝、姜丝、香菜各适量

□调料：鸡精、盐、酱油、醋、香油各适量

□做法：

1.面条放入开水锅中煮熟，取出，放入凉水中过凉，然后沥干水分，装入碗中。

2.海蜇放入清水里漂洗几次，至无沙粒时捞出，切成丝，放入开水中烫一下，过凉。

3.黄瓜洗净，切成丝；香菜洗净，切段；葱切丝；姜切末。

4.将海蜇取出，挤干水分，放葱丝、姜丝、香菜段、黄瓜丝、鸡精、盐、酱油、醋、香油拌匀，然后放面条即可食用。

老芋头炒腊肉

□材料：腊肉、蒜苗、红椒、老芋头各适量

□调料：盐适量

□做法：

1.芋头去皮，撒盐腌制15分钟，洗净，放开水锅中氽烫一下，开锅后捞出。

2.蒸锅置火上，入水烧开，放入芋头和腊肉，大火蒸5分钟，取出芋头，再蒸5分钟，取出腊肉。芋头与腊肉稍凉，切成同样大小的条。

3.锅置火上，入油烧热，放入蒜苗、红椒煸炒几下，放入芋头炒至入味，再放入腊肉，继续翻炒均匀后，加盐调味即可出锅。

营养功效　腊肉中含有较多的钠，此菜可有效预防钠缺乏，防止孕妇由于钠摄取不足而患上低血钠症。

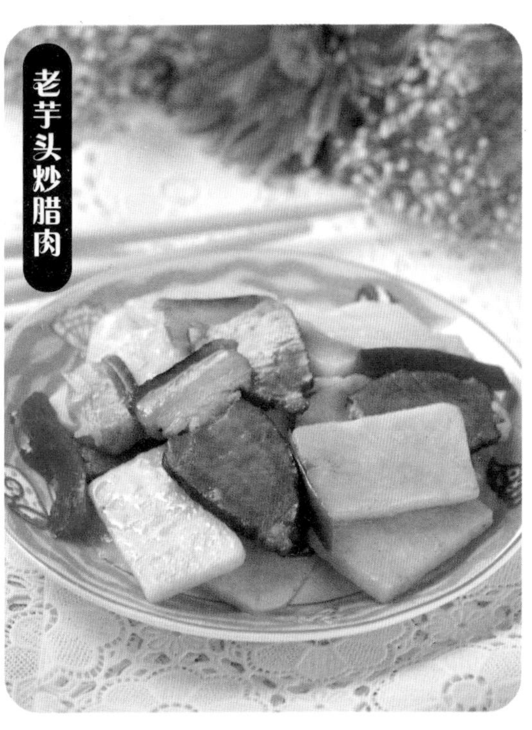

碘

食物来源

含碘较为丰富的食物有海带、紫菜、海蜇、海虾、海鱼、干贝、蛤等海产品。

营养解读

碘是人体必需的微量元素之一，人体各个时期均需要。它是人体甲状腺素的组成成分，对调节人体生理功能具有重要的作用。孕期摄入适量的碘，可促进胎宝宝生长发育。碘还能够调节能量代谢，使产能物质如碳水化合物等产生能量，供给细胞利用，以完成各种生理活动。碘还能促进神经系统的发育，维持正常的生殖功能。

供给量

成人每天摄取碘的量为100～180微克，但孕妈妈对碘的需要量比一般人的需要量要高，因为胎宝宝的生长发育旺盛，对甲状腺激素的需要量会相应增加。

注意点

孕妈妈如果缺碘，会使胎宝宝甲状腺素合成不足，使大脑皮层中分管语言、听觉和智力的部分发育

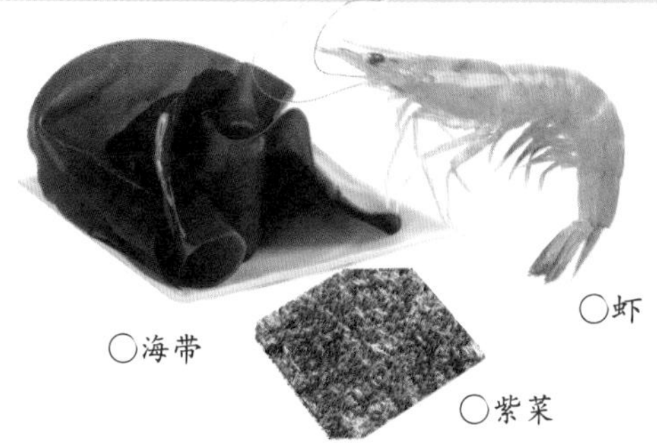

不全，出生后表现为不同程度的聋哑、痴呆、身材矮小、智力低下等。据相关资料表明，缺碘地区有20%～40%新生儿缺碘。另外严重缺碘地区，7～14岁儿童智力低下发生率约为15%，明显高于其他地区。缺碘地区儿童的智商均值比非缺碘地区低10～15个百分点。医学专家还指出，缺碘可造成流产、死产、先天畸形，也会使新生儿死亡率升高。

同时，碘的摄入量也不宜过多，以预防慢性碘中毒。由于对碘的敏感性个体差异很大，有些人易患碘中毒，出现过敏反应如皮疹和皮肤病、恶心、颜面和眼浮肿、头痛、咳嗽等。

提示要点

为了保证食物中碘不因存放及加工不当而丢失，在食物的贮存及加工中也应注意下列几方面：

- 碘遇热易升华，因而加碘盐应存放在密闭容器中，且储存环境的温度不宜过高。
- 菜熟后再加盐，以减少碘的损失。
- 海带要注意先洗后切，以减少碘及其他营养成分的损失。
- 孕妈妈除进食一些含碘丰富的食物外，应科学地补碘，否则同样会对胎宝宝造成危害。

膳食推荐

凉拌蜇丝

□材料：海蜇丝30克，西红柿50克，小黄瓜40克

□调料：醋、高汤、盐、酱油各适量

□做法：

1.将醋、高汤、盐、酱油混合搅拌成味汁。

2.先将海蜇丝泡水，沥干后切丝，再取一部分调味汁加以腌渍。

3.将小黄瓜洗净切片；西红柿汆烫去皮后切丝。

4.将黄瓜片、西红柿丝、海蜇丝混合均匀，加入剩余味汁，拌匀即可。

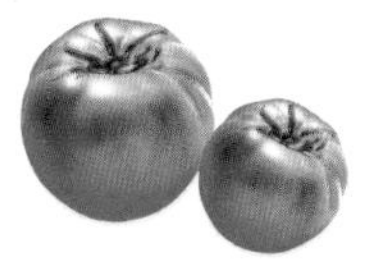

海带冬瓜汤

□材料：淡菜25克，水发海带50克，冬瓜150克，葱结、姜片各适量

□调料：料酒、盐各适量

□做法：

1.将淡菜用冷水泡软，洗净后放入锅内，加少许水、料酒、葱结、姜片，用中火煮至酥烂。

2.海带切成菱形块。

3.冬瓜去皮及子，洗净，切成块。

4.油锅烧至五成热，放入冬瓜块、海带块煸炒2分钟，锅内放入开水，用大火煮半小时，再放入淡菜及原汤。

5.用大火煮15分钟，待冬瓜烂时放入盐，装入汤碗内即可食用。

三丝紫菜汤

□材料：紫菜25克，笋40克，水发冬菇40克，豆皮丝、姜末、绿菜心各适量

□调料：盐、鸡精、酱油、清汤、香油各适量

□做法：

1.将紫菜去杂洗净，撕碎；笋、水发冬菇洗净，切成细丝。

2.锅置火上，加入清汤烧开，将冬菇丝、笋丝、豆皮丝下入，烧开后再下入紫菜、绿菜心，同时放入酱油、盐、鸡精、姜末调味，烧开后撇去浮沫，淋入香油即成。

营养功效　味道鲜美，具有益智健脑、化痰软坚、降脂补碘的作用。

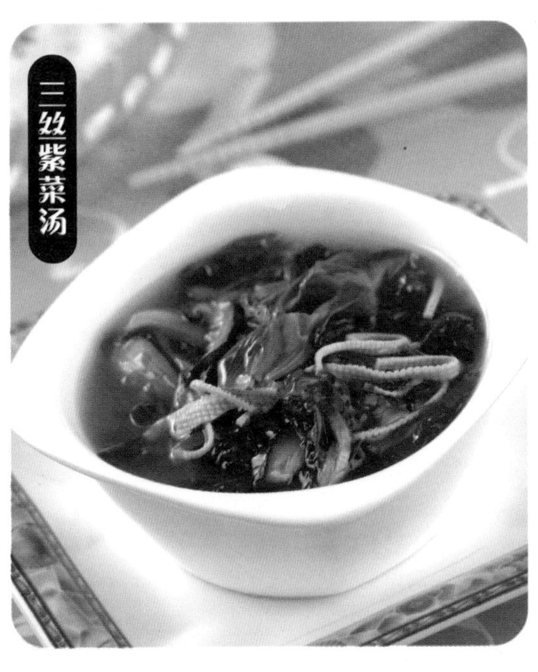

膳食纤维

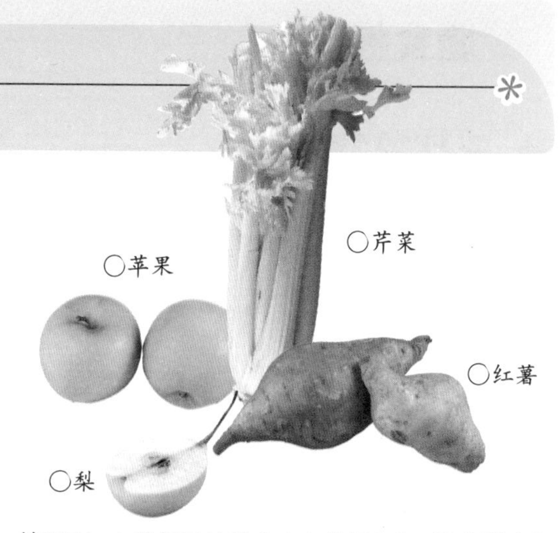

食物来源

谷类（特别是一些粗粮）、豆类及一些蔬菜、薯类、水果等。目前也有一些含膳食纤维高的保健食品上市。特别是一些可溶性膳食纤维，由于食用非常方便，体积小，无异味，是较好的保健食品。

营养解读

膳食纤维是食物中不被人体胃肠消化酶所分解的、不可消化成分的总和。

一般按其溶解度分为可溶性膳食纤维和不溶性膳食纤维。可溶性纤膳食维包括树胶、果胶、藻胶、豆胶等。不溶性纤维包括纤维素、木质素等。

膳食纤维是健康饮食不可缺少的，孕妇适当摄入膳食纤维，对增加肠道蠕动、减少有害物质对肠道壁的侵害、促进大便的通畅、减少便秘及产后其他肠道疾病的发生和增强食欲均有一定的好处。另外，膳食纤维在保持消化系统健康上扮演着重要的角色，同时摄取足够的膳食纤维也可以预防心血管疾病、癌症、糖尿病以及其他疾病。膳食纤维可减缓消化速度和最快速排泄胆固醇，所以可让血液中的血糖和胆固醇控制在最理想的水平，还可以帮助糖尿病患者降低胰岛素和甘油三酯。

供给量

建议孕妇每日总摄入量在20～30克为宜。一般情况下，人们每日从膳食中大约摄入8～10克膳食纤维（相当于摄入500克蔬菜、250克水果）。

注意点

过量食用膳食纤维也会产生副作用，如服用较多的膳食纤维会产生腹胀感。另外，过多的膳食纤维将影响维生素和微量元素的吸收。有些疾病患者不宜多食膳食纤维：如各种急慢性肠炎、伤寒、痢疾、结肠憩室炎、肠道肿瘤、消化道小量出血、肠道手术前后、肠道食道管腔狭窄、某些食道静脉曲张。

提示要点

- 孕妈妈在加餐时可以多吃一些全麦面包、麦麸饼干、红薯、菠萝片、消化饼等点心，可以补充膳食纤维，防治便秘和痔疮。
- 若以保健食品补充膳食纤维，却未摄取充足水分，反而容易便秘。此外，因膳食纤维有时会阻碍矿物质及脂溶性维生素的吸收，如果同时摄取药物或保健食品，则应错开时间。而正在服用利尿剂的人应特别注意摄取水分。

膳食推荐

炝芹菜

□材料：嫩芹菜200克，虾仁20克，姜适量

□调料：盐、料酒、鸡精、花椒各适量

□做法：

1.虾仁用温水泡好；姜去皮洗净，切细丝。

2.芹菜去根和叶，洗净，粗的一劈为二，切成3厘米长的段，放入沸水中汆烫2分钟左右，捞出控净水，装盘，趁热撒上虾仁、姜丝，放入盐、料酒、鸡精拌匀。

4.油锅烧热，放入花椒炸出香味，捞出花椒，将油倒在芹菜上，拌匀，用盘子扣好，稍焖片刻即可。

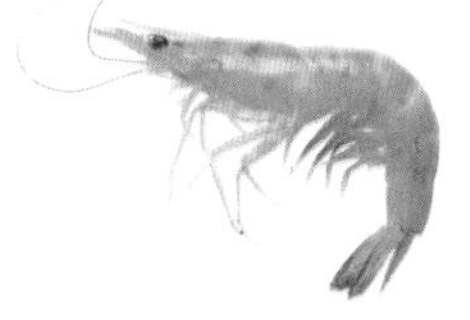

山药糕

□材料：鲜山药200克，鲜扁豆50克，陈皮3克，大枣50克

□调料：无

□做法：

1.鲜山药去皮剁泥。

2.陈皮及大枣剁泥。

3.将鲜扁豆洗净剁碎，与山药泥、陈皮泥、大枣泥一起和匀后蒸成糕。

营养功效 山药含有皂苷、黏液质，有润滑、滋润的作用，故可益肺气，养肺阴，治疗肺虚痰嗽久咳之症。

红薯补气羹

□材料：红薯500克

□调料：蜂蜜、糖桂花各少许

□做法：

1.红薯去皮，切成小块，入锅内，加冷水适量，小火煮半小时，成羹状。

2.加蜂蜜、糖桂花，调拌均匀即成。

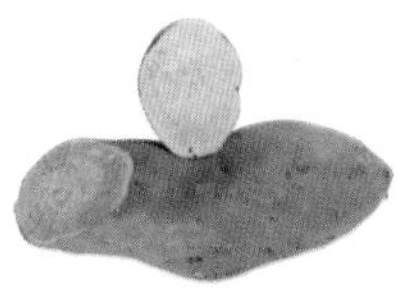

营养功效 红薯中含有丰富的淀粉、膳食纤维以及多种维生素和矿物质，能有效缓解便秘症状，对有孕期便秘症状的孕妇非常适宜。

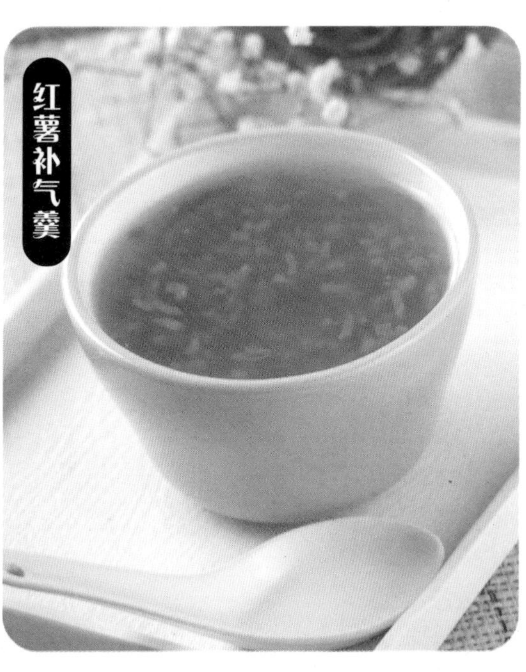

DHA

食物来源

DHA主要存在海洋鱼体内，而鱼体内含量最多的则是眼窝脂肪，其次是鱼油。

营养解读

DHA学名二十二碳六烯酸，被誉为“脑黄金”。不仅对孕妈妈的健康有益，对胎宝宝的生长发育也起着极其重要的作用。

避免早产

“脑黄金”能有效预防早产，增加胎宝宝出生时的体重。服用了“脑黄金”的孕妇妊娠期最长，比一般产妇的早产率降低1%，产期推迟了12天，生出的宝宝比普通宝宝重100克左右。

影响胎宝宝大脑发育

孕期，DHA能优化胎宝宝大脑锥体细胞的磷脂的构成成分。尤其胎宝宝满5个月后，如人为地对胎宝宝的听觉、视觉、触觉进行刺激，会引起胎宝宝大脑皮层感觉中枢的神经元增长更多的树突，这就需要母体同时供给胎宝宝更多的DHA。

促进胎宝宝视网膜光感细胞的成熟

DHA不仅对胎宝宝大脑发育有重要影响，而且对视网膜光感细胞的成熟有重要作用。孕妈妈在孕末3个月，可利用母血中的a－亚麻酸合成DHA。

供给量

孕妇在一周之内至少吃2次鱼，以吸收足够的DHA，满足胎儿的脑发育需求。比如海藻油，已被推荐为妊娠期、哺乳期女性补充DHA的安全来源。

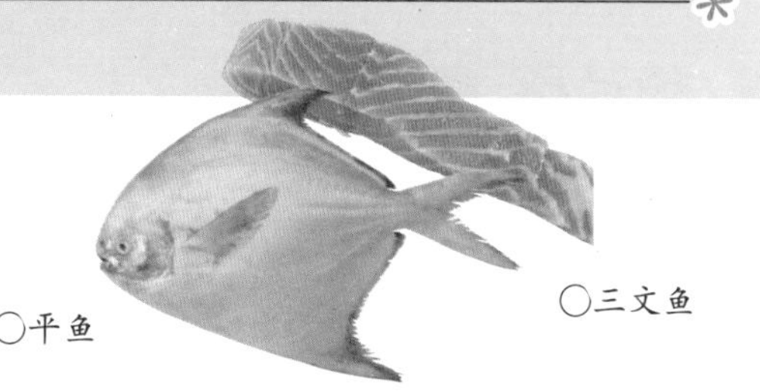
○平鱼 ○三文鱼

注意点

孕妇缺乏DHA时，胎宝宝的脑细胞膜和视网膜中脑磷脂质就会不足，对胎宝宝大脑及视网膜的形成和发育极为不利。甚至会造成流产、早产、死胎和胎宝宝发育迟缓。

提示要点

- 在购买时应注意产品中的DHA的含量，选用含量高的产品。
- 目前市场上的许多DHA营养品属于鱼油类制品，产品均含有DHA和EPA（另一种ω－3不饱和脂肪酸），孕妈妈应选用含DHA高而EPA含量低的鱼油产品。由于中国海域的鱼油中DHA含量比大西洋及其他海域的高，所以国产的DHA营养品含DHA多，而EPA低。因此对孕妈妈来说，选择国产品比进口产品更合适和实惠。
- a－亚麻酸营养品也是补充DHA的良好来源，而且安全无任何副作用。
- 孕妇在服用含DHA的产品时，应该在喝牛奶、豆浆，吃鸡蛋、鱼、豆腐等食品的同时服用，或直接与牛奶或豆浆一起吃，这样吸收比较充分，不会造成浪费。

✻ 膳食推荐

黄鱼羹

□材料：黄鱼500克，精肉100克，韭菜50克，鸡蛋1个，姜末适量

□调料：水淀粉、酱油、料酒、醋各适量

□做法：

1.黄鱼去头、尾、骨头，留皮用清水洗净，放入盘内，上放姜末、料酒少许，上笼蒸10分钟，取出再理净小骨，弄碎备用；精肉洗净切成丝。

2.油锅烧热，放肉丝煸炒，加入料酒、酱油翻炒一会儿，将鱼肉下锅，加清水1碗，滚后加入醋、水淀粉，放打散的鸡蛋、韭菜，淋上熟油即可。

破步子蒸鱼

□材料：鳕鱼1片，酱破步子、姜丝、葱丝各适量

□调料：盐适量

□做法：

1.鳕鱼两面均匀涂抹上盐，再淋上酱破步子。

2.将姜丝及葱丝摆在鳕鱼上。

3.放入锅中隔水蒸约10分钟即可。

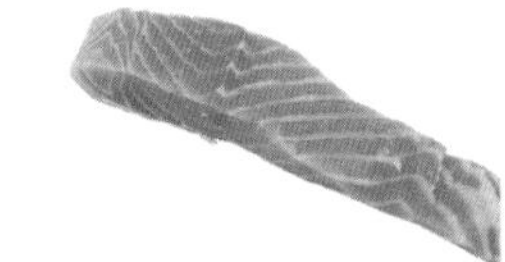

脆炒三文鱼

□材料：三文鱼500克，山药、青椒丝、红椒丝、香菇、蛋清、葱丝、姜丝各适量

□调料：水淀粉、料酒、盐各适量

□做法：

1.三文鱼去皮、去骨、切成丁，放入蛋清、水淀粉上浆；山药、香菇切成丁，备用。

2.起锅热油，放入三文鱼滑炒，待鱼肉变色后捞出沥油。

3.锅内放少许油，放入葱丝、姜丝炒香，然后放入山药丁和香菇丁，加入炒好的三文鱼，最后加入青椒丝、红椒丝，并加入料酒、盐调味即可。

营养功效 三文鱼味道鲜美，富含丰富的不饱和脂肪酸，能有效降低血脂和血胆固醇。所含的脂肪酸更是胎宝宝脑部、视网膜及神经系统发育所必不可少的物质，非常适合孕妇食用。

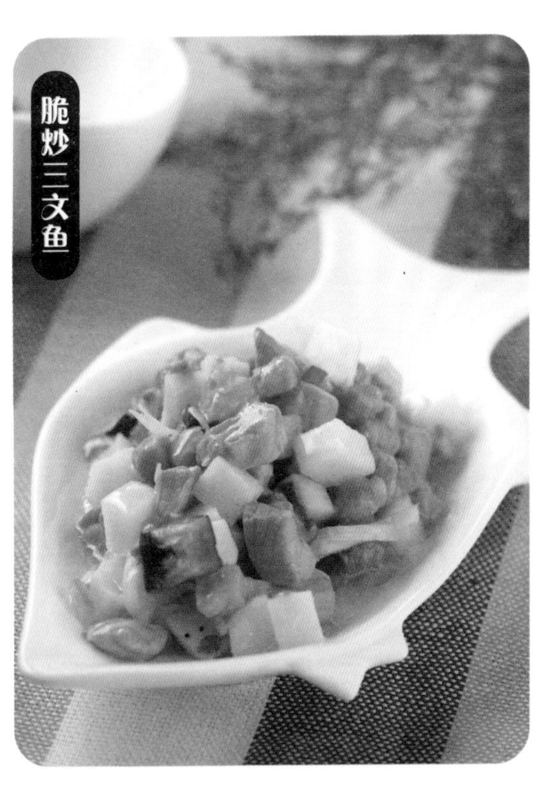

β－胡萝卜素

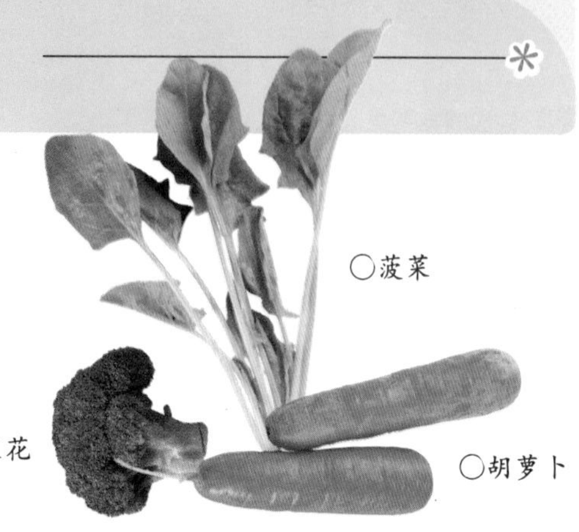

食物来源

β－胡萝卜素最丰富的来源是绿叶蔬菜和黄色、橘色的蔬菜或水果（如胡萝卜、菠菜、生菜、马铃薯、红薯、西兰花、哈密瓜和冬瓜）。大体上，越是颜色鲜艳的水果或蔬菜，越是富含β－胡萝卜。

营养解读

β－胡萝卜素，属于天然化学物（例如胡萝卜素或类胡萝卜素）家庭的一员。它在植物中大量地存在，令水果和蔬菜拥有了饱满的黄色和橘色。β－胡萝卜素也被用作食物（例如人造奶油）的着色剂。

β－胡萝卜素会被人体转换成维生素A，帮助细胞、皮肤黏膜组织正常生长，促进骨骼发育，保护孕妇及胎宝宝的细胞与组织健全。促进上皮细胞组织的生长，维持细胞正常功能，增加孕妇的抗病能力，对胎宝宝的视力发育和孕妇的乳汁分泌都非常有好处。

供给量

建议孕妇每天吃3份蔬菜（其中1份为绿色蔬菜），2份水果、1份橙色蔬果，就能满足机体对β－胡萝卜素的需求量。

注意点

孕妇一旦缺乏β－胡萝卜素就会影响胎宝宝的心智发展，而且患病率、死亡率也会相应提高。导致新生儿易反复发生气管、支气管等呼吸道及肺部炎症。

孕妇也不宜摄入过多的β－胡萝卜素，否则会造成皮肤发黄，但对健康无害。当然，常人也不宜过多地摄入β－胡萝卜素。

如果孕妇摄入过量的维生素A会造成中毒。所以只有当有需要时，人体才会将β－胡萝卜素转换成维生素A。这一个特征使β－胡萝卜素成为维生素A的一个安全来源。

提示要点

- β－胡萝卜素加热后不会被破坏，反而更容易被机体吸收。
- 如果孕妇有抽烟、喝酒、精神时常处于紧张状态以及睡眠不足的情况，即使摄入再多的维生素A等营养素，也会被破坏殆尽。
- 要想使β－胡萝卜素被机体充分吸收，在体内发挥作用，孕妇需养成良好的饮食习惯。

膳食推荐

糖醋彩椒

□材料：青椒、黄椒、红椒各150克

□调料：香油、糖、米醋、盐各适量

□做法：

1.将三种椒去蒂、子，洗净，切成块。

2.锅烧热，放入三种椒煸炒断生。

3.加入盐、糖翻炒，放米醋炒匀，淋香油，炒匀即可。

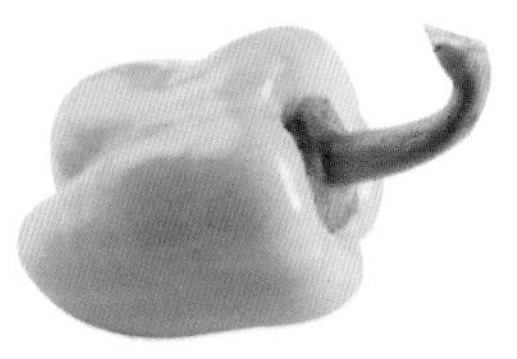

五彩鲜蔬汤

□材料：西红柿、黄瓜各50克，紫菜10克，鸡蛋1个

□调料：盐、香油、鲜汤各适量

□做法：

1.西红柿、黄瓜洗净，西红柿去子切成大片，黄瓜切成长片；鸡蛋磕破盛入小碗中调散；紫菜洗净，撕破，盛入汤碗中。

2.锅内倒入鲜肉汤，烧开后放入黄瓜片煮约2分钟，即投入西红柿片，放盐调味。

3.随后将调匀的蛋液倒入锅中，起锅舀入盛紫菜的汤碗内，淋香油即可。

冬瓜炒胡萝卜

□材料：冬瓜300克，胡萝卜、尖椒各50克

□调料：盐、鸡精、水淀粉各适量

□做法：

1.冬瓜、胡萝卜、尖椒均洗净，切丝，入温油中略烫一下，捞起后备用。

2.再将所有材料入沸水中氽烫一下，去除油腻。

3.锅内放少许油，下入全部材料翻炒，加盐、鸡精调味后，用水淀粉勾芡即可。

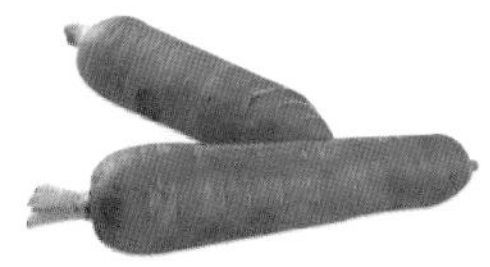

营养功效　胡萝卜中含有大量的β－胡萝卜素，有补肝明目的作用，可治疗夜盲症。

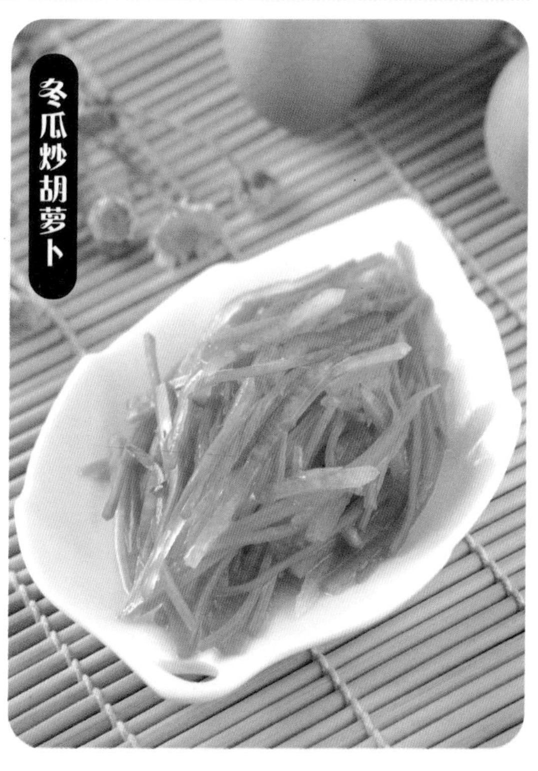

卵磷脂

食物来源

红肉、鸡蛋、肝脏、大豆、花生油、苹果、橙子、蛋黄、坚果、全麦食品、玉米等食物中都含有丰富的卵磷脂。

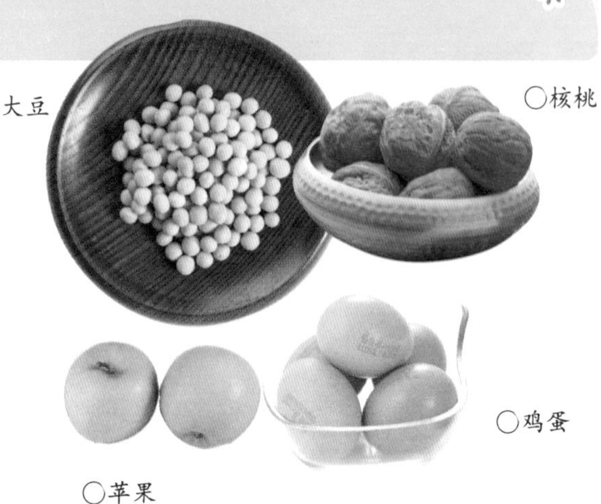
○大豆 ○核桃 ○鸡蛋 ○苹果

营养解读

卵磷脂一般被称为大豆卵磷脂，被誉为与蛋白质、维生素并列的第三营养素。而由于脑部存在许多卵磷脂，所以其也被称为“脑部的营养素”。卵磷脂是形成细胞膜等生物体内黏膜的主成分，也是脑部、神经及细胞间的情报传导物质，负责各机能的调节，并与肝脏的代谢活动密切相关，是生命的基础物质。卵磷脂存在于每个细胞之中，更多的是集中在脑及神经系统、血液循环系统、免疫系统以及肝、心、肾等重要器官。

卵磷脂是由磷酸、甘油、脂肪酸及胆碱构成。磷酸及胆碱的部分溶于水，属亲水性；而脂肪酸及甘油是亲油性，易与脂质的分子结合。从这个特征来看，卵磷脂就有预防动脉硬化等的效果，由于本来不能结合的水与脂质，因卵磷脂的介入而变得可结合了。一旦脂质乳化于水中，脂肪（脂质）的代谢就会活化，可防止因胆固醇附着于血管壁而造成动脉硬化及高血压。

科学研究证实，卵磷脂具有促进大脑发育、增强记忆力的作用。专家指出，用卵磷脂饲育怀孕的大鼠，其后代在智力测验（迷宫测试）中的记忆力明显优于未饲育卵磷脂的大鼠的后代。因此，特别建议怀孕妇女服用适量的卵磷脂，这对于胎宝宝的智力发育是很重要的。

供给量

孕妇每天对卵磷脂的需求量为700～1500毫克。

注意点

正常情况下，孕妇体内的羊水中含有大量的卵磷脂。人体脑细胞约有150亿个，其中70%早在母体中就已经形成。为了促进胎儿脑细胞能健康发育，孕妇补充足够的卵磷脂是很重要的。

提示要点

女性怀孕后，常有焦虑、急躁、易怒、失眠等症，即植物神经紊乱，通常被称为神经衰弱。经常补充卵磷脂，可使大脑神经及时得到营养补充，保持健康的工作状态，利于消除疲劳，激化脑细胞，改善因神经紧张而引起的急躁、易怒、失眠等症。

*| 膳食推荐

鱼香牛肉丝

□材料：牛肉250克，笋150克，蛋清1个，葱花、姜末、蒜泥共15克

□调料：醋2小匙，鸡精少许，白糖4小匙，酱油半大匙，盐半小匙，料酒半大匙，水淀粉适量

□做法：

1.将牛肉洗净，切成丝，放入碗中，加蛋清、水淀粉、盐、少量水搅拌均匀；笋洗净，切成细丝；醋、鸡精、白糖、酱油、盐、料酒一同放入碗中，勾兑成味汁。

2.油锅烧至五成热，放入牛肉丝滑一下取出。

3.另起油锅烧热，将姜末、蒜泥、笋丝入锅中炒香，再将牛肉丝加入，用大火炒10多秒钟，倒入兑好的味汁，翻炒均匀，再用水淀粉勾芡，撒上葱花即可。

黄焖豆腐

□材料：豆腐300克，香菇2朵，青豌豆粒10克，菜心适量，姜末2小匙

□调料：高汤1碗，水淀粉适量，香油2小匙　A：酱油1大匙，盐适量，鸡精1小匙

□做法：

1.香菇洗净切片；菜心洗净，对剖成两半。

2.豆腐洗净，切片，放入八成热的热油锅中炸至浅黄色，捞出控净油。

3.锅内留少许余油，放入姜末爆香，再加入高汤、青豌豆粒、香菇片烧沸。

4.放入菜心、豆腐片，加入调料A调味，用水淀粉勾浓芡，淋香油即成。

核桃仁炒猪腰

□材料：去皮核桃仁20克，猪腰2只，枸杞子5克，西芹50克，生姜10克

□调料：盐2克，白糖1克，水淀粉适量，料酒3克，香油1克

□做法：

1.将核桃仁用花生油炸熟，捞起备用；猪腰处理干净后，切成丁，用料酒腌好；枸杞子用水泡透；西芹去外皮，洗净切成丁；生姜切成小片。

2.锅内烧水，待水开后放入猪腰丁，用中火稍汆烫，倒出洗净。

3.另起油锅烧热，放入西芹丁、生姜片、枸杞子，炒至快熟时加入猪腰丁，调入盐、白糖，炒透，用水淀粉勾芡，淋入香油，下炸好的核桃仁炒匀即可。

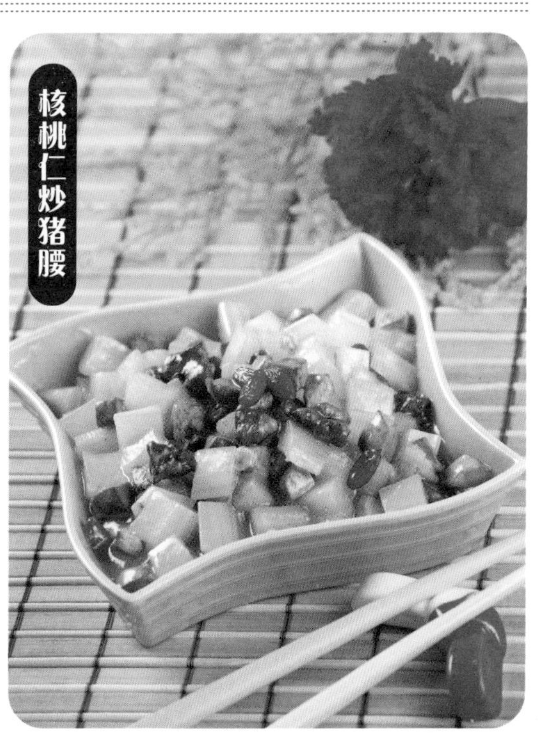

特别推荐

营养素之外的营养

水

食物来源

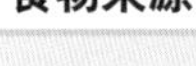

白开水、饮料、果汁、粥、汤等流体食物中都含有大量水分。

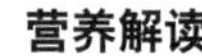

营养解读

水是体内重要的溶剂，各类营养素在体内的吸收和运转都离不开水。

另外，水还能为机体补充营养和参与机体的各种代谢。在饮用水中，含有许多丰富的矿物质，如钙、镁、铁、铜、铬、锰等元素，这些元素含量适当对孕妇的健康及胎宝宝的生长发育都非常有益。同时，水还可以帮助机体消化食物、吸收营养、排除废物、参与调节体内酸碱平衡和体温，并在各器官之间起润滑作用。

不仅如此，水还作为体内一切化学反应的媒介，是各种营养素和物质运输的介质。

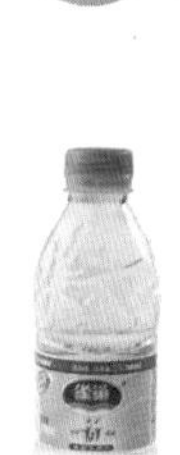

提示要点

很多孕妇认为，多喝果汁可增加营养，生出的宝宝的皮肤会细腻白嫩，而以果汁代替水，实际上这种补水方法是不科学的。因为果汁中大约95%以上是水分，而另外的5%则是果糖、葡萄糖、蔗糖和维生素。当人体将这些糖消化吸收后，会产生大量的热量，从而转化为中性脂肪，不但会促使孕妇的体重迅速增加，而且易引起妊娠高脂血症。

另外，当果汁进入体内后，其成分的运载和代谢需要有水的参与，如果仅喝果汁而不注重水的补充，会令体内更加缺水，严重时，会影响孕妇及胎儿的健康。所以，建议孕妇不要以果汁替代白开水。

注意点

孕期缺水可能导致体内代谢失调，甚至代谢紊乱，引起疾病。

需要注意的是，孕妇补水并非多多益善，也要讲究一个度，尤其是到了妊娠后期，饮水量更不宜过多，否则会引起或加重水肿。

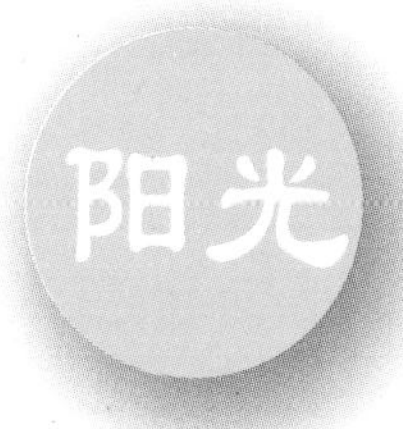

阳光

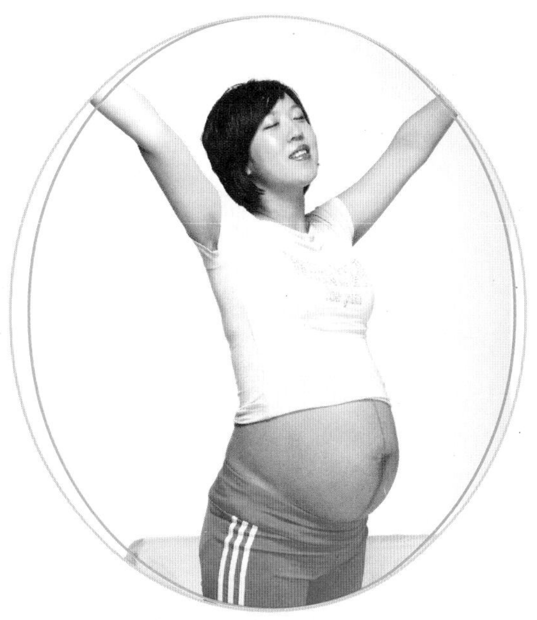

阳光中的紫外线具有杀菌消毒的作用，更重要的是通过阳光对皮肤的照射，能够促进人体合成维生素D，进而促进钙质的吸收和防止胎宝宝患先天性佝偻病。因此在怀孕期间要多进行一些室外活动，这样既可以提高孕妈妈的抗病能力，又有益于胎宝宝的发育。

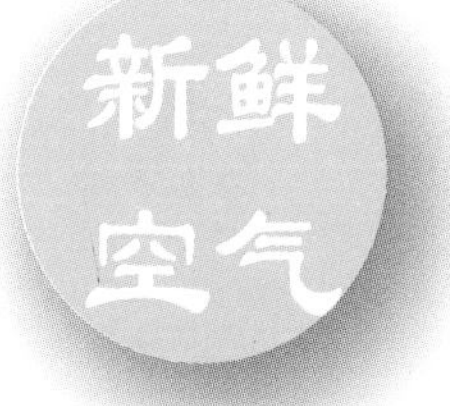

新鲜空气

清新的空气对生活在大城市的人们来说确实是一种奢侈品，随着近年来机动车辆的增多，空气污染已经成为一种社会的公害，而这种公害靠我们自己是无法解决的。但是，有些孕妈妈因为怕感冒，屋中常年不开窗，影响了新鲜空气的流通，长此以往，会给孕妈妈的健康带来不良影响。因此，一定要注意室内空气的清新。

* 好孕私房话

纠正不良的生活习惯

不能闭门取暖

冬季气温较低，许多孕妈妈担心受到疾病侵害，影响宝宝健康，而采取闭门取暖的方式。殊不知，这对母婴双方的健康更不利。如果室内通风不良，二氧化碳等气体含量就会增高，室内空气污染加剧，严重影响人体健康。因此，应定时开窗换气，保持室内空气新鲜。每天开窗换气不少于两次，每次不少于15分钟。

外出不要戴口罩

寒冬时节，有些孕妇外出时常常戴着口罩，以为这样可以防寒、防感冒，这是一个不良的习惯。如果整天戴口罩，鼻腔及整个呼吸道的黏膜得不到锻炼，稍微受寒就更容易感冒。

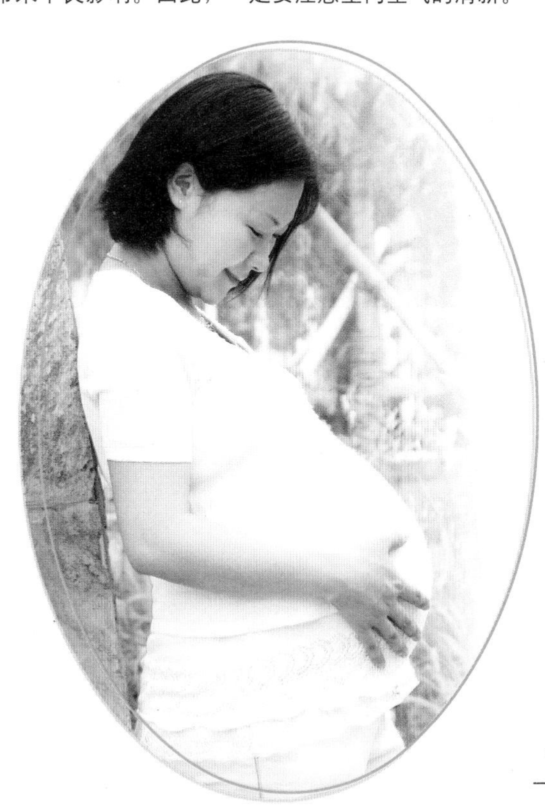

Part 3

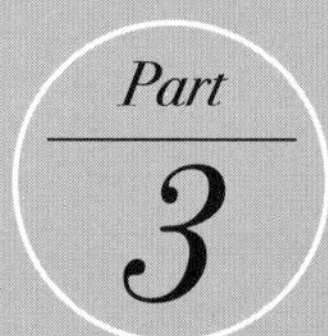

缓解孕期不适的营养膳食

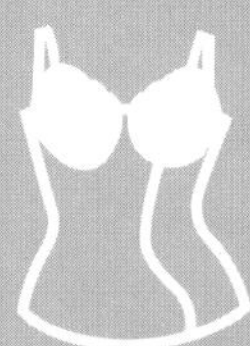

药补不如食补，

在面对常见的孕期不适时，

看看本章推荐的食谱，

用食疗让孕妈妈恢复元气吧！

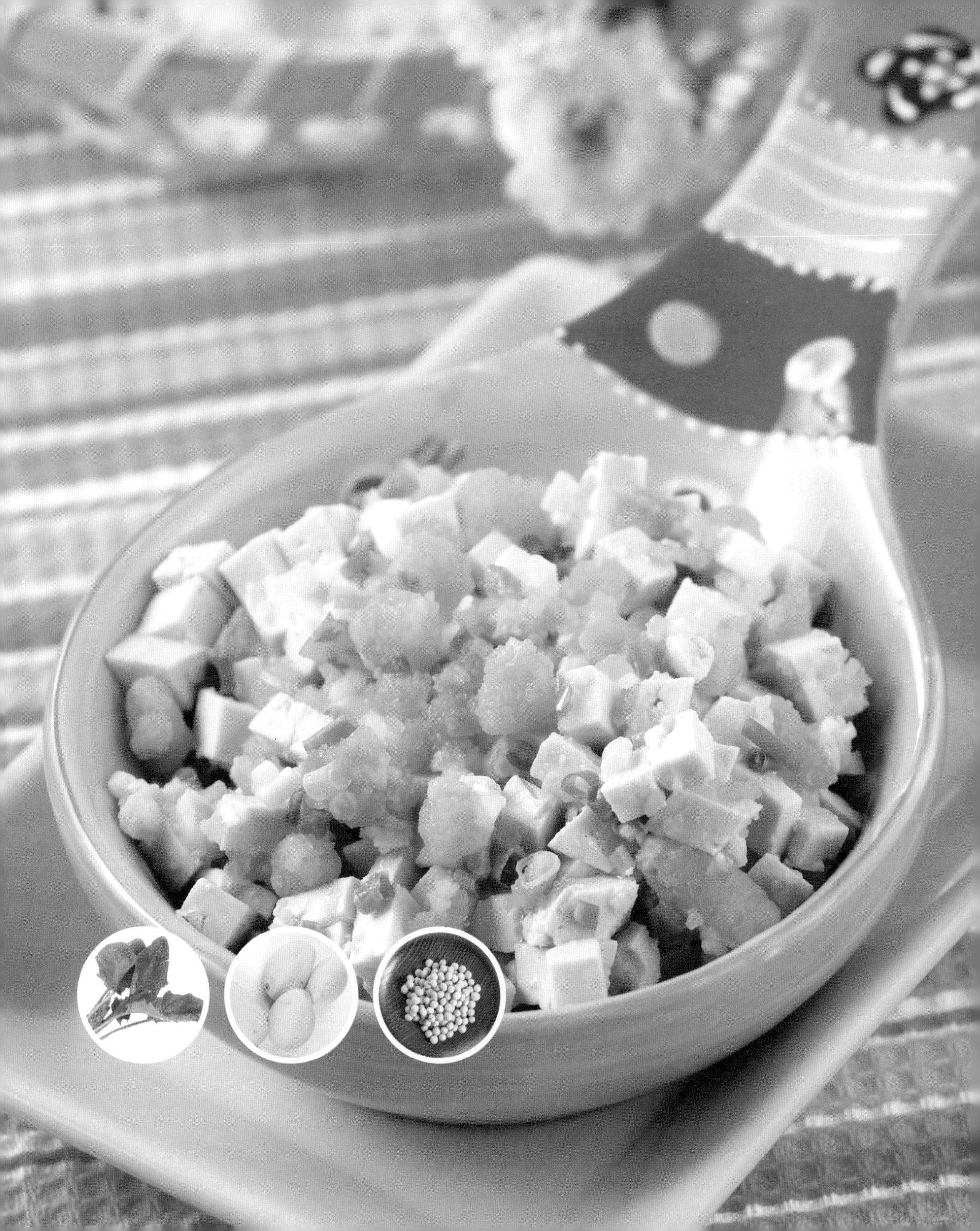

抑制孕吐

特别关注

孕吐多发生在受孕后40天至3个月的这段时间，最突出的症状为胸闷不适、恶心呕吐、头眩体倦等，一般会在短期内自行消失。但有的孕妈妈呕吐状况比较严重，完全不能进食，甚至造成水电解质紊乱及代谢障碍，也称为怀孕恶阻。

孕吐被认为是母体为保护胎宝宝，对毒素以及有害食品所做出的自然反应，尤其是在至关重要的头几个月。怀孕后体内激素的变化是引起孕吐的另一个原因。人体绒毛膜促性腺激素在怀孕头 6 周迅速升高，在第 8～10 周时达到顶峰，然后在第 12 周时回落。这也正是孕吐的规律。

另外，黄体酮的变化也是引发孕吐的一个因素。它的含量在孕早期剧增，因此可以让肌肉和韧带变得松弛以便为分娩做好准备。此外，黄体酮的增加也令消化系统速度减缓，因此会引起反胃，这是孕吐的一种表现。

好孕私房话

缓解孕吐的足部按摩疗法

1. 用手拇指按揉足部冲阳、太白穴各10分钟，每日 1～3次。
2. 轻轻按揉足部胃、肝脏、生殖腺、甲状腺反射区各3～5分钟，揉足腹腔神经丛、肾脏、输尿管、膀胱、肾上腺反射区各3分钟，每日 1～2 次。
3. 揉按足部内庭穴 10 分钟左右，即可缓解症状。
4. 按压足部厉兑、隐白两穴 10～25 分钟。

调理解惑

据最新研究显示，饮食对孕吐也有一定的影响，如果食物中多含肉类或糖分，孕吐的情况就会比较严重。相反如果多吃谷物和豆类食品，症状就会轻很多。

以下 10 种方法可以避免孕妈妈晨吐，或是将晨吐症状减轻到最低。

- 充分休息。压力过大，很可能会加剧晨吐症状。
- 早晨少量地吃东西。在胃里留存一些食物，能防止恶心呕吐。
- 不要过长时间呆在电脑或电视前面。屏幕上无法察觉的快速闪烁，会加重晨吐症状。
- 锻炼。特别在怀孕早期适当地进行锻炼也能减轻呕吐。
- 喝水时加些苹果汁和蜂蜜，有助于保护胃。
- 吃些苹果酱。它能缓解胃肠不适，驱走晨吐症状。
- 吃一些梨或橘子。
- 吃一个烘烤过的土豆，或早餐吃根香蕉。香蕉里含有钾，也能抑制晨吐。
- 穿着尽量舒适。腰部太紧的服装会加剧晨吐。
- 服用儿童维生素代替产前维生素。这种维生素更容易消化，不会产生饱腹感。

推荐食材

姜虽属燥热性食物，但也是改善呕吐症状的天然食材，所以煮菜时放一些姜，可减缓孕吐，但是千万不要过量摄取。其他可以抑制孕吐的食材还有牛奶、谷类、蔬菜、水果、海产品、富含蛋白质的食品等。

膳食推荐

白术鲫鱼粥

□材料：白术 10 克，鲫鱼 50 克，粳米 30 克

□调料：盐或者糖适量

□做法：

1.白术洗净先煎取汁 100 毫升。

2.将鲫鱼处理干净后与粳米一同煮粥。

3.粥煮好后入白术汁和匀，再根据个人口味加盐或糖。

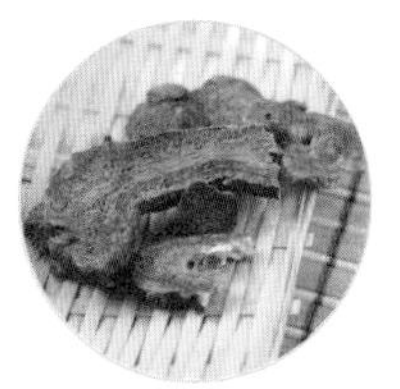

银耳拌豆芽

□材料：绿豆芽、青椒、银耳（干）各适量

□调料：盐、香油各适量

□做法：

1.将绿豆芽去根洗净；青椒去蒂、子洗净，切丝；银耳用水泡发，洗净。

2.锅置火上，放水烧开，下入绿豆芽和青椒丝氽烫熟，捞出晾凉。

3.银耳也放入开水中烫熟，捞出过凉水，沥干水分，备用。

4.将银耳、豆芽、青椒丝放入盘内，加入盐、香油拌匀装盘即可。

大枣姜汤

□材料：姜 15 克，大枣 5 个

□调料：冰糖适量

□做法：

1.姜洗净，切片；大枣洗净，剖开、去核。

2.姜片、大枣放入锅中，加适量水以大火煮开，转小火续煮 20 分钟，再加入冰糖煮沸即可。

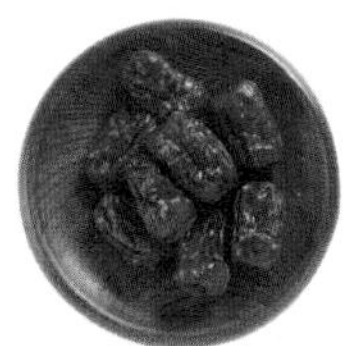

营养功效 姜含挥发油、姜辣素、氨基酸；大枣含蛋白质、脂肪、糖类、有机酸、维生素A、维生素C等多种营养成分。此汤能促进血液循环、温肺止咳、预防感冒，特别适合孕妇饮用。

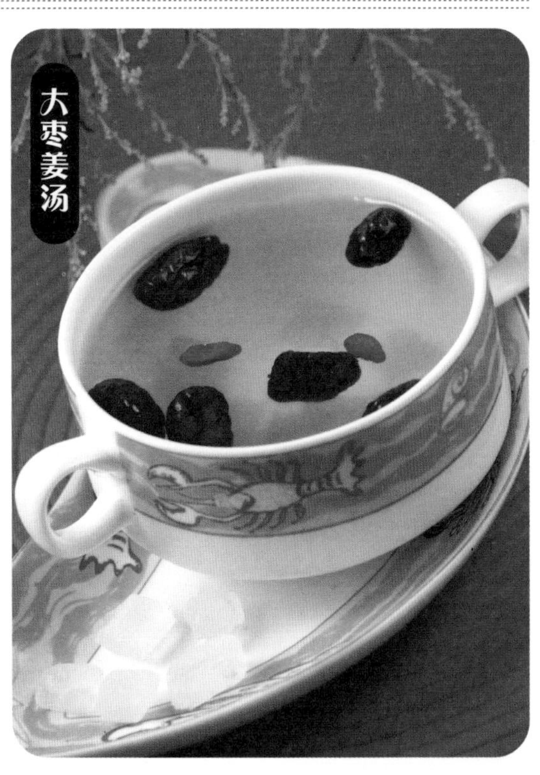

孕期失眠

特别关注

随着胎宝宝的发育，孕妈妈的身心都会发生变化，扰乱了多年来养成的睡眠习惯，因此会出现失眠现象，另外，还有许多因素也会影响孕妇的睡眠。如：

激素变化

怀上宝宝后，孕妇体内的激素水平会发生变化，在精神和心理上都比较敏感，相对地对于压力的耐受力也会降低，通常这段时间的情绪不太稳定，常会有忧郁和失眠等症状的发生。

饮食习惯的改变

饮食习惯的改变也会影响孕妇的睡眠质量。

尿频

孕妈妈常有尿频的经验，许多人也习以为常。根据统计，怀孕初期可能有50%的孕妈妈有尿频的问题，但是到了妊娠后期，又有近80%的孕妈妈为尿频所困扰。而且不只白天，连晚上也会起床跑厕所。这样的症状会严重影响孕妈妈的睡眠质量，造成失眠等问题。

对食物过敏

过敏是最容易被忽视的一个环节，尤其对于食物的过敏反应。过敏的问题在过去一直很少被注意，由于它增加对免疫系统的负担，增加了身体的压力，造成一些不适的症状。

抽筋影响睡眠

随着孕期的慢慢变化，许多孕妈妈到了妊娠后期，常常会有抽筋的症状，因而影响睡眠的质量。

调理解惑

- 保持心平气和是治疗孕妈妈失眠的特效药，平日多外出散步，做一些适度的压力调适以及家人的体贴与关怀，对于稳定心情都十分重要。
- 临睡前泡一个温水浴，穿薄身、全棉的睡衣，饮一杯热牛奶也会有帮助；上床后再做几次深呼吸，并放松全身，可有助安睡到天明。
- 尽量避免食用影响情绪的食物，例如，咖啡、茶、油炸食物等，尤其是食品中的饱和脂肪酸会改变体内的激素分泌，造成很多不适。

推荐食材

只要在入睡前3小时吃些东西，多数情况下都能提高睡眠质量。

最佳推荐食材包括：莴苣、南瓜、甘蓝、鱼、花生、大豆、猪肝、鸡肝、豌豆、柑橘、柠檬、西兰花等都可以改善失眠。

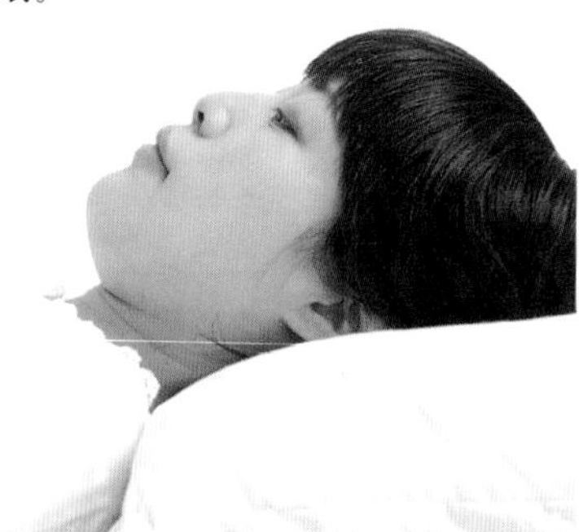

膳食推荐

小豆冬瓜鱼汤

□材料：鲤鱼1条，红豆100克，冬瓜500克，瘦肉250克，陈皮、葱各适量

□调料：盐适量

□做法：

1.鲤鱼去鳞、鳃及肠脏，洗净抹干。

2.红豆和陈皮用水浸透，洗净；冬瓜去皮洗净切块；葱洗净切段。

3.油锅烧热，下生鱼煎至微黄色，以去腥味。

4.然后将鲤鱼、赤小豆、冬瓜块、瘦肉丝、陈皮放入煲内用中火煲3小时。

5.最后放入葱段，稍滚，放盐调味即可。

蛋黄莲子汤

□材料：莲子适量，鸡蛋1个

□调料：冰糖适量

□做法：

1.莲子洗净，放入加了3碗清水的锅内，加3碗水煮，大火烧开后转小火煮约20分钟，加冰糖调味。

2.将鸡蛋去壳入碗中，将蛋黄取出加莲子汤里煮滚即可。

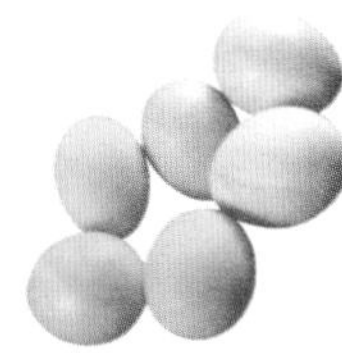

鱼香南瓜

□材料：南瓜500克，葱末、姜末、蒜末各适量

□调料：酱油、盐、料酒、醋、白糖、鸡精、水淀粉各适量

□做法：

1.南瓜去皮去瓤，切成方条；把酱油、盐、料酒、醋、白糖、鸡精、蒜末、水淀粉及清水搅拌均匀，对成芡汁备用。

2.油烧至七成热，下入南瓜条略炸，捞出沥油；锅内留底油置大火上，放入葱末、姜末炝锅，再放入南瓜条略炒一下，倒入对好的鱼香芡汁，待芡汁烧开变稠时，翻炒均匀，盛入盘内即成。

营养功效 南瓜含有丰富的粗纤维和多糖类物质及维生素，尤其是微量元素钴能增加体内胰岛素的分泌，适宜于糖尿病患者降低血糖，起到平衡代谢的功效，对缓解失眠有一定的功效。

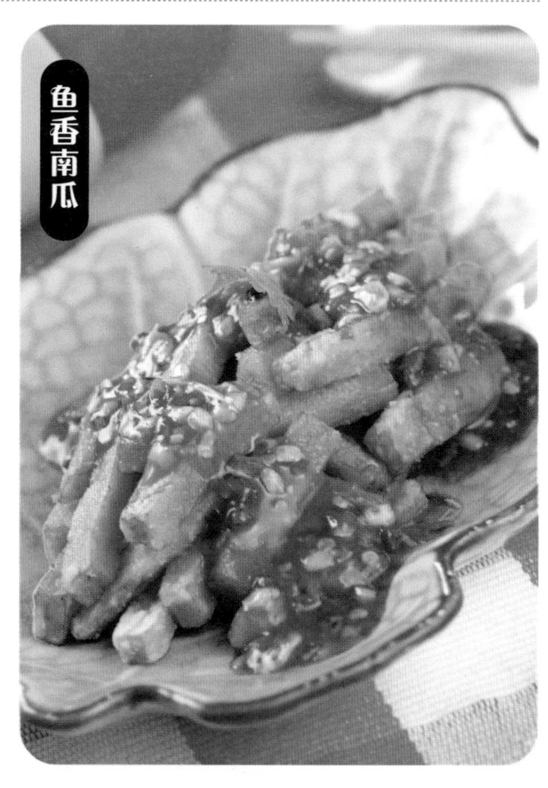
鱼香南瓜

孕期心烦

特别关注

随着社会经济活动的日益频繁和现代生活节奏的不断加快，社会各阶层越来越广泛的人群已明显地感觉或体会到了精神压力造成的沉重负担，而由其引发和导致的如精神萎靡、神情恍惚、抑郁焦虑、心烦易怒、动作失调乃至神经紊乱、精神失常和记忆力减退、注意力涣散以及偏头痛、荨麻疹、高血压、缺血性心脏病等问题不断地危胁着人们的健康。

可以这样说，精神压力在当前已经成了现代社会的一大“隐形瘟疫”，同样，精神压力对于怀孕女性来说其危害和遗患将更为严重。它不仅对孕妈妈的身心健康构成相当大的威胁，同时也会殃及胎宝宝的健康及生长发育，那么精神压力会给孕妇造成什么样的危害呢？

- 容易导致流产。
- 可导致宝宝先天缺陷。
- 影响胎宝宝生长。
- 宝宝易患心脏病、糖尿病。
- 精神压力大、烦躁导致孕妈妈的血压升高。
- 易导致孕妇胃肠神经症。

调理解惑

因阴虚导致的心烦

身体阴虚，孕后血聚养胎，阴血益感不足，心火偏亢，热扰心胸，而致心烦。症状有：心中烦闷，坐卧不宁，午后潮热、心烦，口干咽燥，干咳无痰，渴不多饮，小便短黄，舌红，苔薄黄而干，脉细数而滑。宜用清热养阴、安神除烦之药膳治疗。

因痰火导致的心烦

体内有痰火积于胸中，孕后阳气偏盛，阳盛则热，痰热互结，上扰于心，遂致心烦。症状有：心胸烦闷，眩晕心悸，胸脘满闷，恶心呕吐，苔黄而腻，脉滑数。宜用清热化痰之药膳治疗。

平时孕妈妈应看些有益身心的读物，欣赏柔和悦耳的乐曲，或看一部令你开怀大笑的电影，都可以令你心情轻松起来。如果实在烦躁不安，那么就和家人聊一下，获得家人的帮助也是不错的解决办法。

推荐食材

奶制品、鸡蛋、莴苣、南瓜、甘蓝、鱼、花生、大豆、豌豆、柑橘、柠檬、西兰花等。

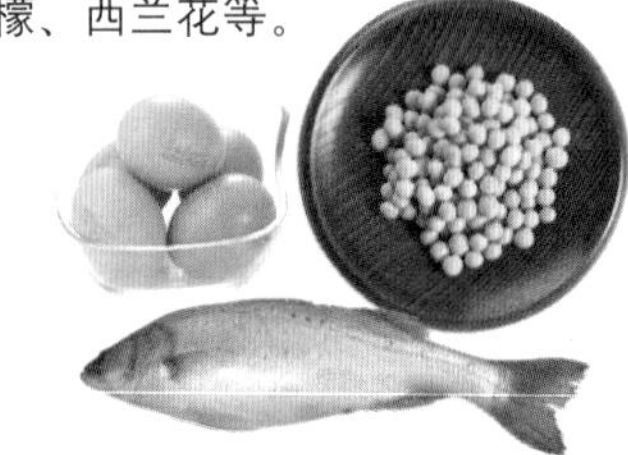

＊|膳食推荐

黄连阿胶蛋黄汤

□材料：黄连5克，生白芍、阿胶各10克，鲜鸡蛋2个

□调料：无

□做法：

1.黄连和生白芍加水先煎取汁。

2.以30毫升沸水化开阿胶。

3.把两种汤汁拌匀，打入蛋黄，搅匀，煮沸即可。

豆腐炖南瓜

□材料：南瓜300克，豆腐2000克，青豆40克，大枣12颗

□调料：酱油15克，盐2克，香油5克，高汤适量

□做法：

1.南瓜（子及皮不去除）、豆腐均切大块。

2.锅中入高汤、酱油、大枣、豆腐块、青豆及南瓜块。

3.先以大火煮至水滚后，改以小火焖煮至南瓜熟透。

4.起锅前加盐、香油调味即成。

魔芋炒西兰花

□材料：西兰花400克，魔芋卷100克，蒜2瓣，胡萝卜片10克

□调料：盐1小匙，白糖半小匙

□做法：

1.蒜洗净，去皮，切末；西兰花洗净，切小朵；魔芋卷洗净，捞起，沥干。

2.锅中倒油烧热，放入蒜末爆香，加入西兰花、魔芋卷及胡萝卜片，大火快炒至软，最后加入盐、白糖以及少许水，改小火煮至熟软，即可盛起。

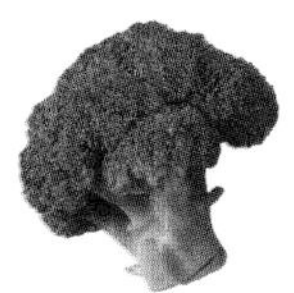

营养功效 生魔芋有毒，必须煎煮3小时以上才可食用，且每次食量不宜过多。另外，体制弱的孕妇应慎食。

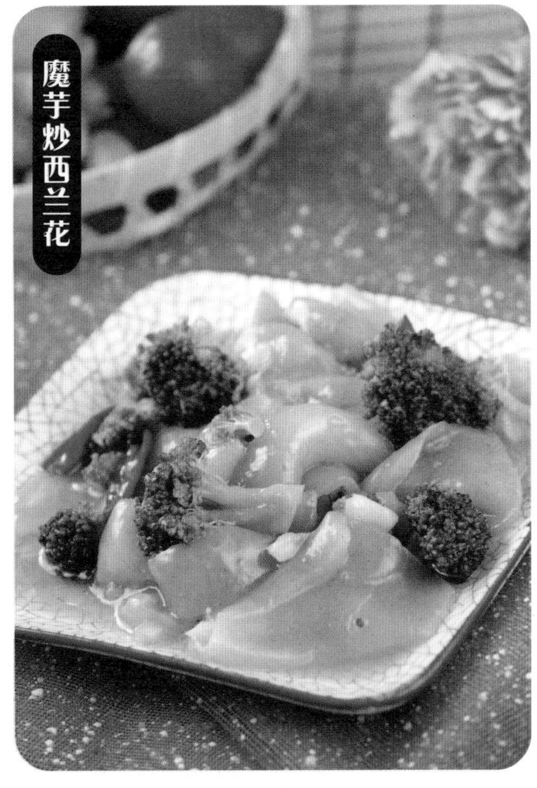

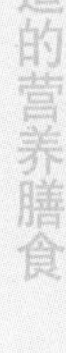

孕期疲倦

特别关注

女性在怀孕期间常会感到疲倦，渴望休息，因怀孕产生的疲倦，与过去经历过的疲倦感完全不同，尤其在怀孕的前3个月里，会产生强烈的睡意。即使在白天，也会感到极度疲惫，渴望好好睡上一觉。尤其在上午9点左右，可能坐在桌前就不知不觉地睡着了。这是由于怀孕使孕妈妈的身心都受到很大的冲击。既要供给自身对营养的需求，又要为胎宝宝提供充足的养分，消耗实在不小，假若未能摄取充足的营养，导致营养不良，身体更是虚弱。在精神方面，因为考虑到将要有小宝宝了，随之而来会有很多不大不小的问题，令孕妈妈既兴奋又焦虑，常会导致失眠。如果日间又要应付繁忙的家务或工作，自然是感到疲倦不堪。

这种异常的疲倦通常过了前3个月就会消退。当身体渐渐习惯于怀孕时，就会恢复正常的精力。但这并不是说再也不会感到疲倦了，事实上在分娩前的6～8周，还是会感到疲倦的，这是由于身体承受的负担加重造成的，与怀孕前期的疲倦不同。

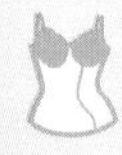

调理解惑

可以把怀孕前期的疲倦当成是一种讯号而不只是一种症状，它是肌体的警示灯，它告诉你："慢慢来，不要急，要好好休养。"因为体内新生命的快速成长需要来自孕妇体内营养，所以要充分休息。另外，还要注意以下9点，对自身及胎宝宝都有好处。

1.多为自己着想。

2.改变生活中的优先次序。

3.像婴儿般渴睡。

4.让家人知道你的感受。

5.倾听身体的信号。

6.维持一个温馨平和的家。

7.享受美好的户外活动。

8.补充体内所需的食物。

9.选择营养充足的食物。

在以上9点的基础上，孕妈妈应尽量放松心情，争取时间休息。少吃多餐，避免过度活动，可能的话，请别人帮忙以减轻工作量，确保拥有足够的精力。

推荐食材

豆制品、鱼、莴苣、橄榄、柑橘、奶制品、鸡蛋都可以为身体补充精力。

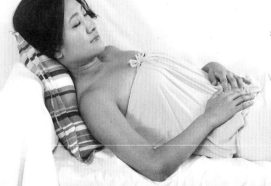

＊ 膳食推荐

鱼香素菜

□**材料**：干沙丁鱼20克，南瓜、胡萝卜、白菜各100克

□**调料**：盐、姜汁各适量

□**做法**：

1.将沙丁鱼去杂，洗净；胡萝卜切成细丝；南瓜、白菜均切成片。

2.锅内放油烧热，放入沙丁鱼、胡萝卜、南瓜和白菜翻炒一会儿后，加姜汁、盐和半杯清水，改中火煮至水干即可。

阳春面

□**材料**：鸡蛋面条100克，鸡蛋1个，蒜苗适量

□**调料**：鸡精、香油、高汤各适量

□**做法**：

1.将鸡蛋摊成蛋皮，然后切成细丝；蒜苗洗净切成段。

2.锅中加水烧开，下鸡蛋面条煮熟，捞出盛在碗内，撒上蛋皮丝、蒜苗段。

3.将高汤倒入炒勺中烧开，撇去浮沫，用盐、鸡精调味，再淋些香油，浇在面条上即可。

肉末炸鹌鹑蛋

□**材料**：猪肉100克，鹌鹑蛋10个

□**调料**：盐半小匙，酱油少许，水淀粉1小匙

□**做法**：

1.猪肉洗净后剁成泥，加入水淀粉、盐、酱油拌匀入味。

2.清水煮开后，放入鹌鹑蛋煮熟，捞出来去壳。

3.煮好的鹌鹑蛋放入肉泥中，裹一层肉糊。

4.油锅烧热，放入鹌鹑蛋炸熟即可。

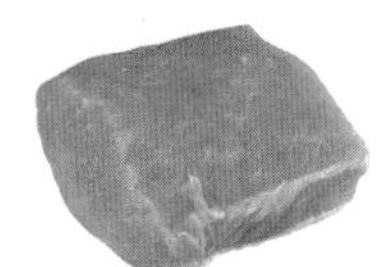

营养功效 猪肉中含有多种营养成分，孕妇食用能为肌体补充能量，满足自身及胎宝宝的营养需求。

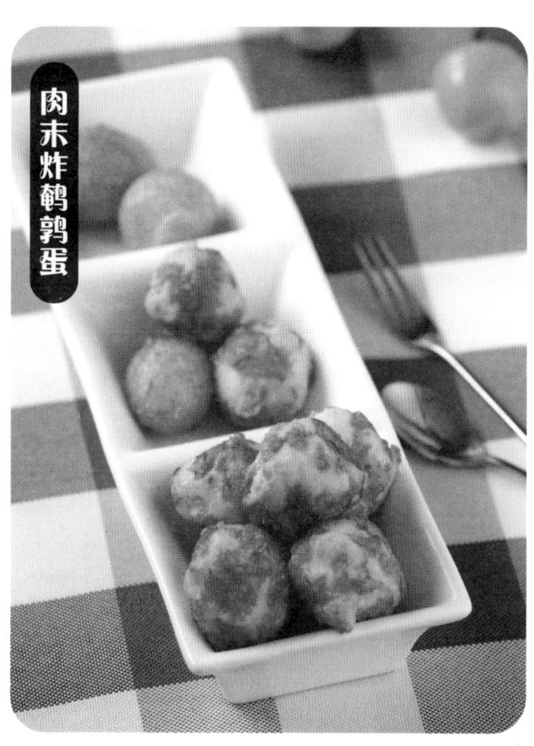

孕期晕眩

特别关注

女性蹲坐一段时间后，若猛然站起来的话，常会有晕眩的情况出现，这是由于血管运动神经功能迟钝所致，算不上什么大毛病。这种情况以孕妈妈较为多见，眩晕是怀孕期间经常会发生的现象，身体的循环系统出了任何小问题，都会引起轻微的眩晕。当蹲坐时，双脚的血液堆积，再加上子宫要求血液供应量增加，相对地引致脑部缺乏足够血液供给，因此而导致晕眩。

血糖过低也是诱发晕眩的一个原因，身体要供应母体与胎宝宝双方所需的能量，因此发生这种小毛病很正常。少食多餐，规律进食，就能解决该问题。另外，还要注意多补充水分，因为脱水会使晕眩更加严重。

不过要注意，怀孕后期的晕眩如果有流血、腹痛等症状中的任何一种发生，都是胎盘离开子宫壁的征兆，都要迅速就医，而惊厥的前期也有可能有突然的晕眩。

调理解惑

想要改善晕眩的症状，不妨从以下几个方面开始注意一下：

- 白天不要过于忧虑，不给自己平添心理压力，如果可能的话，找三五个好友聊天、谈心，放松身心。
- 平时有意避开人多、拥挤及空气混浊的地方。
- 平日应避免长时间站立，蹲坐后再起身时应慢慢地站直身体。
- 热水浴后更要小心，以免因晕眩而在浴室跌倒。
- 少数人怀孕后反应剧烈，什么不想吃也吃不下，脸色苍白、头晕也就在情理之中。此时的头晕可能是因营养不良带来的贫血造成的，需尽快查明缘由，缺什么补什么。
- 当孕妈妈感到头昏眼花时，便应立即躺下休息，可能的话，让头部平卧及稍微抬高双腿。

推荐食材

牛奶、牛肉、猪肉、羊肉、鸡肉、人参、黄芪、菠菜、胡萝卜、黄豆等都可以缓解晕眩。

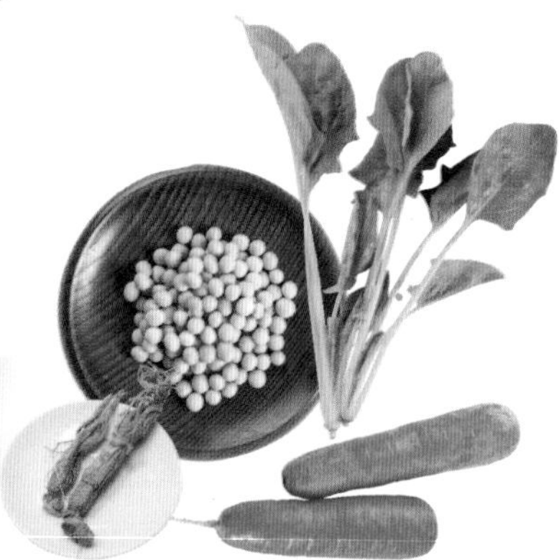

膳食推荐

鲜奶玉露

□材料：牛奶500克，炸核桃仁20克，生核桃仁10克，粳米25克

□调料：无

□做法：

1.粳米淘净，用水浸泡1小时，捞起，沥干水分。

2.将以上材料除牛奶外放在一起搅拌均匀，用搅拌机磨细备用。

3.锅内加水煮沸，将磨好的材料慢慢倒入锅内，边倒边搅拌，稍沸即可。

大蒜鸡翅

□材料：鸡翅3根，红萝卜、大蒜、香菇、新鲜百合各适量

□调料：盐适量

□做法：

1.香菇用水泡软，去蒂备用，香菇水留作炖汤用。

2.红萝卜去皮，切小块，百合洗净一片一片拨开。

3.鸡翅先以热水汆烫后捞起；锅中加入香菇水及香菇、大蒜、红萝卜等，一起炖煮至鸡翅熟烂。

4.最后加入百合和盐，以大火煮开即可。

核桃炸鸡片

□材料：鸡胸肉300克，去皮核桃仁120克，鸡蛋1个

□调料：花椒盐2小匙，料酒半大匙，盐适量，水淀粉30克

□做法：

1.鸡肉去皮除筋，洗净切片，用调料拌匀，腌15分钟。

2.将核桃仁切成粒状，放入盘中；将鸡肉片两面粘满核桃粒，放入热油中小火炸至金黄色，捞出，蘸花椒盐食用即可。

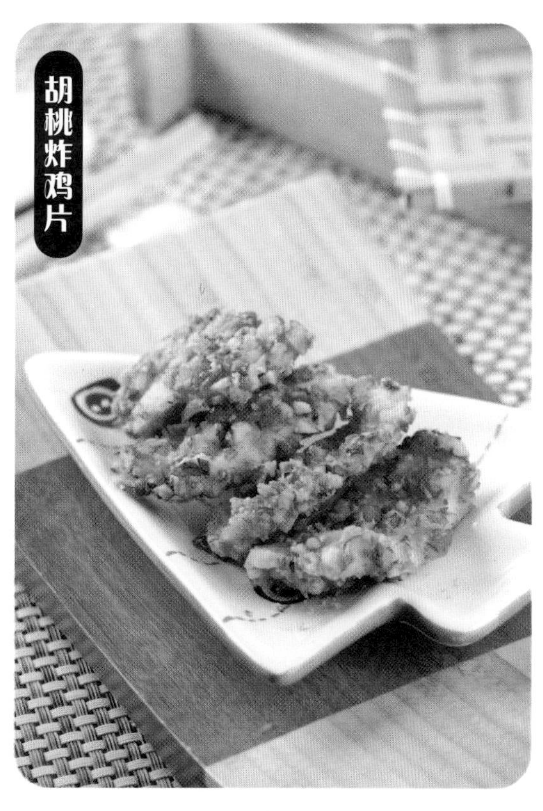
胡桃炸鸡片

营养功效 核桃仁含有较多的蛋白质及人体营养必需的不饱和脂肪酸，这些成分皆为大脑组织细胞代谢的重要物质，能滋养脑细胞，增强脑功能。孕妇感到疲劳时，吃些核桃仁，有缓解疲劳和压力的作用。

孕期牙痛

特别关注

怀孕期间，常会出现牙龈出血、牙痛的情况。有些说法是胎宝宝从妈妈的牙齿处吸收钙质，导致孕妈妈坏牙及容易出血，其实这是不正确的。

女性妊娠期容易发生口腔疾病如龋齿、牙龈炎、牙周炎、智齿冠周炎等，这是由于怀孕后身体激素分泌的影响以及全身的血液量增加，导致牙龈增厚及变软，特别是环绕牙齿边缘的牙龈部分会出现肿胀现象。如果不注重口腔及牙齿的卫生，让食物碎屑堆留在牙齿基部周围的缝隙内，细菌便得以繁殖，导致牙痛、出血，甚至患上牙龈炎。

据临床观察，孕妈妈常见的牙痛主要由根尖周病、牙髓病、智齿冠周炎引起，表现各异。孕期牙痛通常不会自愈，拖延治疗只会带来更复杂的结局和更棘手的治疗。

大量研究还证实，母体的口腔疾病可直接对胎宝宝的发育产生影响。孕妈妈因牙痛的影响会导致食欲不佳，这样一来就会影响营养的摄入量，从而对胎宝宝的生长发育产生不良影响。

另外，口腔内炎症或病灶含大量致病菌，严重的情况下细菌产生的毒素可能进入血液循环系统，通过胎盘屏障进入胎宝宝体内，影响其正常发育。因此，孕妇患上牙痛时一定要及时治疗，以免对胎宝宝造成不良影响。

调理解惑

孕妈妈应该经常保持口腔、牙齿的清洁，进食后要刷牙，并要定期做牙科检查。但必须告诉牙医你已怀孕，因为此时要避免X光检查。

日常饮食中，多吃生菜也有一定的功效。生菜中含大量维生素C，能清理内热，防止牙龈出血。而且生菜既可以生吃，又能完全地保留维生素C，例如，西式沙拉或同各类肉松一起吃，都非常理想。

推荐食材

多吃一些含有丰富维生素和蛋白质的食物，如牛奶、鸡蛋、瘦肉等，特别要多吃富含维生素C的新鲜蔬菜和水果，比如芒果、草莓、橘子、橙子等。

＊ 膳食推荐

生菜沙拉

□材料：生菜1棵(约250克)，苜蓿芽150克，苹果半个，猕猴桃1个，红椒丁、黄椒丁各适量，酸奶3大匙，牛奶2大匙

□调料：无

□做法：

1.生菜洗净，用剪刀或锐利的水果刀沿菜心剖开，把菜心取出，叶片一片一片取下，再剪成圆形，放入冰水中泡一下。

2.苹果洗净切丁；猕猴桃削皮、切丁，和红椒丁、黄椒丁混合。

3.苜蓿芽洗净、沥干；酸奶和牛奶混合成酸奶酱汁。

4.生菜叶上放苜蓿芽、混合的蔬果，淋上酸奶酱汁即可。

牛蒡饮

□材料：牛蒡根250克

□调料：无

□做法：

牛蒡根洗净用水煎即可饮。

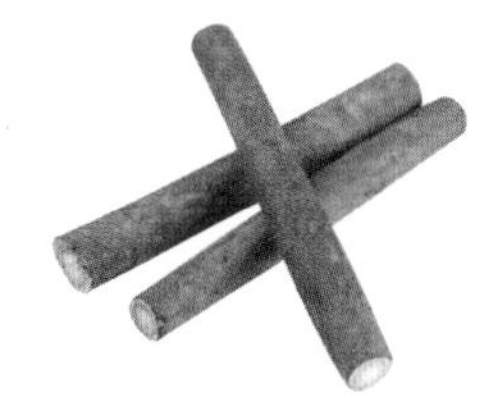

苹果柠檬盅

□材料：青、黄柠檬各1个，苹果半个，荸荠4个，樱桃适量

□调料：白糖适量

□做法：

1.柠檬洗净，一切两半，挖去果肉；苹果洗净，去皮，切小丁；荸荠去皮，洗净，放沸水中氽烫一下，捞出，晾凉切丁；樱桃洗净，切两半去子。

2.锅置火上，放一点儿油，烧到五成热时放入白糖，加少许水炒至白糖溶化即可。

3.将苹果丁、荸荠丁放到柠檬盅里，每一个盅里放半个樱桃，浇上白糖汁即可。

营养功效 柠檬、青椒、苹果等的维生素C含量都很高，维生素C可减少牙龈受损的风险，有效缓解牙痛症状。

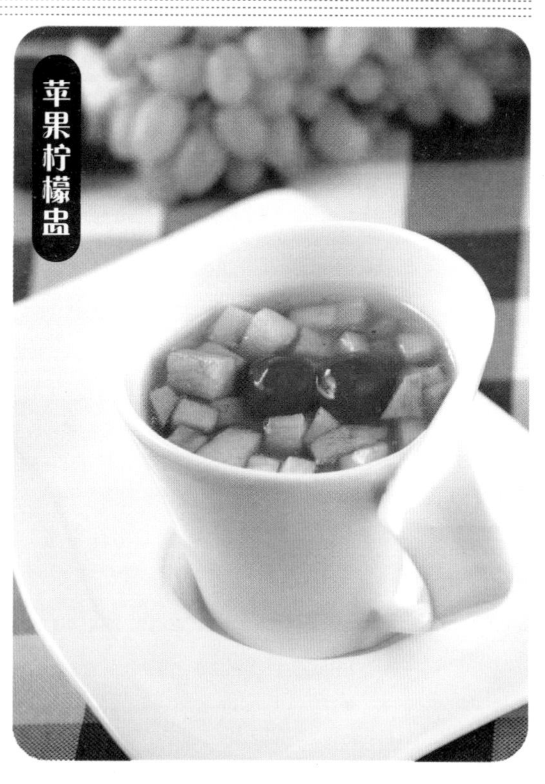
苹果柠檬盅

先兆流产

特别关注

孕妈妈怀孕不满28周，胎宝宝尚未具有独立生存能力而中断怀孕，称为流产，俗称小产。12周以前流产者称为早期流产，12周以后流产者称为晚期流产。孕妈妈早期流产发生概率较高，不仅影响孕妈妈的身体健康，严重者可因急性出血或严重感染而威胁孕妈妈的生命。

一般先兆流产的主要表现为，怀孕后阴道有少量出血，根据流血量和积聚在阴道内的时间的不同，颜色可为鲜红色、粉红色或深褐色。有时伴有轻微下腹痛，胎动有下坠感、腰酸腹胀。如果从民间传统的说法上讲，先兆流产的主要依据就是“见红”。

好孕私房话

应对先兆流产的中医疗法

肾虚者：桑寄生9克、续断9克、阿胶9克、菟丝子9克、白术9克、艾叶炭9克、杜促9克、党参12克。

气血虚、脾虚者：党参12克、黄芪12克、白术9克、外麻6克、炙甘草3克、职权胶9克、何首乌9～12克、桑寄生9克。

血热阴亏者：生地12克、熟地12克、黄芩9克、黄柏9克、白芍9克、续断9克、甘草3克、山药12克、麻根30克。

上述三种中药，都水煎服，每日一剂。治疗时，必须经过诊断，根据各个病人的具体情况用药，不得自己乱用，以免对胎儿产生不良影响。

先兆流产的原因比较多，例如孕卵异常、内分泌失调、胎盘功能失常、血型不合、母体全身性疾病、过度精神刺激、生殖器官畸形及炎症、外伤等，均可导致先兆流产。

调理解惑

孕妈妈发现自己有先兆流产的迹象应尽快到医院检查，以明确病因和胎宝宝的状况，但要尽量减少不必要的阴道检查，以减少对子宫的刺激。如妊娠反应阳性，结合体温和B超检查认为适合保胎时，应在医生的指导下进行保胎治疗；如阴道出血量多于月经量，或其他诊断查明胎宝宝已死亡或难免流产，应尽早终止妊娠，防止出血及感染。

保胎治疗也可根据中医辨证原则选择服用中成药或方剂：如属于肾虚的患者，可服用保胎丸以益气补血、固肾安胎；属于血热阴亏型患者，可服用孕妈妈金花丸以滋阴清热、养血安胎。另外，还要注意一些生活宜忌：

- 卧床休息，严禁性生活。
- 减少下蹲动作，避免颠簸和振动。
- 尽可能防止便秘和腹泻。
- 不可受惊吓和过度精神刺激，戒怒戒悲，不要有思想顾虑。

推荐食材

葵花籽、谷类、麦芽糖、豆类、牛奶、鱼、绿叶蔬菜等富含维生素E的食材对于先兆流产有很好的预防及缓解作用。

膳食推荐

南瓜粥

□材料：南瓜、粳米各30克

□调料：糖适量

□做法：

1.将南瓜洗净，去瓤、子，切成小丁；粳米淘洗干净。

2.锅置火上，放入适量清水，下入粳米、南瓜丁、糖共煮粥。

3.大火烧沸后改用小火煮至米熟烂、粥稠即可。

鸡蛋阿胶粥

□材料：鸡蛋3个，阿胶18克，糯米75克

□调料：盐、香油各适量

□做法：

1.将鸡蛋磕入碗内，用筷子顺着一个方向搅匀备用。

2.将糯米淘洗干净，用清水浸泡1小时，备用。

3.锅置火上，放入适量清水，旺火烧沸后下入糯米，待再沸后改用小火熬煮至粥稠。

4.最后放入阿胶，淋入蛋液，搅匀，烧沸后再放入香油、盐，再次煮沸即可。

豆芽平菇汤

□材料：豆芽、平菇各100克

□调料：盐1小匙，鸡精、香油各少许

□做法：

1.豆芽择洗净；平菇洗净，用手撕成条。

2.锅置火上，放水烧开，放入豆芽煮约3分钟，再放入平菇条略煮2分钟，加盐、鸡精调味，熟后淋入香油即可。

营养功效 此汤具有补气养血，强心利尿的功效。适用于气血虚弱、精神倦怠、神经衰弱、风湿筋骨疼痛者食用。孕妇食之则能安胎，久食益气增力，滋养强壮。

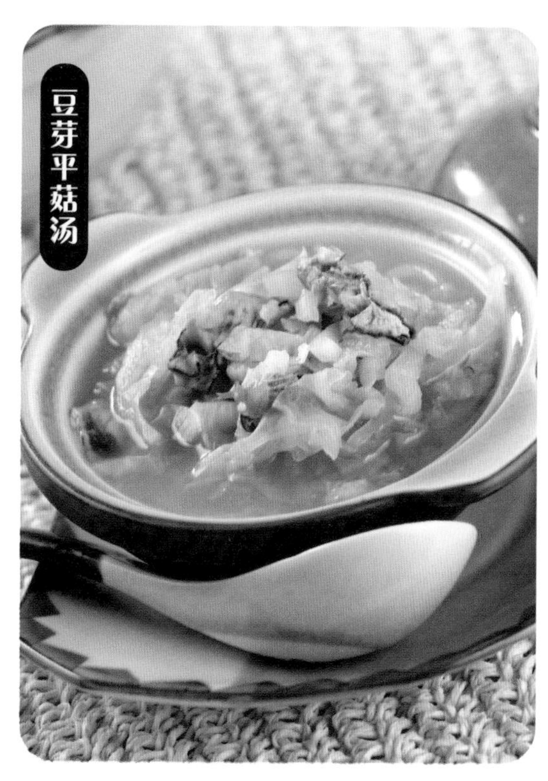

孕期贫血

＊特别关注

贫血一直是女性比较烦恼的问题。尤其是在怀孕之后，贫血的状况更会时有发生。通常从怀孕20～24周左右，出现缺铁性贫血症状的孕妈妈就开始变得多起来。这是因为以下两个原因造成的。

□ 孕妇血容量增加

在怀孕的时候，女性体内的血容量会较孕前平均增加30%～45%，中等体格的女性平均增加15毫升。但是血液中红血球的造血量却跟不上血液总量的增加，从而形成血液中水分偏多的状况。即医学上讲的生理性血液稀释，也就会出现我们通常所说的生理性贫血。

血液被稀释，红血球中用来携带氧气的主要成分血红蛋白也就相对减少，而血红蛋白的组成基础是铁元素，因而也被称为缺铁性贫血。

□ 胎宝宝使孕妇需铁量增加

胎宝宝就是依靠着从妈妈身体里获取营养而不断成熟长大的，这当中铁是特别重要的一种微量元素。怀孕的时候，母体的营养成分都是以“宝宝优先”为原则被选择与吸收的，大多数妈妈出现轻微贫血症状的主要原因就是被宝宝优先吸收走很多铁。所以，如果依然按照孕前的水平摄取含铁食物，就可能出现贫血。因为宝宝的缘故妈妈的需要量增加，即使妈妈自身已经出现一定程度的贫血，也会尽量保证胎宝宝的营养供给量，从而导致妈妈的贫血进一步加重。

＊调理解惑

对于中度以上贫血，除改善营养外，可口服铁剂治疗，如硫酸亚铁、葡萄糖酸亚铁、富马酸亚铁及维血冲剂等；孕期贫血除服铁剂以外，还需服用小剂量的叶酸，每日400微克；孕妈妈服用小剂量叶酸不仅有利于预防贫血，还有利于预防宝宝先天性神经管畸形和先天性心脏病，但应注意不要擅自增大叶酸用量；吃一些维生素C，有利于食物中铁的吸收。

＊推荐食材

补血食物以含有铁质的胡萝卜素为最佳，如：胡萝卜、菠菜、黑豆；含铁量高的动物类食品有：蛋黄、牛肉、肝、肾等。

＊ 好孕私房话

贫血会直接影响分娩

贫血的状态下对失血的耐受性明显下降，因此分娩时更容易出现失血性休克。另外，贫血带给孕妈妈的还有分娩时体力上的负担和阻碍。因为贫血的产妇很快就会因为忍受疼痛而觉得疲劳，所以会很难达到对分娩有效的阵痛。从出现阵痛到生产可能会拖很长的时间。产妇如果因为贫血而导致分娩时体力不支的话，容易出现产程受阻，而需要做剖腹产。而且因为贫血的缘故，产程中容易出现胎儿缺氧，增加胎儿的并发症。

＊|膳食推荐

五彩菠菜

□材料：菠菜350克，鸡蛋1个，小香肠1根，冬笋50克，水发木耳50克，姜末适量

□调料：香油、盐、鸡精各适量

□做法：

1.菠菜择洗净，放入沸水中汆烫，捞出过凉，挤去水分，切成黄豆大小的丁备用；冬笋、木耳洗净，放入沸水锅内汆烫至熟。

2.将鸡蛋磕入碗内，加少许盐搅匀，用小火蒸成鸡蛋糕，然后与香肠、冬笋、木耳一起均切成黄豆大小的丁。

3.将菠菜丁、鸡蛋糕丁、香肠丁、冬笋丁、木耳丁一同置于盘中，加入盐、鸡精、姜末、香油拌匀即可。

苹果炒牛肉片

□材料：牛腿肉300克，苹果2个，葱段8克

□调料：酱油、白糖、料酒各1小匙，盐半小匙，鸡精少许，鸡汤50克，水淀粉、小苏打粉、熟芝麻各适量

□做法：

1.牛肉洗净，切成薄片，放入碗中，加酱油、盐、白糖、鸡精和料酒拌匀，分3次加入适量清水，顺一个方向搅拌，最后加入水淀粉搅匀，静置。

2.苹果去皮、核，切薄片，浸在水中；油锅烧至四成热，放入牛肉片，用筷子划散，捞出，沥油。

3.锅内留油，放入葱段煸香，放酱油、白糖、料酒、盐、鸡精、熟芝麻和鸡汤烧开，用水淀粉勾芡，倒入苹果片、牛肉片，翻炒均匀，装盘，撒上余下的熟芝麻即成。

莲枣猪血汤

□材料：猪血100克，大枣70克，莲子60克，枸杞子15克

□调料：白糖1大匙，盐少许

□做法：

1.猪血洗净，切块，汆汤后捞出备用；红枣洗净，去核；莲子去心，洗净；枸杞子洗净。

2.将大枣、莲子一同入锅中，加适量水以小火煮25分钟，放入猪血、枸杞子、白糖、盐再煮3～5分钟即可。

营养功效　大枣、猪血都是补铁补血的佳品，尤其是猪血，铁含量非常高，而且以血红素铁的形式存在，容易被人体吸收利用，孕妇或哺乳期妇女多吃些有动物血的菜肴，可以防治缺铁性贫血。

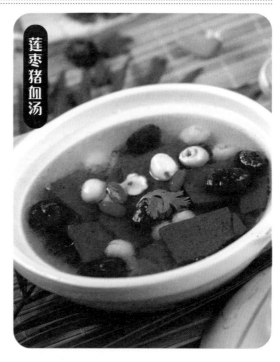

孕期腹痛

特别关注

孕期腹痛一般都属于以下几种情况：

□ 早孕反应腹痛

表现在怀孕早期，出现一些并不很剧烈的腹痛和不适，但持续时间不长，很多时候还伴有呕吐，这是早孕反应的表现。

□ 子宫增大压迫痛

表现为怀孕3～4个月时出现下腹痛，这一时期子宫增长得比较快，子宫周围的脏器因受到挤压而出现下腹部疼痛。

□ 子宫圆韧带疼痛

表现为怀孕5～6个月时出现无任何诱因的下腹部持续性钝痛，此时子宫增长的速度最快，支撑子宫的子宫圆韧带也随之伸展、变长、张力增加，圆韧带附着处的子宫壁受到牵引，而出现疼痛。

□ 早期宫缩

表现为从怀孕3个月起，偶而出现腹部绷紧感，有的伴随有轻度疼痛，发生时间无规律性，也无阴道出血现象。

□ 先兆流产导致的腹痛

表现为怀孕7个月之内出现少量阴道出血，常比月经量少，血色多为鲜红色，有时伴有下腹痛、腰痛及下坠感。

□ 胎盘早期剥离导致腹痛

表现为怀孕5个月后，突然出现大量阴道出血、持续性或轻或重的腹痛、腹部胀大变硬，按压时有明显疼痛，常伴有恶心呕吐、头晕眼花、面色苍白等症状。

调理解惑

前4种属于正常的腹痛，不需治疗也不用服止痛药。如觉得有需要，可用热水袋敷，使肌肉松弛。

后两种属于不正常的腹痛，要注意尽快到医院去查治。

推荐食材

糙米、瘦肉、牛奶、动物的肝脏、富含维生素B_1的食材都可以缓解腹痛。

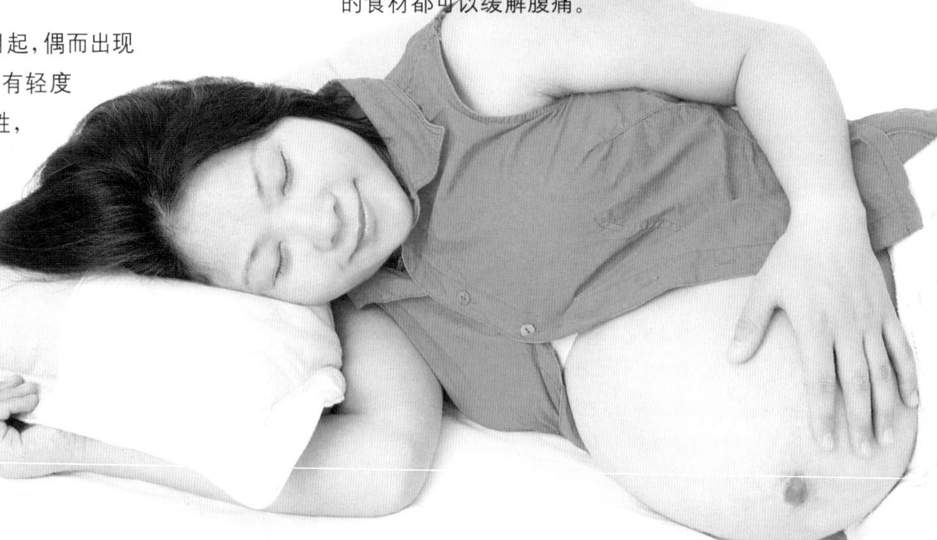

膳食推荐

连锅羊肉汤

□材料：羊肉750克，青菜2棵，冻豆腐1块，青蒜1根，姜3片

□调料：料酒1大匙，酱油1大匙，盐1小匙

□做法：

1.青菜洗净，切小段；青蒜洗净，切丝；羊肉整块汆烫除血水，冲净泡沫后，另用清水加酒及姜片煮30分钟。

2.捞出羊肉后，去骨、切块，锅内先放入冻豆腐，再下羊肉，加入羊肉汤同煮20分钟。

3.加入调味料后将青菜放入煮滚即熄火，撒下青蒜丝即成。

排骨糙米粥

□材料：排骨段200克，糙米100克，葱1根

□调料：香油、盐各适量

□做法：

1.糙米洗净，加水浸泡1小时以上；葱洗净切末。

2.将糙米放入锅内煮开，再放入排骨段熬成稠粥。

3.加盐调味后熄火，撒上葱花、盐，淋入香油即可。

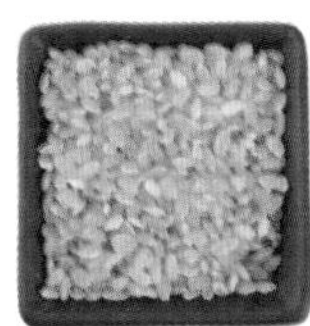

苦瓜黄豆猪肚汤

□材料：苦瓜100克，鲜猪肚100克，泡黄豆、胡萝卜、姜各适量

□调料：盐、鸡精、料酒、清汤各适量

□做法：

1.苦瓜去籽切片；鲜猪肚洗净切片；胡萝卜去皮切片；姜去皮切片。

2.锅内烧水，待水开时放入猪肚，用大火煮去异味，捞起冲净。

3.油锅烧热，放入姜片、猪肚，再放入料酒炒香，倒入清汤烧开，加入苦瓜、泡黄豆、胡萝卜，调入盐、鸡精，用大火滚10分钟即可。

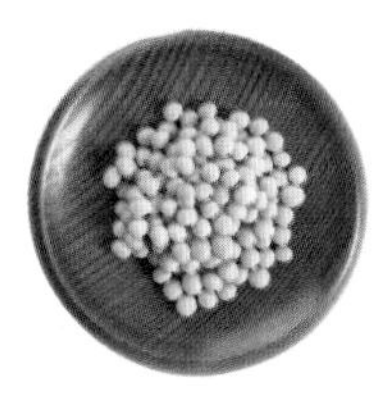

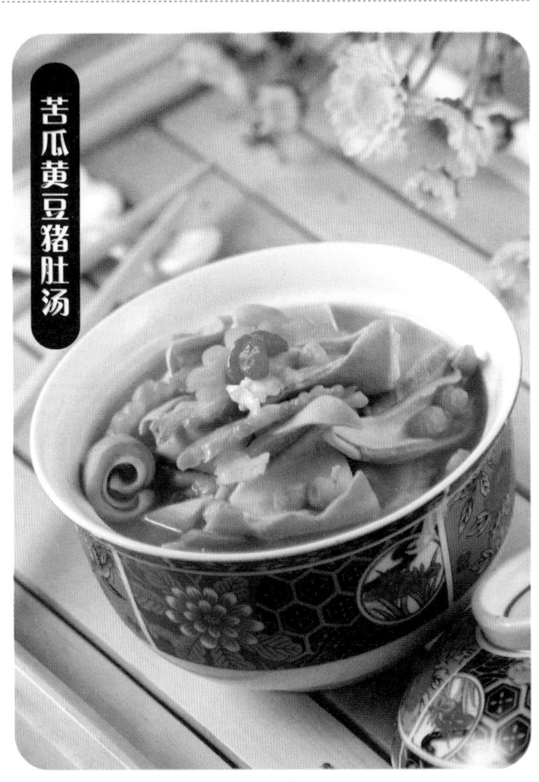
苦瓜黄豆猪肚汤

孕期水肿

特别关注

女性在怀孕3~7个月之间，常会出现不同程度的水肿，夏天时更为严重。常见足踝部轻度浮肿，这是由于增大的子宫压迫下腔静脉，使血液循环受阻所致。通常是白天出现水肿，经过一夜卧床休息后水肿就会自然消退，一般情况下无需治疗。

如果卧床休息后水肿仍不消退，用手按上去出现凹陷且久久不能自行消失者，称为显性水肿；如果体表水肿不明显，但是孕妈妈尿量减少，每周体重增加0.5千克以上者，称为隐性水肿。

水肿只出现在膝盖以下的病情较轻，水肿到膝盖以上的病情较重，水肿已涉及外阴及下腹部的则属于重症患者。如果全身都有水肿，那就说明病情非常严重了。

怀孕水肿常伴有心悸气短、口淡无味、食欲不振、身倦懒言、腹胀而喘、四肢发冷等症状。医学认为这是由于脾肾阳气不足，水湿内停所致。

需要特别注意的是，有的时候水肿也是某些疾病的信号，诸如心脏病、肝病、肾病、内分泌疾病及某些营养不良性疾病等，都可能出现水肿症状。

所以如果是从脸部开始水肿，继而扩大到全身时，那么患上肾脏病的可能性就很高，很有可能是急性肾炎或肾病变；如果是从脚开始水肿，那么可能是心脏病、低蛋白血症、肝硬化等；在怀孕后期，全身及脚都很容易出现水肿，但如果水肿严重，就有可能是妊娠毒血症。在这些时候孕妈妈要注意了。

调理解惑

孕妇患上水肿时，饮食宜少盐，盐用量为每天4克，避免吃口味过重的食物，多吃一些利水的食物，多食用水果蔬菜。在身体可以承受的范围内多做运动。在治疗上，除用益气健脾、温肾助阳、化气行水、固护胎元之法外，在膳食方面，以选用温养而不燥烈，渗利而无损胎元的食品为宜。

推荐食材

冬瓜、油菜、莴笋、竹笋、山药、慈姑、胡萝卜、生姜、小米、红豆、瘦肉、肝类、鲤鱼、鲫鱼、鸡、鸭等都可以缓解水肿状况。

孕妈妈多吃具有利水作用的水果蔬菜，可有效缓解水肿症状。

膳食推荐

猪肝绿豆粳米粥

□材料：绿豆50克，粳米、猪肝各100克

□调料：无

□做法：

1.猪肝洗净切碎；绿豆、粳米淘净放入锅内，加适量水煮粥。

2.待粥稠将成时，加入切碎的猪肝，煮至猪肝熟透即可。注意不要加盐。

营养功效 绿豆具有清热解毒、利尿、消暑除烦、止渴健胃、利水消肿之功效，非常适合有孕期水肿的孕妈妈食用。

鲤鱼红豆粥

□材料：鲤鱼1条，红豆500克

□调料：无

□做法：

1.鲤鱼除去内脏后洗净；红豆洗净备用。

2.将鲤鱼和洗净的红豆一同放入锅内，加适量水炖煮至鱼熟豆烂即可。注意不要加盐。

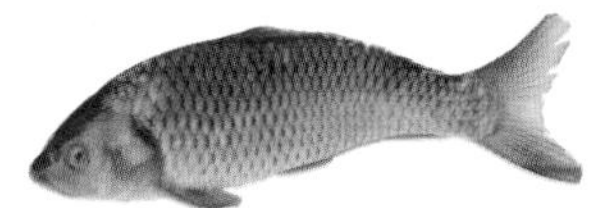

西红柿烧冬瓜

□材料：西红柿2个，冬瓜200克，葱花适量

□调料：鸡精、盐各适量

□做法：

1.将西红柿洗净，去皮，切成薄片；冬瓜去皮，去瓤，洗净，切成薄片。

2.油锅烧热，放入冬瓜略炒至透明状时，放入西红柿和适量水略煮至熟。

3.最后加盐、鸡精调味，出锅时撒入葱花即成。

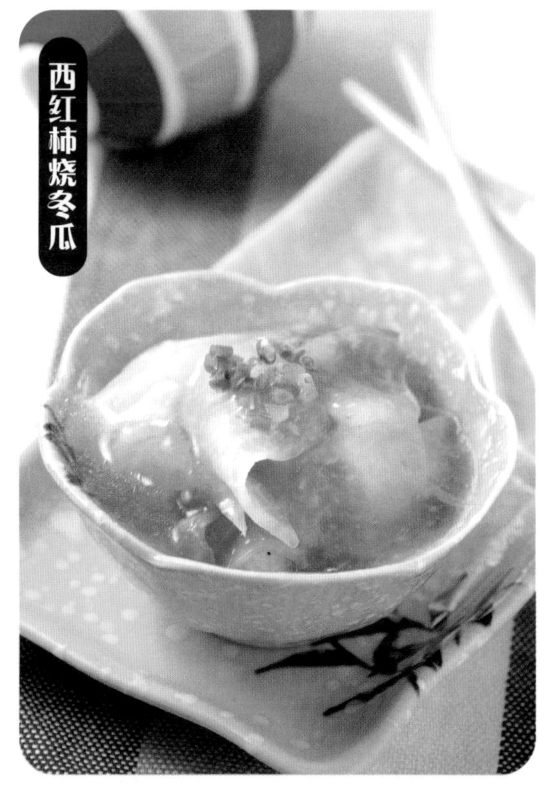

营养功效 冬瓜肉质细嫩、水分丰富，有利尿消肿、祛暑解闷、解毒化痰、生津止渴之功效。对妊娠水肿及各种原因引起的水肿食疗效果好。这道酸甜可口的西红柿烧冬瓜兼有开胃、补水又利水的功效，是水肿孕妈妈的一个好选择。

孕期便秘

特别关注

女性怀孕后，体内会分泌大量的孕激素，引起胃肠道肌张力减弱、肠蠕动减慢。再加上胎宝宝渐渐长大，压迫肠道，使得肠道的蠕动减慢，肠内的废物停滞不前，并且会变干。尤其是妊娠晚期胎头入盆后，胃肠道特别是直肠受到的压力越来越明显，常常伴有痔疮形成。有许多女性在尚未怀孕时就有便秘的毛病，怀孕后行动不方便，尤其是不习惯下蹲式厕所，加上痔疮发作疼痛，使得孕妈妈对排便有种恐惧感，并有意识减少排便次数，使便秘情况更加严重。

怀孕后，孕妈妈如果进食大量高蛋白、高脂肪的食物，而忽视蔬菜的摄入，就会使胃肠道内纤维素含量不够，不利于食物的消化和大便的下滑。

活动过少也是造成孕期便秘的一个原因。许多女性怀孕后总怕活动会伤了胎气，加上家人的特别“关照”，往往活动减少，更容易发生便秘。

虽然很多孕妈妈对于便秘都不以为然，但是实际上便秘不是一件小事，不能忽视。

如果忽视便秘，到了妊娠晚期便秘会越来越严重，常常几天没有大便，甚至1～2周都不能排便，从而导致孕妈妈腹痛、腹胀。严重者甚至会导致肠梗阻，并发早产，危及母婴安全。曾有患者在妊娠38周时因便秘、肠梗阻导致小肠坏死而切除大部分小肠。有的便秘孕妈妈分娩时，堆积在肠管中的粪便妨碍胎宝宝下降，导致产程延长甚至难产。

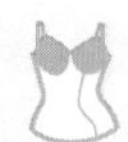

调理解惑

为了防止出现便秘的情况，孕妈妈可以养成以下的生活习惯：

- 养成每天固定时间上厕所的习惯。
- 保持愉快的心情。
- 摄取足够的水分。
- 摄取高纤维饮食(指每日粗纤维13克)。

推荐食材

未加工的豆类，如黄豆、红豆、绿豆；全谷类及其制品，如燕麦、玉米、糙米、全麦面包；含高纤维的水果，如梨、哈密瓜、桃子、苹果、黑枣等；粗纤维多的蔬菜，如竹笋、芹菜等。

膳食推荐

翠菜香卷

□材料：生菜叶2片，豆芽菜2小把，四季豆适量，红萝卜1长条，虾仁2个，紫菜2细长条，小麦麸2小匙

□调料：沙拉酱适量

□做法：

1.先将生菜叶、豆芽菜、四季豆、红萝卜、虾仁洗净；然后将四季豆、红萝卜切成丝，并以滚水烫熟；虾仁也烫熟后备用。

2.在生菜叶上抹上沙拉酱，然后包入四季豆丝、红萝卜丝及豆芽菜。

3.最后放入虾仁，撒上小麦麸，以紫菜绑住尾端即可食用。

蜜汁红薯

□材料：红心红薯250克，葱丝、虾仁各适量

□调料：冰糖、蜂蜜各适量

□做法：

1.先将红薯洗净去皮，切去两头，再切成约1厘米粗的寸条。

2.在锅里加上200克清水，放入冰糖并将其熬化，然后放入红薯和蜂蜜。

3.烧开后先撇去浮沫，然后用小火焖熟。

4.待汤汁黏稠时，先夹出红薯条摆在盘内，再浇上糖汁即可食用。

翠芹拌桃仁

□材料：芹菜300克，核桃仁50克

□调料：盐适量，鸡精、香油各少许

□做法：

1.将芹菜去掉叶及老筋，洗净后切成丝，入沸水中氽烫一下，捞出过凉，沥干后放盘中，加盐、鸡精、香油。

2.核桃仁用热水浸泡后剥去薄皮，再用沸水泡约5分钟取出，撒在芹菜上，吃时拌匀即可。

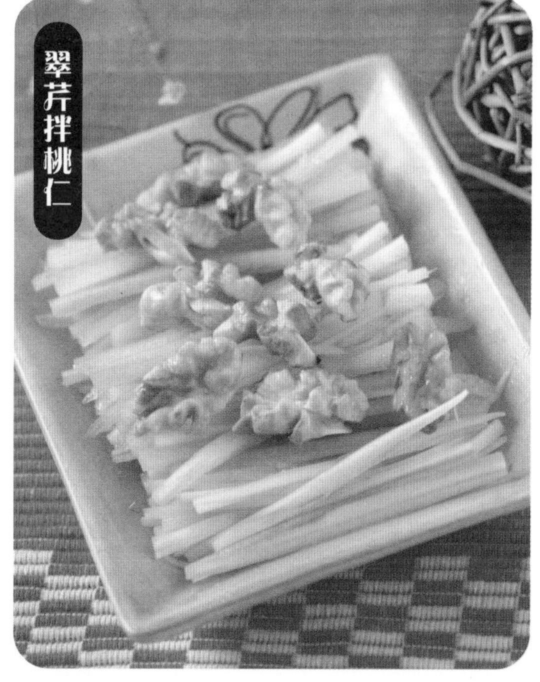

营养功效 芹菜是高纤维食物，它经肠内消化作用产生一种木质素或肠内脂的物质，这类物质是一种抗氧化剂，高浓度时可抑制肠内细菌产生的致癌物质。它还可以加快粪便在肠内的运转时间，达到预防便秘的目的。

孕期高血压综合征

特别关注

孕期高血压是产科常见的问题之一，孕妇患此病的概率为5%。其中一部分还伴有蛋白尿或水肿出现，称之为妊娠高血压综合征。病情严重者会产生头痛、视力模糊、上腹痛等症状，若没有适当治疗，可能会引起全身性痉挛甚至昏迷。但严重的会造成供血并发症，包括脑内出血、肾衰竭、肝衰竭、呼吸衰竭等，孕妇的死亡率会较高。如果无法以药物控制好病人的血压，终止妊娠就是唯一的治疗方法。值得一提的是，充足的卧床休息可以预防疾病恶化，这是患有妊娠高血压的病人必须切记的。

孕期高血压综合征一般认为与内分泌有关，主要与肾素、紧张素、醛固酮、前列腺素失调有关。所幸大部分妊娠高血压只需观察，不会有太大的后遗症。

调理解惑

孕期高血压综合征的防治是减少围产期母婴死亡率的重要一环。孕妈妈在孕期一定要定期做检查，尤其是在孕20～32周时测血压并观察有无浮肿，千万不要怕麻烦而忽视了早期症状，因为早期轻度的妊高征经过积极有效的治疗是可以治愈或控制病情发展的。

防治的措施主要是定期随访，注意休息，采取左侧卧位以减少子宫对下腔静脉的压迫，使下肢及腹部血流充分回到心脏，以保证肾脏及胎盘的血流量。在饮食上要适当限制盐的摄入量，注意多食用高蛋白质食物。

无论对于妊高征还是妊娠合并高血压，降压治疗均有利于降低母胎死亡率。对孕妈妈来说，用药方案比较特殊，有些药物可以通过胎盘进入胎宝宝体内或出现在乳汁中，对胎宝宝或宝宝产生毒副作用，所以孕妈妈及哺乳期女性应用降压药时需十分谨慎，千万不要随便用药。

推荐食材

多吃禽肉、鱼类、大豆类食品，保证奶类、新鲜水果和蔬菜的充分摄入。

膳食推荐

芸豆烧荸荠

□材料：荸荠300克，芸豆100克，牛肉50克

□调料：料酒、葱姜汁、盐、高汤、水淀粉各适量

□做法：

1.荸荠削去外皮，切成片；芸豆斜切成段；牛肉切成片，用料酒、葱姜汁和盐拌匀腌渍入味，再用水淀粉拌匀上浆。

2.锅内放油烧热，下入牛肉片用小火炒至变色，下入芸豆段炒匀，烹入料酒、葱姜汁，加高汤烧至微熟，下入荸荠片、盐炒匀至熟，用水淀粉勾芡即可。

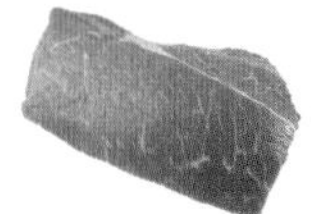

归芪炖牛肉

□材料：牛腱子500克，当归20克，黄芪30克，姜、蒜瓣各适量

□调料：鸡精、料酒、盐、酱油、清汤各适量

□做法：

1.将牛腱子洗净，放入沸水锅内煮净血水，捞出切成丁或片；姜切片；当归、黄芪洗净。

2.锅置火上，加入清汤，烧开放入牛肉丁、姜片、当归、黄芪、料酒，大火烧开，改小火慢炖1个半小时左右，至牛肉熟烂时将当归拣出，放入盐、酱油再煮一会儿，放鸡精调味即成。

黄瓜炒鹅片

□材料：鲜鹅肉100克，黄瓜150克，鲜木耳、生姜各10克

□调料：盐、鸡精、水淀粉各适量，花椒粉各少许，料酒10克，香油1小匙

□做法：

1.鹅肉洗净切薄片；黄瓜去子切片；木耳切片；生姜去皮切片。

2.鹅肉片加少许盐、鸡精、花椒粉、料酒、水淀粉拌匀，烧锅下油，放入鹅肉片滑炒至八分熟时倒出。

3.另起油锅烧热，放入姜片、黄瓜片爆炒片刻，调入盐、鸡精，下木耳炒匀，再用水淀粉勾芡，淋上香油即可。

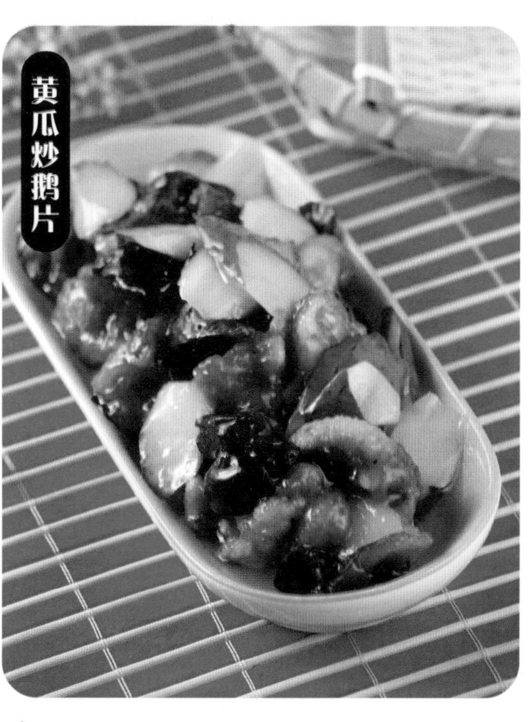

孕期糖尿病

特别关注

孕期糖尿病是糖尿病的一种特殊类型。是指确定妊娠后，若发现有各种程度的糖耐量减低或明显的糖尿病症状，不论是否需用胰岛素或仅使用饮食治疗，也不论分娩后这一情况是否持续，均可认为是孕期糖尿病。孕期糖尿病易造成巨大儿、胎宝宝窘迫、胎死宫内，新生儿易发生呼吸窘迫综合征、低血糖、高胆红素血症、红细胞增多症及低血钙等，严重威胁孕妇及胎宝宝的健康。

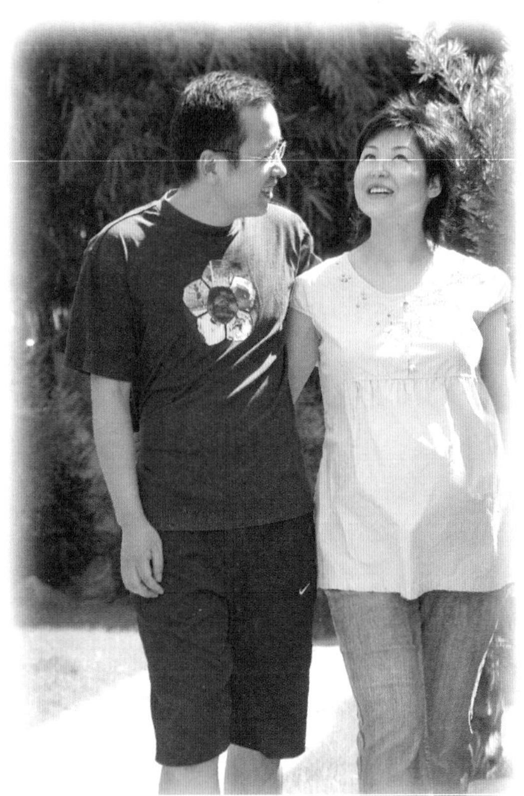

妊娠合并糖尿病是临床常见的合并症之一，通常包含以下三种情况：

- 妊娠前确诊为糖尿病。
- 妊娠前是无症状糖尿病，妊娠后发展为有症状的糖尿病。
- 妊娠前无糖尿病，妊娠后患有糖尿病，而产后即可恢复。

妊娠合并糖尿病，最明显的症状是“三多一少”，即吃多、喝多、尿多，但体重减轻，还伴有呕吐。

妊娠早期合并糖尿病易发生真菌感染。妊娠中期糖尿病症状可减轻。妊娠晚期分娩、引产、剖宫产也容易导致细菌感染，而使糖尿病症状进一步加重。

调理解惑

孕期糖尿病是妊娠并发症中常见的一种，发病率高，病情变化快，与日常饮食、起居关系密切，对曾经有过糖尿病史的孕妈妈来说要注意以下几点，避免孕期糖尿病带来不良后果。

- 多学习、了解糖尿病基本知识。
- 要学会自行检验。
- 学会自己调整胰岛素及饮食数量。
- 特别注意清洁卫生。
- 生活要有规律。

推荐食材

牛奶、鸡蛋、瘦猪肉、动物的内脏、豆腐、蔬菜、带皮的低糖水果等对于孕期糖尿病都有一定的好处。

*｜膳食推荐

茄丝炒鳝鱼

□材料：鳝鱼400克，西芹100克，茄干50克，青椒1个，葱1根，姜1块

□调料：料酒2大匙，酱油1大匙，香油半大匙，盐、鸡精各适量

□做法：

1.鳝鱼处理干净去骨，切粗丝；葱拍破，切段；姜切丝；西芹洗净切段，再切粗丝；青椒洗净，切粗丝；茄干泡涨，洗净，挤干水分，切粗丝。

2.油锅烧热，放葱段炒香，入鳝丝煸干水分，加姜丝、料酒、酱油炒上色。

3.下茄干炒干，加青椒丝、西芹丝、下盐、鸡精调味，加香油炒匀即可。

牛奶浸白菜

□材料：鲜牛奶250克，白菜心300克，奶油20克

□调料：盐、鸡精各适量

□做法：

1.将白菜心择洗干净切好。

2.在锅内烧开清水，滴入少许油，放入白菜心，将其氽烫至软熟。

3.把牛奶倒进有底油的锅内，加入适量盐、鸡精，烧开后放进沥干水的熟白菜心，略浸后加入奶油即成。

营养功效 白菜含有丰富的纤维素，可刺激胃肠蠕动，起到通便作用。此外，白菜所含的纤维素还能促进人体对动物蛋白质的吸收，在维持人体血糖正常平衡方面具有一定作用，所以患了糖尿病的孕妈妈不妨多吃点白菜。

海鲜酿苦瓜

□材料：苦瓜400克，虾肉50克，鱼肉25克，西红柿1个，蛋清1个

□调料：葱姜汁各适量，淀粉5小匙，盐1小匙，料酒1大匙，鸡精半小匙

□做法：

1.将苦瓜洗净，切成段，掏去中间的瓤，用沸水氽烫1分钟取出，晾凉备用。

2.虾肉、鱼肉剁碎，加入盐、料酒、鸡精、葱姜汁、蛋清搅拌成馅，放入掏空的苦瓜中，上笼蒸15分钟取出，放到盘中。将滤出的汁倒入锅中，加熟油和淀粉，勾薄芡，淋在苦瓜上即成。

营养功效 患了孕期糖尿病的孕妈妈可多食苦瓜，因为苦瓜所含的多肽类物质具有降低血糖、提高免疫力的作用。

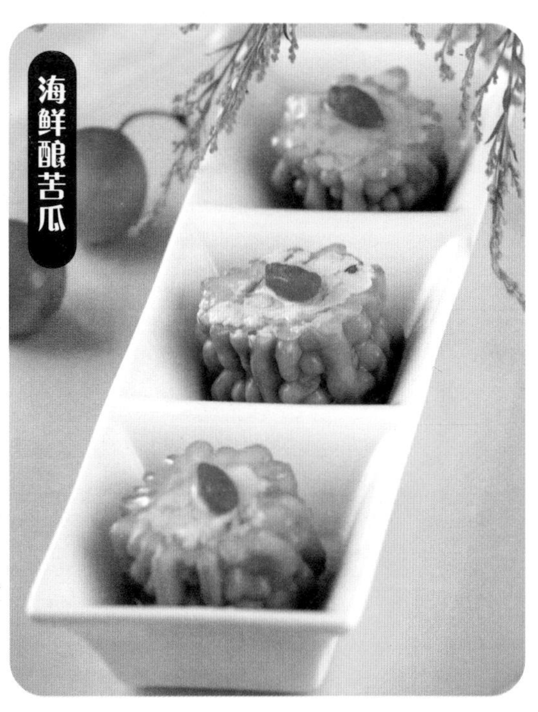
海鲜酿苦瓜

孕期抽筋

特别关注

孕期抽筋即孕期下肢肌肉痉挛，主要指小腿腓肠肌发生疼痛性挛缩，孕期任何时期均可出现，常在夜间发作。

孕期腿抽筋是因增大的子宫压迫下肢神经所致，孕妈妈久坐或由于受冷、受寒、疲劳过度、不合理的体姿也是发生抽筋的一个原因。另外，妊娠后期子宫的增大，使下肢的血液循环运行不畅，以及体内钙、磷比例失调致神经系统应激功能过强，均可促使痉挛的发作。

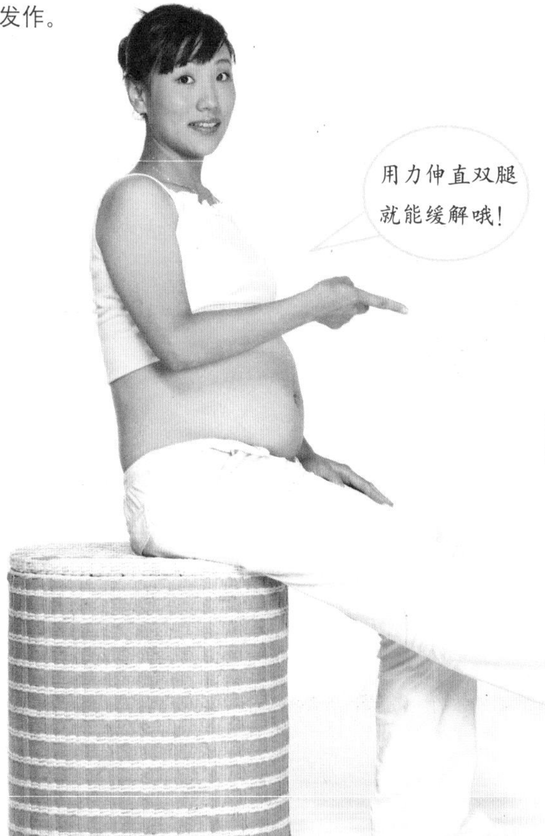

调理解惑

孕妇腿抽筋可能与缺钙及受凉有关，多在夜间发作，影响睡眠，使人紧张烦恼，防治下肢痉挛可采用以下方法：

- 睡眠时注意保暖。
- 发作时做局部按摩或用力伸直双腿。
- 怀孕中期起开始服用钙片、鱼肝油和油性钙等。
- 饮食中注意多吃含钙多的食物，如牛奶等。
- 减少腿部肌肉的紧张度。
- 睡前按摩小腿部，或将脚部垫高后入睡。
- 平时注意养成正确的走路习惯，让后脚跟先着地。
- 注意伸直小腿时，脚趾弯曲不朝前伸。

另外，还可以通过饮食调养来预防腿抽筋，具体措施是监测孕妈妈摄入的食物中是否有足量的B族维生素，被确定缺钙者，应有计划摄取牛奶，必要时按医嘱补钙。

同时注意要禁止滥用含钙磷的片剂，以免加重体内钙磷的不平衡情况。

推荐食材

应增加钙和微生素 B_1 的摄入。钙的摄入量每天不少于500毫克。最佳来源为：牛奶、大豆制品、坚果类、芝麻、虾皮、蟹、蛋类、杏仁、沙丁鱼、鳗鱼、茼蒿、菠菜、芝麻等。

缓解抽筋症状时要伸直小腿，但注意不能将脚趾朝前伸。

膳食推荐

芝麻烧饼

□材料：面粉100克，芝麻1大匙，鸡蛋1个，小苏打少许

□调料：糖适量

□做法：

1.将小苏打用水化开，鸡蛋液、糖、油放在一起，用手搅拌均匀，加入小苏打水、面粉和成油蛋面团。

2.将油蛋面团擀成薄厚均匀的面片，用直径6厘米的铁圈杯子在面片上按上一个个小圆饼，饼坯面上刷一层水，沾上芝麻。

3.将生坯码入烤盘内，烤至呈浅黄色，能闻出芝麻香味即可。

银鱼杜仲排骨汤

□材料：杜仲1克，苋菜250克，银鱼100克，猪肉丝25克

□调料：鸡精、盐、水淀粉、高汤各适量

□做法：

1.苋菜洗净，切小段备用。

2.锅内加高汤烧开，放入杜仲、苋菜、银鱼、猪肉丝一起煮滚，然后加盐、鸡精调味，并用水淀粉勾薄芡即可。

营养功效 杜仲可补肝肾、强筋骨；银鱼、苋菜含有丰富的钙质，可强筋骨。此汤含有丰富的钙质，可改善孕妈妈腿抽筋的现象。

凤爪排骨栗子汤

□材料：栗子250克，鸡爪8只，排骨250克

□调料：陈皮2片，盐少许，清汤适量

□做法：

1.将鸡爪用滚水汆烫透，去老皮，去掉爪尖，洗净；栗子去壳，去薄衣；排骨洗净，剁成块，放入沸水锅内汆烫透捞出；陈皮浸透，洗干净备用。

2.锅内放入清汤烧沸，放入排骨、鸡爪、栗子、陈皮以大火烧沸后转入小火煲2小时，加少许盐调味即可。

营养功效 栗子不仅含有大量的淀粉，而且含有蛋白质、脂肪及钙、磷、铁等微量元素。栗子能补脾健胃、补肾强筋，适用于因肾虚所致的尿频、腰腿酸软等症的辅助治疗，非常适合孕妇食用。

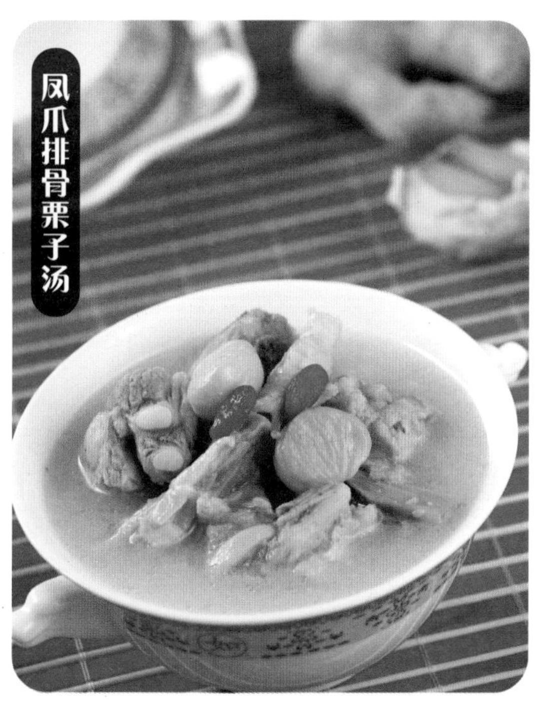
凤爪排骨栗子汤

孕期频尿

特别关注

所谓的频尿就是白天小便的次数超过7次，晚上小便次数超过2次以上，且小便的间隔在2个小时以内。处于孕期中的孕妈妈，特别是在怀孕初期与后期，很容易有频尿的症状发生。据统计，怀孕初期有一半的孕妇有频尿症状，到了怀孕后期，有80%的孕妇受频尿困扰。这样的症状会严重影响准妈妈的睡眠品质，造成失眠问题。

造成频尿的原因大多是因为子宫慢慢变大时会压迫到膀胱，使孕妇产生尿意，进而发生频尿。怀孕的前3个月，准妈妈们特别容易感到频尿，到了孕期的第4个月，由于子宫出了骨盆腔进入腹腔中，因此症状就会慢慢地减缓，但是，进入怀孕后期，大约38周左右，由于胎头下降，使得子宫再次重回骨盆腔内，尿频的症状就又变得较明显，甚至有时会发生漏尿。

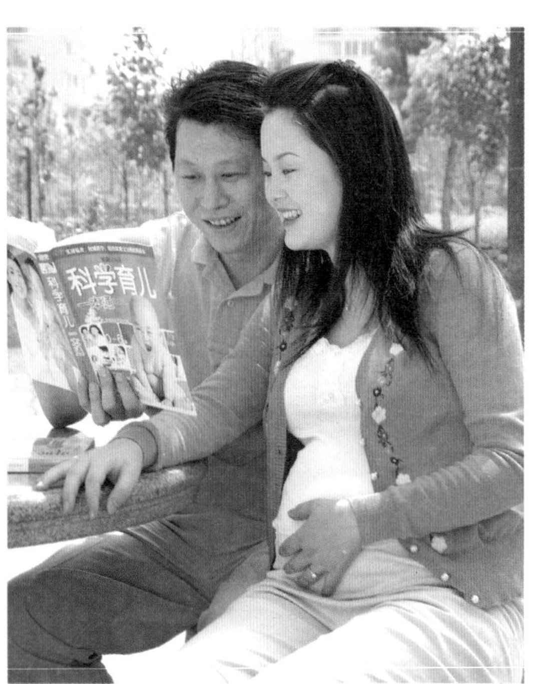

另外，有心理因素或器官的问题。如有些人比较容易紧张，往往要常跑厕所才能缓解部分压力；其他，如病菌感染引起的膀胱尿道炎，也会造成频尿。许多孕妇发现自己有分泌物增加或频尿，以为是正常现象未加处理，或因为担心吃药会影响胎儿健康而拒绝看病，最后却可能造成流产。

调理解惑

- 孕妈妈要缓解孕期频尿现象，可从日常生活和饮水量改变做起。也就是说，平时要适量补充水分，但不要过量或大量喝水；外出时，若有尿意一定要上厕所，尽量不要憋尿，以免造成膀胱发炎或细菌感染。
- 孕妈妈要了解频尿是孕期中很正常的生理现象，忍耐力自然会增强。
- 孕妈妈要注意预防泌尿道感染的发生，平时要多饮开水，使尿量增加，每日要换洗内裤，用温开水清洗外阴部，至少1～2次。如尿频加重，并有尿道口刺痛或小腹疼痛、则应及时到医院去诊治。

推荐食材

猪腰、仔鸡、丝瓜、绿豆、香菇、白菜、花生、核桃、香蕉等食品可有效缓解频尿症状。

膳食推荐

草菇丝瓜

□材料：西红柿1个，罐筒草菇半瓶，丝瓜1根，姜片、葱花各适量

□调料：高汤1碗，盐、香油各适量，鸡精1小匙，水淀粉2大匙

□做法：

1.西红柿洗净去皮，切滚刀块。

2.罐筒草菇取出，放入沸水中汆烫。

3.丝瓜刮去粗皮，洗净，切滚刀块，放入沸水中煮熟。

4.锅内放油烧热，爆香姜片、葱花，放入高汤熬出香味，加入处理好的材料、盐、鸡精烧沸；用水淀粉勾薄芡，起锅淋香油即可。

美味拌白菜

□材料：大白菜200克，黄豆干4块，青椒2个，葱3根，蒜5瓣，香菜少许，去皮花生1大匙

□调料：红油1大匙，鸡精、盐、白醋、糖各1小匙，香油1小匙

□做法：

1.大白菜切除叶部，只留梗部，切丝，加半小匙盐抓腌5分钟，待白菜变软后冲去盐分，沥干水分备用。

2.豆干切丝，锅中加适量水烧开，将豆干丝汆烫30秒，捞出待凉。 3.青椒洗净，去子，切丝；葱洗净，切丝；蒜切末；香菜洗净，切末；花生压碎。 4.将全部材料加盐、香油、鸡精略拌一下，即可食用。

火爆腰花

□材料：猪腰1副，莴笋100克，荸荠5个，干木耳30克，葱末15克，姜末5克

□调料：酱油、料酒各15克，淀粉5克，白糖、盐、香油各少许

□做法：

1.将猪腰由横面切开，剔除内部白筋，洗净、沥干，在表面(即光滑面)切入交叉花刀，再分切成6～8小块，装入大碗内，并加冷水浸泡，捞出，沥干；莴笋削皮，切成滚刀小块；干木耳先泡软，去蒂，撕成小片；荸荠洗净，去皮，一切为二；各种调料（料酒除外）调成味汁。

2.将莴笋、荸荠、木耳分别放入滚水中汆烫，捞出，沥干，水再煮滚，加入料酒15克，倒入腰花，用小火烫约10秒钟，随即捞起。

3.锅内放油烧热，爆香葱末、姜末，放入莴笋、荸荠、木耳同炒，续将腰花下锅，淋入味汁，大火快速翻炒均匀即可。

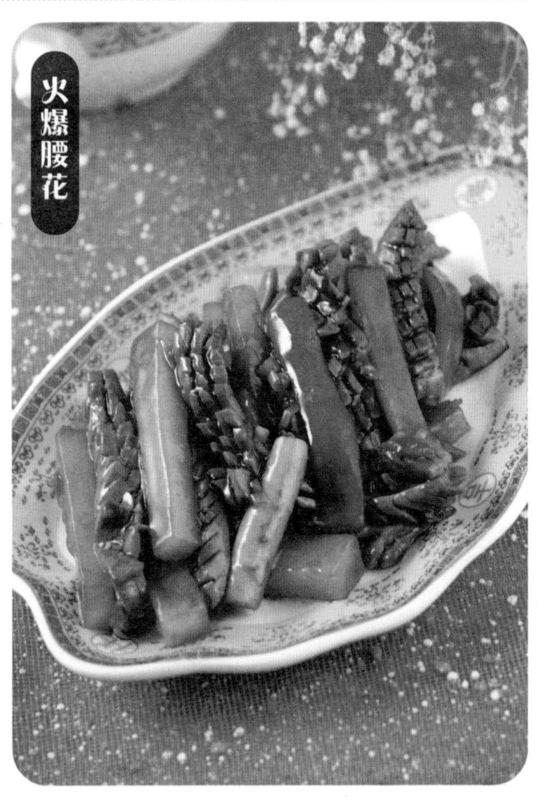

孕期胃部不适

特别关注

孕期是女性的一个特殊时期，全身各个器官、系统都会发生一系列的生理性变化。到了怀孕末期，孕妈妈常觉胃难受，以及感到体内湿热不适，这都属于正常现象。例如孕期消化器官的蠕动减缓，常有胃胀饱满不适之感。有的孕妈妈由于不断泛酸水和胃灼痛而一筹莫展。

追根寻源，都是因为胎宝宝日益长大，子宫的底部上升，压迫到胃部，影响了消化功能，导致有少量的胃酸反流进入食道、喉咙及口腔内，刺激胃黏膜引起灼痛感（或称烧心痛）。

调理解惑

要减轻胃部不适症状，首先要减轻胃肠的负担，维持少食多餐的饮食习惯，睡前不进食。辛、辣、过硬、生、冷、难消化食物都不要过量吃，少吃酸味强及含强烈香料的食物，以免刺激肠胃。要避免吃大量的谷类，豆类及很多调味品或油煎的食物。

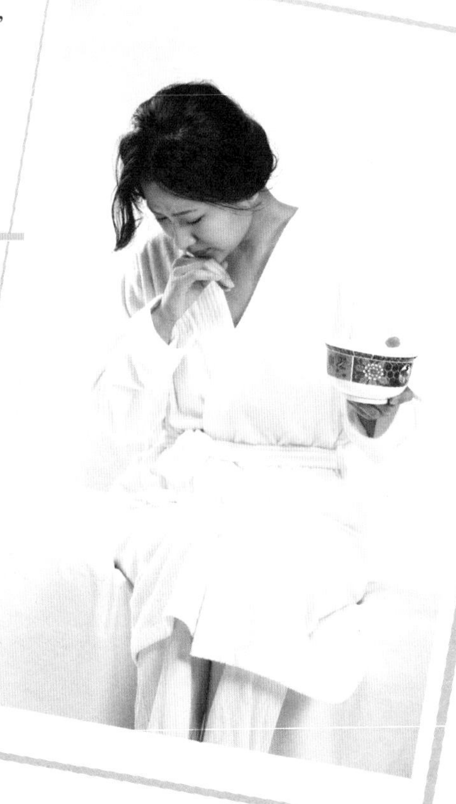

另外还有一些不在禁忌食品中的东西，例如：水。虽然它在理论上不会造成胃部不适，但是在饭前和饭后半小时内饮水的话，将会加大胃的负担，增加胃疼的概率。

切忌暴饮暴食，少喝酒，三餐适时适量，早餐别吃太多，晚上不要吃饱了马上就躺下。如果可以，最好在夜间饮用一杯温牛奶。

另外，睡时在床上用软垫把自己垫起来，也有缓解胃痛的作用。

要注意碰到这种胃痛，请不要服用苏打或含有碳酸氢钠的药品，这些药物虽能暂时减轻疼痛，但其最大的缺点是增加胃酸分泌和加重水肿。如果实在疼痛难忍，可在医生指导下服用一些氢氧化铝胶囊。另外，疼痛时采取半坐睡位亦可以减轻疼痛。

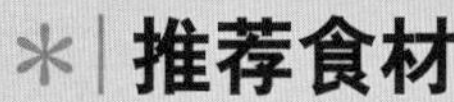

推荐食材

全麦制品如麦片粥、全麦饼干、全麦面包等。孕妈妈每天可以摄取大约1000毫克的钙，只要3杯脱脂牛奶就可以满足这种需求，酸奶也富含钙、蛋白质，有助于胃肠道健康；水果和蔬菜要足量摄入；另外食用一些干果对缓解胃痛也有一定的效果。

＊|膳食推荐

枣泥包

□材料：面粉80克，小枣50克，发酵粉、碱各适量

□调料：香油、糖、糖桂花各适量

□做法：

1.用发酵粉与面粉加水和成面，片刻即成发面。

2.把小枣放冷水中浸泡，待枣皮涨后洗净，放在盘中加入凉水，上屉用大火蒸1小时取出，晾凉去皮核，将枣肉加入糖和香油，用小火炒30分钟。

3.当枣泥成糊状再加入适量香油、糖和糖桂花拌匀，盛出晾凉，制成枣泥馅。

4.把发面分成剂子，擀成圆片，放入适量馅，收口朝下即成枣泥包生坯。

5.上笼用大火蒸10分钟即可。

什锦鱼丝

□材料：鲤鱼1条，茼蒿150克，鲜梨1个，红椒丝、松子仁各少许

□调料：酱油、蒜蓉辣酱、芥末酱、白糖、盐、醋、香油、熟芝麻各适量，葱丝、蒜末、姜末各少许

□做法：

1.将活鱼取净肉切成丝；放酱油、蒜蓉辣酱、白糖、精盐、香油、熟芝麻拌匀；鲜梨去皮切成丝；茼蒿洗净，切成3厘米长的段。

2.取一圆盘放入茼蒿打底，上面依次放入鱼丝、梨丝、葱丝、蒜末、松子仁，用醋、芥末酱、酱油、姜末制成调味酱与菜一同上桌即可。

大枣羊骨糯米粥

□材料：羊胫骨1～2根，大枣（去核）20～30个，糯米适量

□调料：白糖适量

□做法：

1.将羊胫骨洗净，剁成块；大枣洗净；糯米淘洗干净。

2.在瓦煲中放入适量清水，用大火烧开后放入羊胫骨、大枣、糯米，改用中火煲约35分钟，再调入白糖继续煲8分钟即可。

营养功效　此粥有补脾益血、滋肾健骨、健胃固齿的功效，对腰膝酸软乏力、贫血、孕期胃部不适等症有良好的作用。

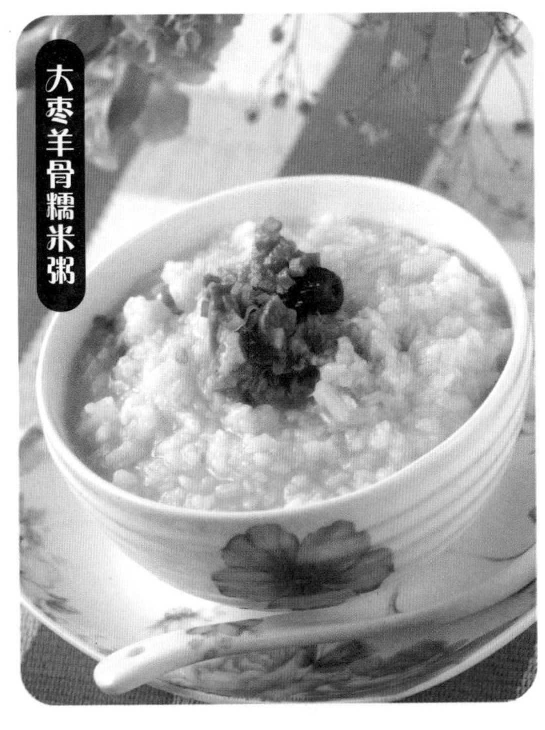

安胎养胎

特别关注

怀孕期间吃什么可以安胎养胎，这是孕妈妈最为关心的问题。

很多未足月的女性，以为一旦发生了破水、阴道出血现象，或感到一阵阵宫缩不适时，就以为分娩的时刻到了，而会担心体重不足的胎宝宝无法适应外界的环境。事实上，在未足月之前，若孕妈妈有早期子宫收缩，阴道出血或早期破水的现象，较易引发早产，而以上所述，都是安胎的适应症。

如出现以下症状，孕妈妈就需格外注意安胎和养胎：

孕妈妈在怀孕12周内如果发现有阴道少量出血，时有时无，血色鲜红或者淡红，伴有轻微的下腹痛、腰酸下坠感，必须警惕先兆流产。

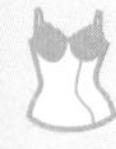

调理解惑

古有明训说怀孕时不可乱搬动床铺，或钉墙壁、剪东西，肩膀更要慎防被人拍打，以免动了胎气或造成畸胎。虽然有些夸张，但至少说明当出现先兆流产征象的时候，最好的方法是卧床休息。

需要提醒的是，阴道出血期间应该绝对禁止性生活，一方面，出血时过性生活容易引起感染。此外，性交和刺激子宫收缩引起盆腔充血易导致流产进一步发展。怀孕前3个月，胎盘尚未形成，母体内孕激素含量较少，而到妊娠中期，胎盘已经形成，大量的孕激素可以抑制子宫肌肉收缩。因此，在阴道出血消失、病情稳定的情况下可以适当过性生活，但是一定要注意节制。

中药安胎在我国源远流长，但是往往一提到安胎，许多人立刻想到各种补品，以为进补就是安胎。事实上，中医治病最讲究辨证论治，根据孕妈妈的体质和症状，虚则补之，寒则温之，热则清之，都是安胎的方法。没有同一帖药物是适合所有孕妈妈的。因此，如要进补，也一定是在专业医生的指导下进行。

推荐食材

当归、枸杞子、人参、黄芪这些不要吃得过多，要保证鸡蛋、牛奶、肉类、蔬菜和水果的充足摄入。

膳食推荐

枸杞乌鸡煲

□材料：枸杞子20克，净乌骨鸡1只，生姜适量

□调料：高汤适量，盐、鸡精各少许

□做法：

1.将乌骨鸡斩去爪、头，放沸水锅中煮5分钟，捞出后洗净。

2.枸杞子洗净，放入清水浸泡10分钟。

3.瓦罐中放足量清水，投入乌骨鸡与生姜片，煮沸后撇去浮沫，改用小火慢煲，1小时后下枸杞子，再用中火煲10分钟，用盐、鸡精调味即可。

金针菇炒鸡丝

□材料：鲜金针菇200克，鸡脯肉300克，冬笋50克，葱、姜各适量

□调料：鸡精、料酒、盐、香油各适量

□做法：

1.将金针菇去根，洗净，切成小段；鸡脯肉、冬笋分别洗净，切成相应的细丝，鸡胸丝放入沸水中汆烫，捞出；葱、姜均切细丝。

2.油锅烧至七成热，加入葱丝、姜丝炝锅，煸出香味后入鸡肉丝煸至九分熟，再加冬笋丝、鸡酒、味精，烧滚后加金针菇和盐爆炒几下，淋入香油即可。

竹荪煲鸡汤

□材料：竹荪6根，柴鸡半只，大葱4段，老姜4片，小菜心6棵，胡萝卜半根

□调料：盐适量

□做法：

1.将柴鸡洗净，斩成块；竹荪用冷水浸泡10分钟，只要竹荪回软发脆即可。

2.将鸡块放入沸水中汆烫一下，捞出，用清水冲净表面的杂质。将鸡块放入沙锅中，一次性倒入足量清水，放入大葱、姜片，待汤沸腾后，转小火煲1小时。

3.趁着煲汤的时间，将浸泡回软的竹荪切去头和尾部的网，放入沸水中汆烫20秒钟，去除竹荪的生涩味。捞出后，用冷水洗净，放入汤锅中，继续煲30分钟。

4.将小菜心和胡萝卜片放在汤中，煮2分钟后即可关火，根据个人口味，放盐调味即可。

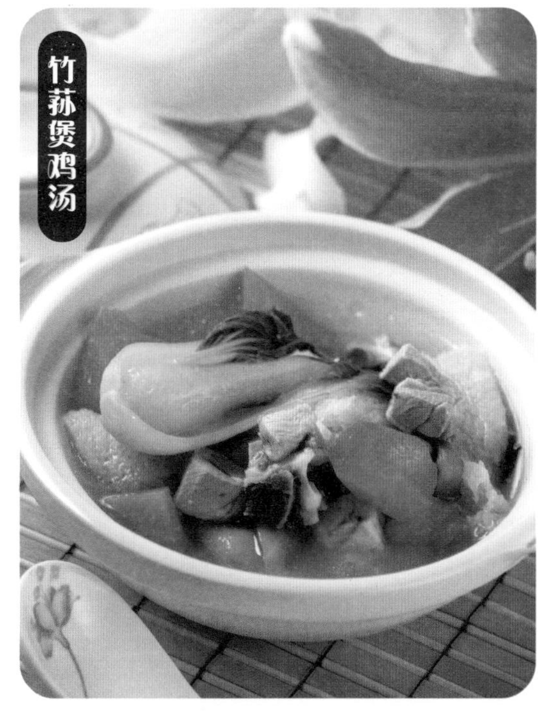
竹荪煲鸡汤

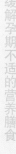

超重的纠正食谱

特别关注

如果在怀孕前你已经有超重现象的话，那么怀孕对于你来说可能会是一个重大挑战，因为怀孕容易引起并发症，例如，孕期糖尿病、水肿等各种各样的疾病。尤其需要注意的是，在怀孕期间如果体重增加过多，那么出现并发症的概率会直线上升。

一般而言，在理想体重下怀孕的健康女性其怀孕过程体重平均增加约8～12千克。不论怀孕前体重如何，在怀孕中后期每月体重增加少于1千克或每月体重增加3千克以上都是不正常的。虽然不能减肥，但是却必须控制体重的增长，否则除了身材变形外也容易导致难产。另外，孕妇过于肥胖容易生出巨大儿，巨大儿将来发展成肥胖症的几率是正常体重儿的4倍多。为了宝宝的健康，孕妈妈一定要控制体重。

调理解惑

对于孕期超重，我们要注意下面9点：

- 饮食规律且均衡。保持吃早餐、午餐、晚餐和两顿加餐的规律饮食。每天摄取1800～2400千卡热量就足够了，这可能比你现在所摄取量要少。不规律的饮食习惯很容易导致超重。
- 设立一个饮食日记。你可以参考医生或营养师的建议，结合自己建立的饮食日记的记录来改善食物的摄取量。例如，增重过多或增重过少的话就可以根据饮食日记的记录增加或减少食物。
- 避免喝果汁和带甜味的饮料。这些饮料通常含有很多的热量。尽量只喝低脂或脱脂牛奶、水和不甜的饮料。
- 记住不是在怀孕的4～6个月才开始增重。你应该每个月都增重1.5千克，怀孕的整个过程一共增重8～12千克就足够了。
- 经常进行运动。即使每天只是散步慢走15分钟，你都能够从中得到不少的益处。
- 避免摄取单糖。应该选择含碳水化合物的食物，如全麦面包、燕麦、蔬菜和水果等。
- 加餐时进食健康和富含营养的食物。可以在加餐的时候尝试涂有花生酱的全麦面包片。
- 每天喝8～10杯水。保持身体内的水分充足也有助于减少食量。
- 每天摄取25～30克的纤维素。富含纤维的燕麦和全麦类食物能够更容易产生饱腹感。

同时如果体重超重的话，孕妈妈们一定要保持良好的心态，这样才能有利于胎宝宝的成长，否则如果心理有负担的话，对怀孕没有什么好处。因此孕妈妈不仅要保持身体的健康，心理健康同样重要。

推荐食材

避免高糖高热量食物的摄入，保证摄取充足的水果和蔬菜，肉类则建议食用红白肉。

＊|膳食推荐

清蒸鳊鱼

□材料：鳊鱼1条，葱、姜各适量

□调料：酱油、盐、料酒各适量

□做法：

1.将鳊鱼洗净，用刀在体表深划几刀，加料酒、盐略腌一会儿。

2.把鱼放入盘中，再放上葱、姜、色拉油、酱油，上电饭锅蒸15分钟即可。

银芽鸡丝

□材料：鸡脯肉100克，绿豆芽50克，姜末适量

□调料：盐、香油各适量

□做法：

1.将鸡脯肉切成丝；绿豆芽择洗干净。

2.锅中放水烧开，将鸡丝和绿豆芽分别入沸水中汆熟，捞出。

3.把鸡丝与绿豆芽一起装盘，加调料拌匀即可。

清蒸西兰花

□材料：西兰花300克，红椒丁、黄椒丁各适量，鲜蘑菇少许

□调料：素蚝油1大匙，盐、糖各少许

□做法：

1.西兰花掰成小朵，洗净，沥干水分，撒上少许盐，上锅蒸五六分钟，熟后取出。

2.锅中放素蚝油，加入糖和适量水，放鲜蘑菇煮熟，关火，撒入红椒丁、黄椒丁拌匀，盛出倒在西兰花上即可。

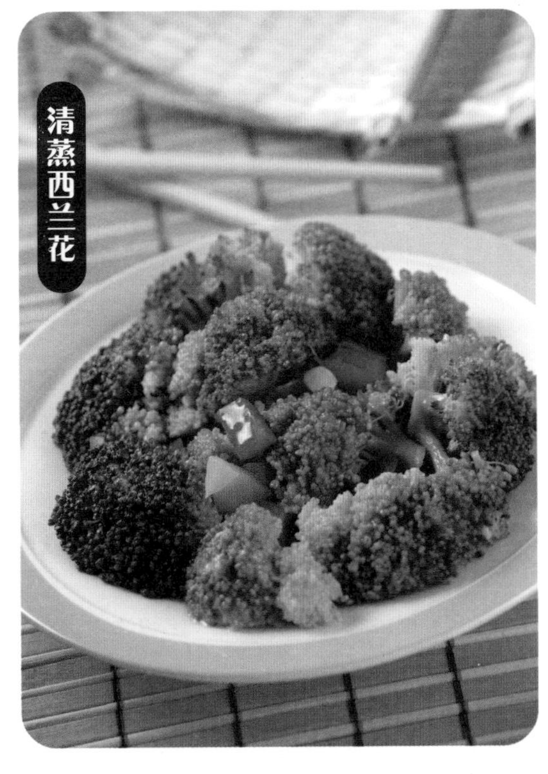

营养功效 对于想控制体重的孕妈妈来说，这道清蒸西兰花无疑是最佳选择。西兰花富含蛋白质、糖、维生素和胡萝卜素等多种营养成分，能给孕妈妈提供所需的营养，又不会导致肥胖。

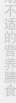

增强母子肌肉机能

特别关注

为了提高孕妈妈和胎宝宝的肌肉功能，蛋白质是不可缺少的营养元素。为了腹中的胎宝宝，在妊娠中的孕妈妈必须要充分摄取优质的蛋白质。

不仅仅是为了胎宝宝，对于孕妈妈来说，蛋白质也是不可缺少的营养元素。它不但能增强自身血液和肌肉功能还具有燃烧脂肪并将其转化为能量的作用，所以可以防止孕妈妈在妊娠期过度发胖。而且，优质蛋白质可以抑制空腹感，对预防妊娠中毒症和贫血也很有效果。

好孕私房话

蛋白质互补——量半功倍

每个人的食量是有限的，为了在有限的摄入量范围内达到生命需要的量，食用各种食物时就要讲究搭配原则，取长补短，来使其接近人体需要，提高其营养价值。这种通过食物搭配来达到氨基酸平衡的效果，叫做蛋白质的互补作用。

例如，谷类食物蛋白质的赖氨酸含量不足，蛋氨酸含量较高，而豆类食物的蛋白质恰好相反，蛋氨酸低而赖氨酸高。把大米和大豆一起蒸米饭，混合食用，蛋白质的效用可大大提高。

再比如，面粉、牛肉单独食用时，其蛋白质的生物价分别为67和76，若按70%和30%的比例混合着吃（也就是说一个馒头和50克牛肉），其蛋白质的生物价可提高到89。

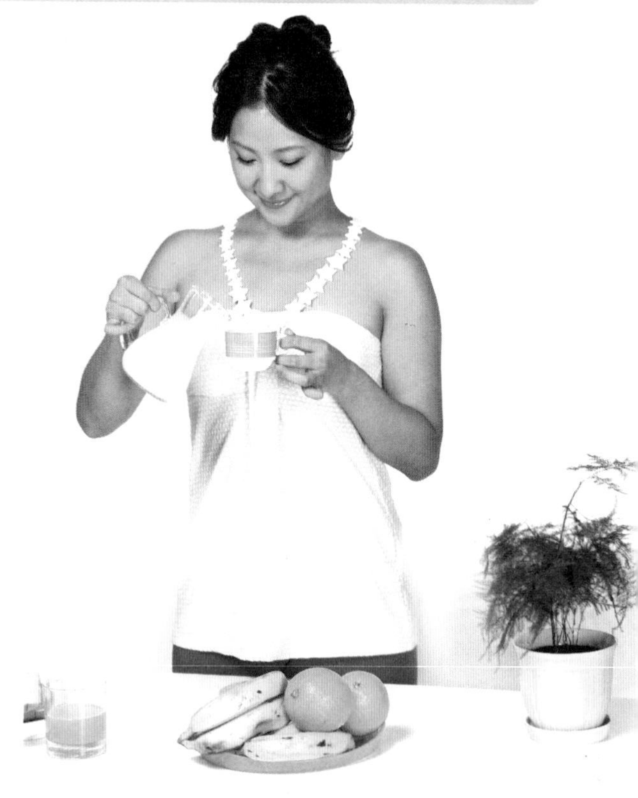

调理解惑

要充分摄取蛋白质而又不增加体重，就要采用“高蛋白低热量”的饮食原则。如果不想摄取过量的热量，在设计食谱时就要将含有动物性蛋白的肉类、鱼类以及含有植物性蛋白的豆制品进行合理搭配。

推荐食材

肉、鱼、鸡蛋、牛奶、乳酪、豆制品等含有大量人体所必需的氨基酸，是优质蛋白质食品。

膳食推荐

意大利式腌鱼片

□**材料**：金枪鱼100克，鱿鱼、苹果、黄瓜各50克，黑芝麻1小匙，葱花适量

□**调料**：酱油、醋、香油、糖、蛋黄酱各适量

□**做法**：

1.将鱿鱼、苹果、黄瓜分别洗净，切成薄的长方形。

2.将做法1中的所有材料放入盆中拌匀。

3.将金枪鱼切成薄片，放入调好的材料中搅拌。

4.最后撒上葱花以及黑芝麻即可。

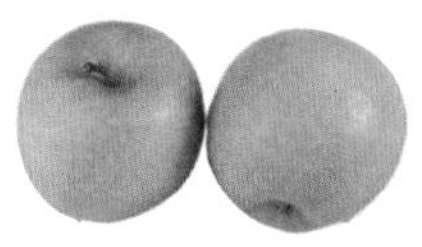

乳蛋饼

□**材料**：腊肉2片，菠菜100克，洋葱50克，鸡蛋3个，奶酪粉1大匙

□**调料**：蛋黄酱、盐、花椒粉各适量

□**做法**：

1.将腊肉切成小块；菠菜洗净切段；洋葱切成薄片。

2.用中火在锅中翻炒腊肉炒出油，然后按顺序放入洋葱、菠菜继续翻炒。

3.加入盐、花椒粉调味，盛入耐热容器中。

4.将鸡蛋打入碗中搅碎，加入蛋黄酱、奶酪粉、盐、花椒粉调味后，慢慢倒入做好的材料中。

5.将混合好的材料放入烤箱中烤4～5分钟即可。

大枣枸杞鸡汤

□**材料**：鸡腿1个，黄芪4片，大枣8颗，枸杞子适量

□**调料**：米酒1大匙，盐适量

□**做法**：

1.鸡腿剁成数块，放入沸水中略氽烫，捞出洗净；中药材略洗备用。

2.准备炖盅，放入所有材料及调料密封，放入蒸笼蒸炖1小时即可。

营养功效 鸡肉中含维生素B_6，可促进氨基酸的代谢，帮助体内色氨酸转化成烟酸，促使肌肤柔嫩光滑。加入枸杞子和大枣，对于身体虚痨、四肢无力、头晕目眩、手脚冰冷者相当有效，也可调理内分泌。

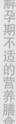

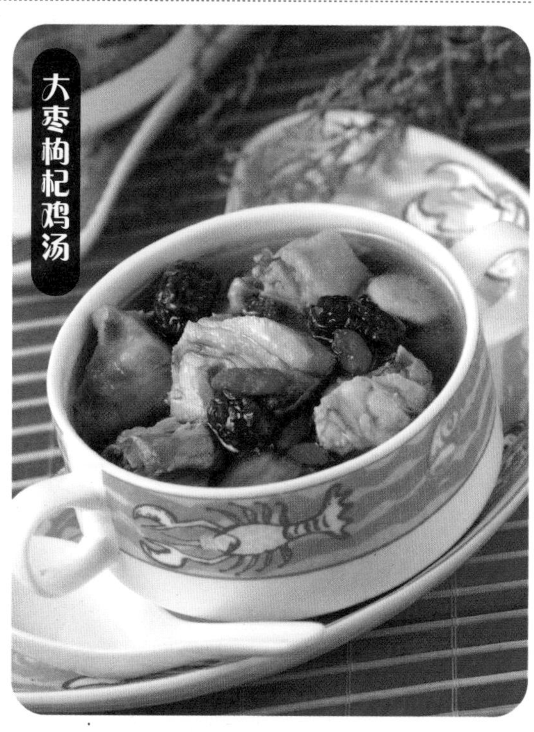

提高母子的抵抗力

* 特别关注

一说起病，孕妈妈往往最为担心。孕妈妈都害怕生病，即便是一些很小的感冒咳嗽，听到的、看到的那些因为疾病使胎宝宝畸形的例子足以让她们谈"病"色变。所以一说有流感、病毒，孕妈妈们唯恐避之不及，就怕惹病上身，纷纷采取各种防御措施，其中增强免疫力是最有用的防护措施，也是常驻孕妈妈体内的保护大使。孕妈妈如何在怀孕的280天里提高免疫力，有效地抗击疾病的入侵。

* 调理解惑

□ 摄取足够的营养素

摄充足的蛋白质、适量的维生素和一些微量元素具有免疫调节的功能。蛋白质是孕妈妈免疫系统防御功能的物质基础，如果蛋白质营养匮乏，会影响免疫细胞和抗体的形成，导致肌体抗病能力减退，各种传染病会趁虚而入。

维生素A、维生素C、维生素E、泛酸、核黄素和叶酸都是孕妈妈维持正常生理功能所必需的营养素，它们的缺乏也会导致免疫力功能的降低。

铜、铁、锌等必须微量元素与免疫功能也是密不可分的，孕妈妈如果缺乏这些元素，就会抑制免疫机能，机体感染的发生率也会随之升高。

□ 保持充分的休息

基本上说来，孕妈妈只有具有足够的抵抗力，才能免受感冒等疾病的困扰。尤其是上班族孕妈妈，需要面对更多的压力，更容易疲倦。所以一有疲倦的感觉，即要休息，享受充足的睡眠，只有保证充分的休息才可以增强体力。良好的身体状态与充足的睡眠息息相关。要知道，孕妈妈如果睡眠不足，体内的T细胞和巨噬细胞数量会减少，患病的机率就会增加。孕妈妈最好在晚上11点前睡觉，不必非要睡足8小时，只要第二天醒来精神舒爽就说明睡饱了。

以下几个方法可有效改善睡眠：睡前饮一杯热牛奶；睡前4～6个小时内避免情绪过度兴奋；让卧室湿度保持在18℃～22℃之间；中医传统理论讲究"头凉脚热"，夏天可以使用冰枕、玉枕，冬天睡觉前用热水泡泡脚。

□ 坚持适量的户外运动

孕妈妈要多到户外进行一些活动，多晒太阳也能增加身体的抵抗力。尽量运动使身体出汗，适当地做做瑜伽或游泳，适度的运动身体对增强身体的抵抗力也极具效果。

* 推荐食材

猪肉、动物的肝脏以及鳗鱼、蛋黄、胡萝卜、青鱼、糙米、菠菜、草莓、薯类、柑橘类、沙丁鱼、鲅鱼、金枪鱼、香菇、杏仁、南瓜等食物。

＊|膳食推荐

洋葱鳗鱼片

□材料：鳗鱼300克，洋葱100克，青椒、红椒、黄椒各50克，葱、蒜适各量

□调料：黑胡椒酱1小匙，蚝油1小匙，酱油膏1小匙，糖1大匙，酒1小匙，地瓜粉50克

□做法：

1.洋葱洗净切片；青椒、红椒及黄椒洗净切片；蒜切片；葱切段。

2.鳗鱼洗净切长条，沾上地瓜粉，入油锅中炸至黄色，捞起备用。

3.用锅中油把洋葱、青椒、红椒及黄椒都过油，捞起、沥干油备用。

4.锅中留1小匙油烧热，爆香蒜片、葱段，加入调料炒出味，再入鳗片、洋葱、青椒、红椒及黄椒拌炒均匀，即可起锅。

黄瓜炒猪肝

□材料：猪肝300克，胡萝卜1根，小黄瓜2根，葱1根，姜10克

□调料：白醋2大匙，酱油2大匙，水淀粉1大匙，盐、糖各适量

□做法：

1.猪肝放入碗中，加入水及白醋浸泡5分钟，捞出，以清水冲净，擦干，切片，放入碗中加入酱油拌匀并腌5分钟。

2.小黄瓜、姜均洗净切片；胡萝卜去皮，洗净，切片；葱洗净，切段。

3.锅中倒入适量油烧热，放入小黄瓜炒至半熟，盛出备用。

4.锅中留底油烧热，放入猪肝炒至半熟，加入其他材料大火炒熟，即可盛出。

雪菜炒鸡胗

□材料：鸡胗12个，雪菜150克，红椒片少许，葱段、姜片各5克

□调料：高汤、盐各适量，大料4粒，料酒30克，白糖少许

□做法：

1.鸡胗洗净；将雪菜洗净，切除叶尾处不用，其余部位切小段。

2.将高汤、葱段、姜片、大料、盐与料酒一同放入锅内，大火煮沸，然后放下洗净的鸡胗，用小火煮约40分钟，熄火后焖1小时，使鸡胗入味，取出切厚片备用。

3.油锅烧热，将雪菜段及红椒片略炒，并加入盐、白糖调味，拌匀，将切好的鸡胗片放入锅内，翻炒均匀即可。

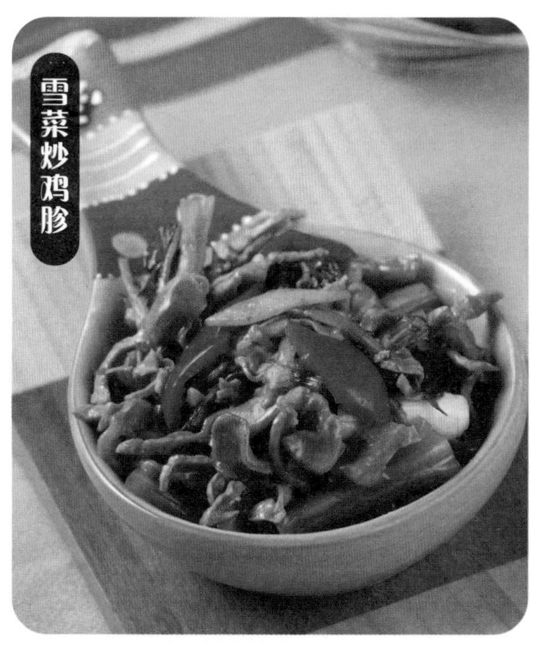

增强母子牙齿和骨骼健康

* 特别关注

钙是骨骼和牙齿形成中不可缺少的元素，妊娠中需要的量是妊娠前的2倍左右。不仅胎宝宝骨骼和牙齿的发育需要钙的参与，为了防止孕妈妈的骨骼、牙齿和肌肉的衰退，孕妈妈要多吃一些富含钙质的食物，如虾皮、牛奶、豆制品等，以补充自身及胎宝宝对钙的需要，更能在增强胎宝宝骨骼发育的同时保护自己的牙齿健康。妊娠时如果缺钙，有可能导致早产和产后恢复缓慢。

* 好孕私房话

别走入补钙误区

误区1：吃钙片是补钙的最佳途径

每提到补钙，孕妈妈首先想到的是吃钙片。其实，以钙片补钙并非补钙的最佳途径。在日常生活中，有许多天然食物是补钙的最佳来源，如奶制品、豆制品等。比起钙片，这些食品存在着价格便宜、食用方便等特点，应为补钙首选，要知道食补远优于药补。

误区2：补钙并非多多益善

孕期补钙并非越多越好，要根据不同时期身体对钙的需求量适当添加。倘若，摄入的钙量超过身体的承受量，可能干扰机体对其他微量元素的吸收利用，也可能增加患肾结石的危险。一般而言，通过日常的均衡膳食和增加奶制品的摄入，可以基本满足孕妇对于钙的需求。到了孕晚期对钙的需求量会更大，如果从日常饮食中无法摄入足够量的钙，可听从医生的建议，合理补充钙剂。

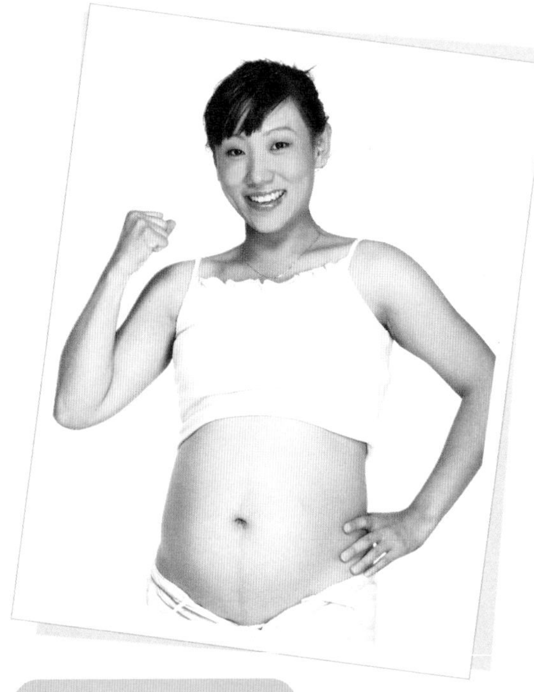

* 调理解惑

□ 补充足够的钙质

钙对孕妇及胎宝宝来说至关重要，是构成牙齿和骨骼的重要材料，钙的摄入量直接决定着孕妇及胎宝宝牙齿及骨骼的硬度。胎儿骨骼和牙齿在2个月时即已开始发育，从怀孕第5个月起，胎儿牙齿开始钙化，恒牙牙胚发生，骨骼发育也需大量的钙。因此，孕期补钙十分关键。

* 推荐食材

奶制品、豆腐、菠菜、肝脏、贝类、虾皮、芝麻酱、雪里蕻、小鱼干等对于补充钙具有很好的效果。

膳食推荐

什锦炒虾仁

□**材料**：虾仁300克，毛豆仁100克，胡萝卜半根，西红柿1个，葱1根，姜50克

□**调料**：盐半小匙，米酒、香油各半小匙，盐、水淀粉各适量

□**做法**：

1.虾仁洗净，擦干，以牙签穿入虾背挑去肠泥，放入碗中加入盐、水淀粉拌匀，腌30分钟至入味。

2.胡萝卜洗净切丁；葱切段；西红柿切小块；毛豆仁洗净；姜切片。胡萝卜、毛豆仁放入滚水中汆熟备用。

3.油锅烧热，放入虾仁炒至呈红色，盛起备用。锅中留油，爆香葱段，放入胡萝卜、毛豆仁及西红柿炒熟。最后加入虾仁、米酒、盐以大火炒匀，用水淀粉勾薄芡，淋香油即成。

浓汁鸡翅

□**材料**：黄豆、水发海带、胡萝卜各50克，鸡翅4只

□**调料**：葱段、姜片、花椒水、姜汁、油、盐各适量

□**做法**：

1. 鸡翅用花椒水、姜汁、盐、葱段腌制入味。

2.姜片与黄豆、海带一同煮熟；胡萝卜洗净切条。3.炒锅加油烧至八成热，下入腌好的鸡翅，翻炒至变色，加入煮好的海带、黄豆及适量水，转小火，一同焖至汁浓即可。

营养功效 黄豆、海带能大大增加以各种肉类为主料的菜肴的含钙量，经常食用，可使身体得到丰富的钙质。鸡翅中含有丰富的骨胶原蛋白，具有强化血管、肌肉的功能。

玉米脆皮虾

□**材料**：虾150克，玉米粒50克，青、红椒末各15克，葱末、姜末各适量

□**调料**：盐、鸡精、料酒、白糖、水淀粉、脆浆粉、盐各适量

□**做法**：

1.将虾挑除沙线，洗涤整理干净，加入盐、鸡精、料酒腌制15分钟，再蘸上水淀粉，过油炸至酥脆，捞出沥去油。

2.玉米粒洗净，沾脆浆粉，过油炸透，捞出备用。

3.炒锅上火烧热，加少许底油，先用葱末、姜末炝锅，再下入青椒末、红椒末、盐、白糖、虾、玉米粒快速翻炒均匀，出锅装盘即可。

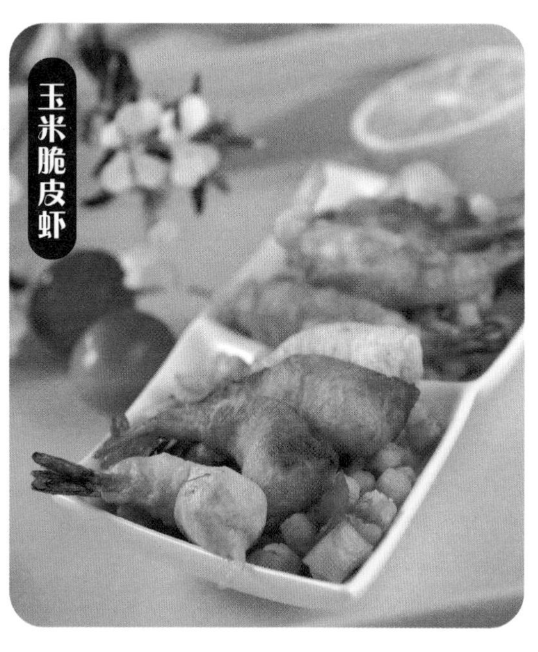
玉米脆皮虾

好肠胃吃出健康

特别关注

只有肠胃健康才能保证将摄入的食物中的营养成分充分吸收。但是由于妊娠期是一个特殊的时期，所以孕妈妈很多情况下都会因为子宫增大而使肠胃出现这样或者那样的问题。

调理解惑

一日三餐要定时，热量均衡，不要吃得太饱，可以多吃一些容易消化的清淡食物。

上腹不适或者是上腹痛、反酸、烧心的患者，除了要注意饮食以外，特别要注意少吃刺激性强的东西，比如辛辣食物等；另外要注意慎重用药，解热镇痛药、抗生素类的药物等容易引起肠胃不适；还应少吃过酸过甜的食物，不要吃得太饱，特别是对于反酸烧心的病人来说要少食多餐；吃完饭要多活动，不要马上坐下躺下。

上腹饱胀、嗳气的病人应吃一些好消化的食物，多活动，少食多餐。有腹胀、便秘症状的孕妈妈，可以吃一些富含纤维的食物，如粗粮、青菜、水果，多喝水，可以吃一些润肠的食物，比如香蕉、蜂蜜。

以腹泻为主要表现的孕妈妈，从饮食上可以多喝一些酸奶，还有含有木糖醇、大豆低聚糖的食物，都可以提高肠内的有益菌，对腹泻有一定的辅助治疗作用。饮食上注意别吃刺激性强的食物，注意保暖。腹泻时要少吃粗粮，多吃好消化的食物。减少外界刺激，不要太紧张，生活有规律。

冬天天气冷喝酸奶的时候，可以在临喝之前拿出来升升温。要注意的是如果高温加热的话，乳酸杆菌会被破坏。酸奶一般在饭后两个小时或者是睡前喝比较好，可帮助排气通便。需要注意的是，不要空腹喝过多酸奶。

推荐食材

小米、糙米、全麦面包、粗纤维的蔬菜、新鲜的水果都可以保证孕妈妈的肠胃健康。但是要注意不要摄取难以消化的食物。

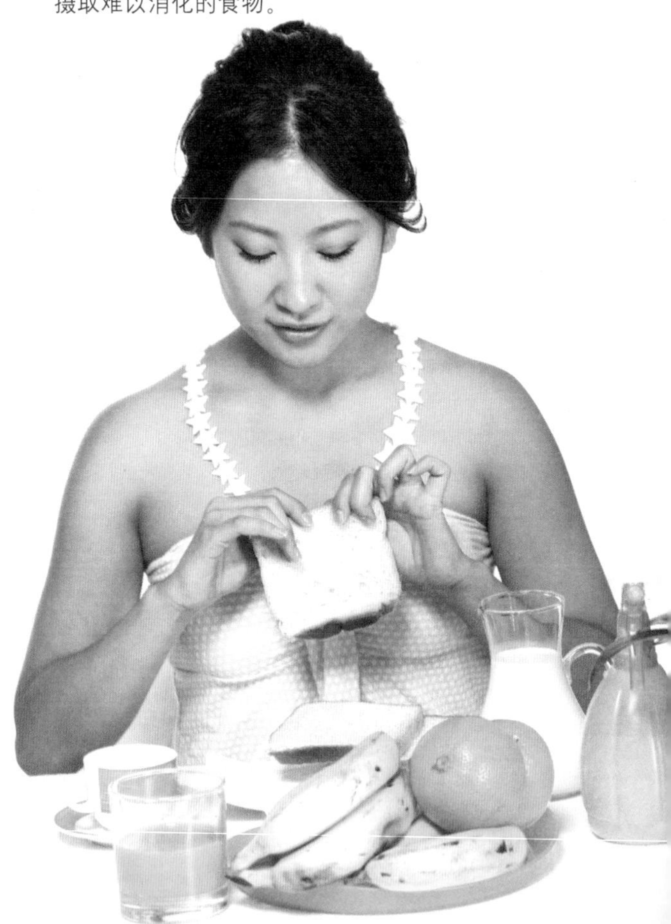

＊膳食推荐

养生健胃粥

□材料：糙米300克，小米100克，党参15克，枸杞子、玉竹、莲子各适量

□调料：盐或糖适量

□做法：

1.将糙米、小米、莲子洗净，泡水1小时。

2.将党参、玉竹放入纱布袋中，加水煮滚后，以小火续煮45分钟，滤渣取汤。

3.将糙米、小米、莲子放入汤中煮成粥，将熟时放入枸杞子，稍煮后即熄火焖约10分钟，最后依照个人口味加入适量盐或糖即可。

水果沙拉

□材料：木瓜250克，橙子100克，草莓4颗， 菜花100克

□调料：酸奶、蜂蜜、柠檬汁、薄荷叶各适量

□做法：

1.菜花撕成小朵，放入加了柠檬汁的热水中汆烫一下，用笊篱捞出，冷却备用。

2.木瓜、橙子、草莓均去掉皮和蒂，切成合适大小的块，备用。

3.将酸奶、蜂蜜、柠檬汁、薄荷叶倒入碗中混合。

4.把所有的材料和混合好的调料一起放入盘中，搅拌均匀即可。

红薯芥菜汤

□材料：红薯、芥菜各200克

□调料：盐适量

□做法：

1.红薯洗净不去皮，切块；芥菜洗净，切分开叶与叶柄。

2.把红薯放入锅内，加清水适量，大火煮沸后放芥菜叶柄，待红薯煮熟后再放芥菜叶，煮3分钟，加入盐调味即可。

营养功效　红薯味道甜美，营养丰富，又易于消化。红薯含丰富的纤维素，对促进胃肠蠕动和防止便秘非常有益，对预防胃肠疾病有一定的作用。需要注意的是，多吃红薯易滞气、烧心、吐酸水、腹胀和排气，故不宜多食。

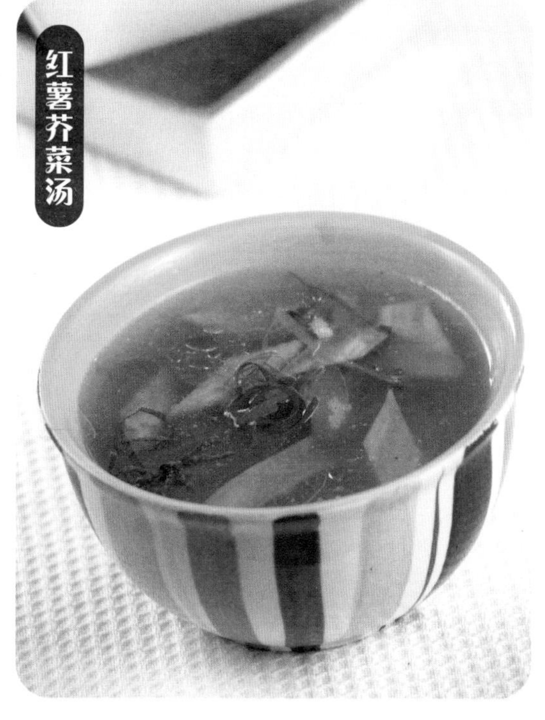

孕妈妈谨防过敏反应

特别关注

很多人都知道吸烟、喝酒、滥用药物对胎宝宝的危害很大。而孕妈妈食用过敏食物对胎儿发育的影响，却并没有得到充分的重视。事实上，孕妈妈食用过敏食物不仅能导致流产、早产，甚至导致胎宝宝畸形，还会导致宝宝出生后患上多种疾病。

研究发现，约有50%的食物对人体有致敏作用，只不过有隐性和显性之分。有过敏体质的孕妈妈可能对某些食物过敏，这些过敏食物经消化吸收后，可从胎盘进入胎宝宝血液循环中，妨碍胎宝宝的生长发育，或直接损害某些器官，如肺、支气管等，从而导致胎宝宝畸形或罹患疾病。

调理解惑

预防过敏反应

- 以往吃某些食物发生过过敏现象，在怀孕期间应禁止食用。
- 不要吃过去从未吃过的食物，或霉变食物。
- 不吃易过敏的食物，即使怀孕之前不会过敏的食物，在怀孕期间也可能会发生过敏，如生吃海产鱼、虾、蟹、贝壳类食物及辛辣刺激性食物。
- 食用异性蛋白类食物一定要注意烧熟煮透，如肉类、肝、肾及蛋类、奶类、鱼类等。

应对过敏反应

- 要远离过敏原。避免接触有可能导致过敏的过敏原，停止吃海产品和辛辣食物。
- 平时多用温水清洗皮肤，在春季花粉飞扬的地区要尽量减少外出，避免引起花粉皮炎，可于早晚使用润肤霜，保持皮肤的滋润，防止皮肤干燥、脱屑。
- 多食新鲜的水果、蔬菜，饮食要均衡，最好包括大量含丰富维生素C的生果蔬菜，以及富含维生素B的食物。
- 保证每天8小时的充分睡眠。
- 孕期坚持运动，以增进血液循环，增强皮肤抵抗力，利于皮肤恢复正常。

多吃能预防过敏的食物

蜂蜜

每天喝一勺蜂蜜，可以远离皮肤瘙痒、伤风、气喘、咳嗽及干眼等季节性过敏症状。

大枣

大枣中含有大量抗过敏物质——环磷酸腺苷，可阻止过敏反应的发生。

金针菇

经常食用金针菇，有利于排除体内的重金属离子和代谢产生的毒素和废物，有效地增强机体活力。金针菇菌柄中含有一种蛋白，可抑制哮喘、鼻炎、湿疹等过敏性病症。

胡萝卜

胡萝卜中的β-胡萝卜素能有效预防花粉过敏症、过敏性皮炎等过敏反应。

推荐食材

胡萝卜、蜂蜜、大枣、金针菇、白菜、花生、菜花、西红柿、苹果等食物均可放心食用。

膳食推荐

金针菇拌肥牛

□材料：肥牛150克，金针菇100克，葱末少许

□调料：盐、鸡精、红油各适量

□做法：

1.肥牛处理干净，切成丝，放入滚水中氽烫至熟。

2.金针菇洗净，去根切长段，放入滚水中氽烫至熟。

3.将肥牛和金针菇加入盐、鸡精、红油拌匀，撒上葱末即可。

营养功效 金针菇味道鲜美，营养丰富。它富含多种氨基酸，其中有8种为人体必需的氨基酸，而精氨酸和赖氨酸的含量特别高，对胎宝宝的智力发育有着良好的作用。另外，金针菇还具有预防过敏的功效。

香菇油菜

□材料：干香菇6朵，油菜300克，葱花、姜丝各适量

□调料：鸡精、盐、香油各适量

□做法：

1.油菜择洗干净，入沸水中氽烫一下，捞出，入冷水中冲凉。

2.干香菇用温水泡发，洗净去蒂。

3.炒锅置火上，加油烧热，入葱花、姜丝爆锅，再加入油菜和香菇，大火炒熟，入盐、鸡精调味，淋上香油即成。

苹果鲜蔬汤

□材料：苹果、甜玉米粒、西红柿、圆白菜、胡萝卜各50克，鲜香菇3朵，西芹少许，姜1块

□调料：盐、黑胡椒各适量，橄榄油少许

□做法：

1.苹果去核，胡萝卜去皮，均切厚块；姜及西红柿洗净，均切小块；圆白菜剥开叶片，洗净；西芹去老皮，与鲜香菇均洗净，切小片备用。

2.锅中倒入橄榄油，加入胡萝卜块、鲜香菇炒香，再倒入2碗水煮开，加入其余材料煮至胡萝卜熟软，再加入盐、黑胡椒即可。

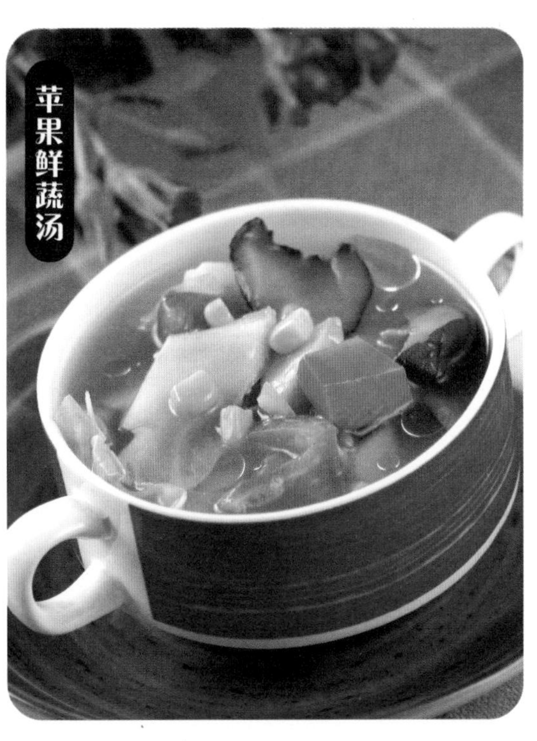

营养功效 本汤含有蛋白质、碳水化合物、粗纤维、胡萝卜素、维生素B_1、维生素B_2、维生素C、维生素E等营养物质，常喝此汤能排除身体毒素、增强机体抵抗力，还能有效预防过敏。

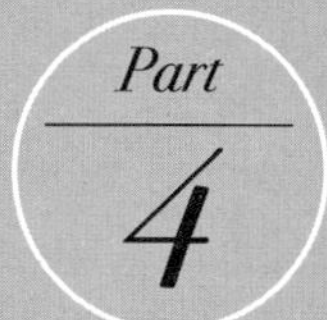

新妈妈的月子调理方案

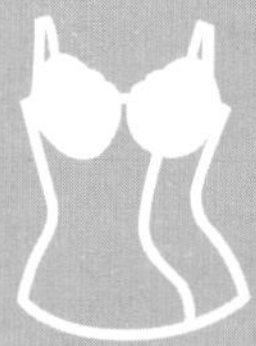

宝宝终于平安诞生在这个世界上了，

当第一次抱到宝宝的时候，

幸福溢满了心灵，

这是怎么样的幸福，

居然这样热切地感受到一个鲜活的生命！

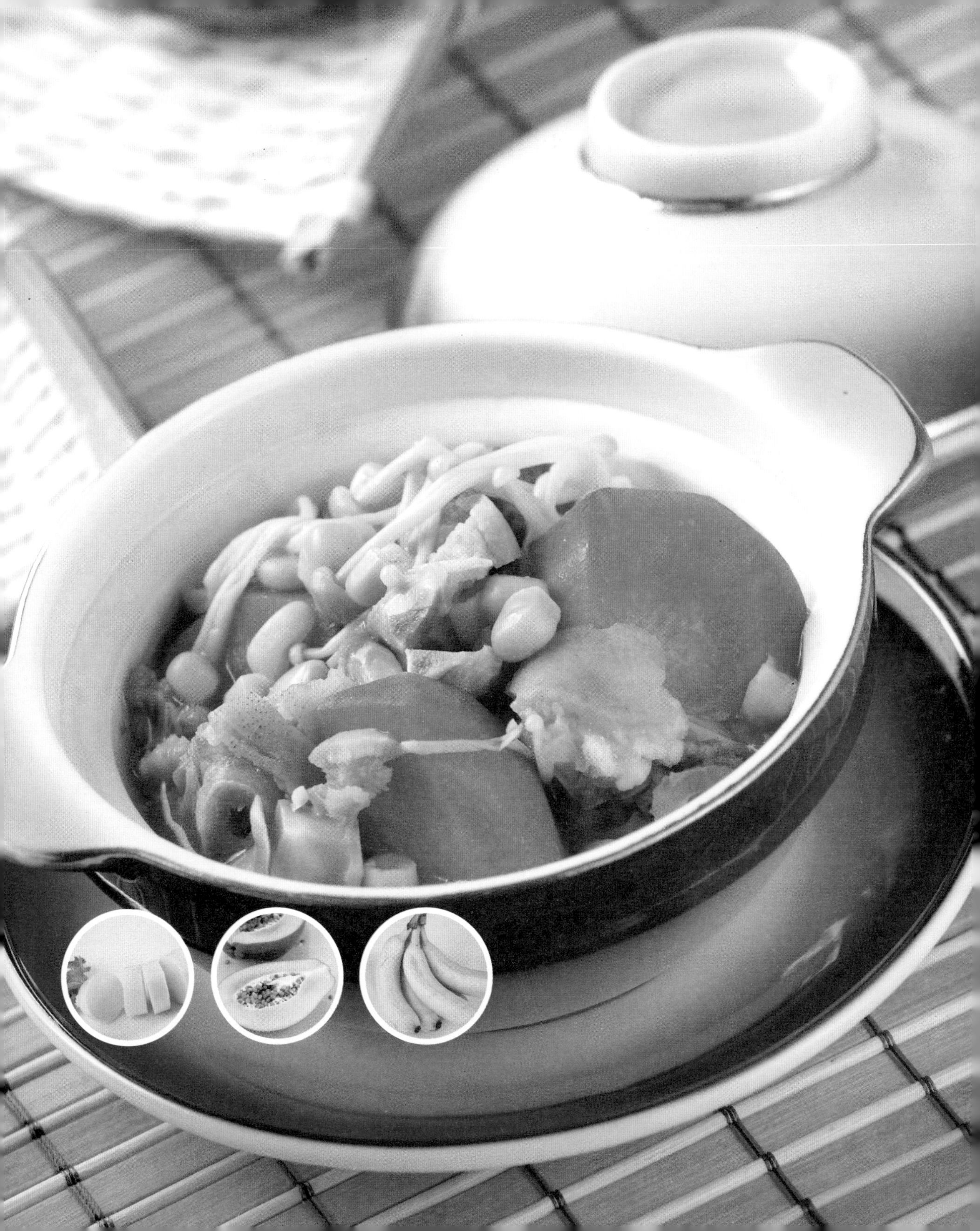

坐月子最初几天应该怎么调养

坐月子是新妈妈休整的好时期

"十月怀胎，一朝分娩"，一个新的生命诞生了。分娩是整个怀孕过程的结束。在分娩的过程中，无论是顺产还是难产、剖宫产，由于新妈妈精神上的兴奋、紧张、害怕、焦虑以及分娩时的疼痛、创伤、出血等，在心理和生理上都消耗了大量的精力与体力。因此，许多新妈妈分娩后的第一个感觉就是十分疲惫。

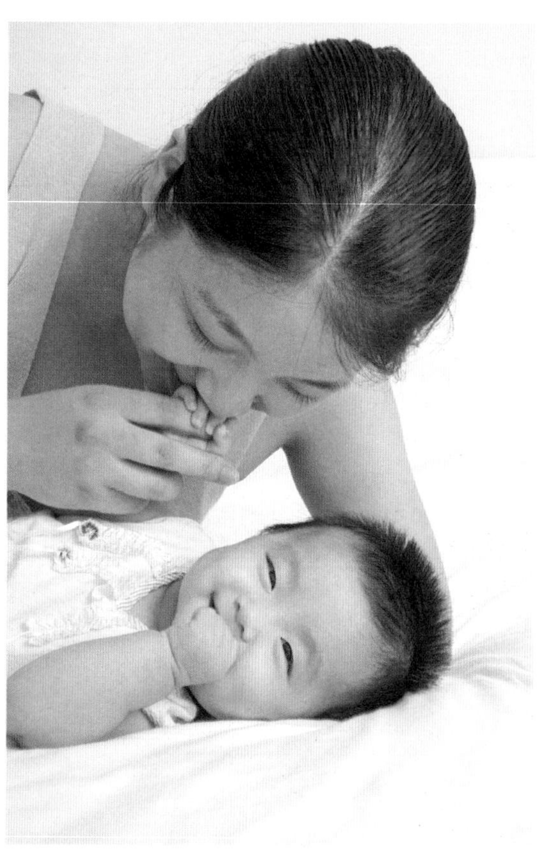

宝宝出生后，新妈妈还要担负哺育的重任，如果产后的最初几天调养不好，就会影响哺乳期乳汁的分泌，这对宝宝的生长有很大的影响。因此，产后最初几天的调养是十分重要的。

首先是要让新妈妈得到充分的休息，尽早消除疲劳。特别是对于产程比较长的新妈妈来说，让她在安静的环境中，适宜的温度下，舒舒服服地睡一觉，是进行调养的首要任务，也是妈妈最需要的"营养"。

怎么进行调养

在分娩过程中，新妈妈因出血、出汗都会丢失一部分水分，因此，及时补充水分是至关重要的。因为水对于生命来说，是最重要的营养素，而产后新妈妈还需要为乳汁的分泌作准备，如果不能及时补充失去的水分，就可能影响乳汁的分泌。所以，在新妈妈分娩前，就要准备好一些水分含量高、口味比较清淡的汤、羹，不要太浓、太甜、太腻，如清淡的仔鸡汤、鱼汤、米汤等，因为这时的新妈妈食欲不好，如果给她吃普通饮食，可能会适得其反。

新妈妈在分娩的过程中，由于出血、组织创伤而失去各种营养素如蛋白质、铁等，产后就需要予以补充，但不急于在产后的几天中进行，因为这些消耗基本来源于怀孕中的贮备，如果是正常分娩，就没有必要进行补充，这从另外一个方面说明孕期补充营养的重要性。

如果说新妈妈需要补充营养，那也是一个比较长期的过程，不必集中在产后几天。当新妈妈得到了充分休息，补充了最需要的水分，并恢复了体力和食欲时，再补充各种需要的或丢失的营养素也不迟。

＊|膳食推荐

小米红糖粥

□材料：小米100克

□调料：红糖适量

□做法：

1.将小米淘洗干净，放入锅中，一次加足水，用大火烧开，再用小火煮至粥稠。

2.加入适量红糖搅匀，再煮开即可。

营养功效　在月子里，产妇怕受寒着凉，红糖可以祛风散寒；产妇失血过多，红糖可以补血；产后淤血导致的腰酸、小腹痛、恶露不净，红糖具有活血化淤和镇痛的作用；产妇活动少，容易影响食欲和消化，红糖有健脾暖胃化食之功；红糖还具有利尿作用，可使产妇排尿通畅。

清炖乳鸽

□材料：净乳鸽1只，香菇1朵，葱段、姜片各适量

□调料：盐、料酒各适量

□做法：

1.将鸽子剁成小块，入沸水锅中汆烫，捞出洗净；香菇用热水泡开，洗净。

2.把鸽子、香菇一起放入锅中，放入葱段、姜片、料酒和足量清水，用大火烧开，再用小火炖至熟烂。

3.最后加盐调味即可。

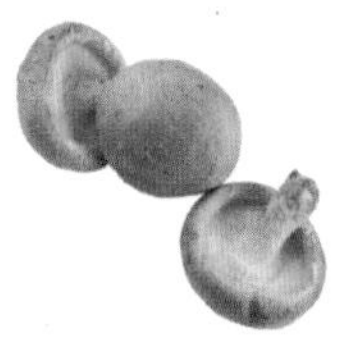

牛奶大枣粥

□材料：大枣50克，大米100克，牛奶1000毫升

□调料：白糖适量

□做法：

1.将大米、大枣用清水洗净，再将大枣切碎，备用。

2.在煲中加入牛奶，烧开后加入大米，煲约30分钟。

3.再加入大枣，调入白糖，继续煲至粥成即可。

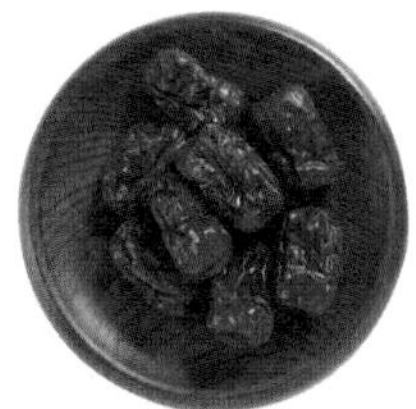

营养功效　此粥营养丰富，对在分娩过程中消耗了大量体力和营养物质的产妇有很好的补益作用，并能使产妇的身体恢复速度加快。

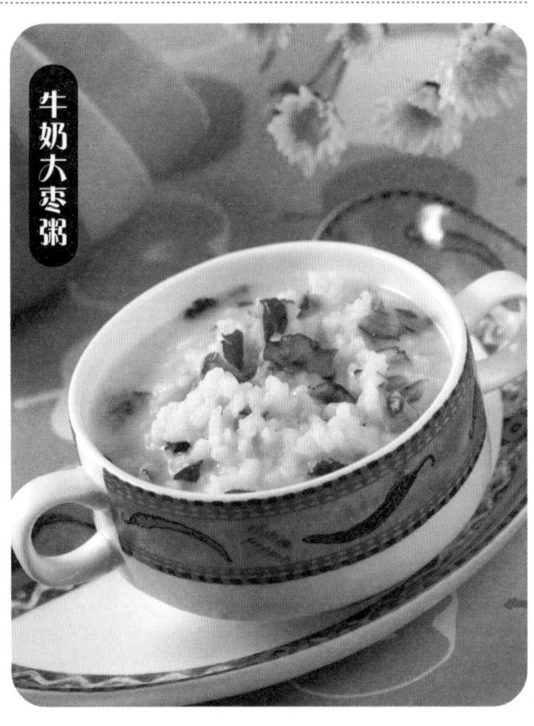
牛奶大枣粥

产后7天新妈妈的营养膳食

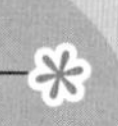

饮食原则

这个时期的饮食原则——促进产后的恢复，增加泌乳功能。

产后7天的新妈妈已从分娩的疲劳中渐渐恢复过来，食欲也恢复正常。因此，在这一阶段营养与膳食的调养要注意从新妈妈身体各功能恢复的需要着手，特别是泌乳的需要出发。正常情况下，产后7天新妈妈的泌乳功能已进入逐渐旺盛的时期，能满足宝宝的需要，如果乳汁的分泌仍不够充足，应该找出原因，并及时予以纠正。

促进泌乳的食材

对于产后7天内的新妈妈来说，膳食中补充适量的水分还是重中之重，是乳汁分泌的前提。新妈妈的膳食不但要注意营养素的供给，烹调方法的选择也十分重要。同时，有些食物不但可以供给比较全面的营养素，而且对促进乳汁的分泌还具有一些特殊的功效，可以经常食用。

□ 鲤鱼

鲤鱼是一种营养素组成比较全面、含量比较高的水产品，特别是含有丰富的优质蛋白质及钙、铁等，是哺乳期新妈妈最需要的食物。中医认为，鲤鱼具有较好的泌乳作用。

如果产后7天内新妈妈乳汁分泌不多，可以选用新鲜的鲤鱼煮汤服食。

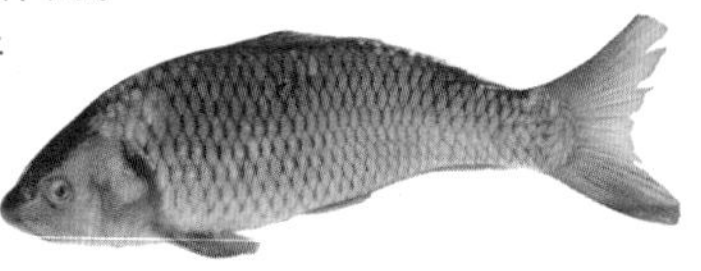

□ 猪蹄

猪蹄含有丰富的蛋白质、脂肪等营养素。中医认为，猪蹄具有补血、通乳的作用。用猪蹄炖汤，或与鲤鱼同炖，对于促进新妈妈乳汁分泌有较好的食疗作用。

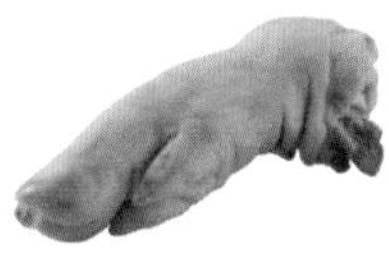

□ 花生仁

中医认为，新妈妈乳汁不足与血虚有关。因此，产后补血养血、补脾止血有利于乳汁的分泌，花生仁就具有这样的作用。在许多食疗方中，如鲤鱼汤、猪蹄汤等，都用花生米作为配伍，以增加促进乳汁分泌的功效。

以上这些食物对乳汁分泌不多，乳房柔软、胀痛的感觉不明显、乳汁清稀量少的新妈妈来说比较合适；但对于乳房胀痛、乳汁浓稠而分泌不畅的新妈妈来说，除了可以选用以上食物外，还可以用丝瓜、陈皮等作为配料一起煮汤，效果更好。

中医认为，有些食物对于新妈妈来说，具有回乳的作用，如麦芽、花椒、食醋、豆豉等。所以，在新妈妈的膳食中，要注意避免选用这些食物，特别是这些食物的成品或半成品，用它们做材料、配料或辅料时，也不宜食用。如啤酒是以麦芽作材料酿制而成，各种糖醋味的食物以及川味菜肴的调料，都因为含有以上所说的这些食物，不适合新妈妈食用。

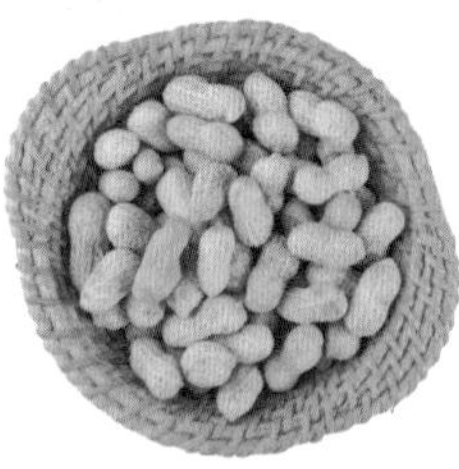

✻ 产后滋补食材

对于产后的新妈妈来说，常用的滋补食物主要有下面几种：

□ 人参

人参中的一些有效成分，对于促进难产或大出血的新妈妈的体力恢复比较有利。中医认为，人参具有大补元气、补脾益肺、补气生血的功效。人参同其他食物一起烹调，如与老母鸡、山药、红枣等炖汤，在产后3天内喝汤，产后第4天可喝汤吃肉，具有明显的滋补效果，适合于产后出汗较多、疲劳过度、食欲欠佳的新妈妈。但要注意，由于人参中的这些生理活性物质有可能通过乳汁分泌，进入宝宝体内，所以，新妈妈开始给宝宝哺乳后就不宜再服。因此，人参不能作为一个长期食用的滋补品，否则对宝宝可能会产生不利的影响。

□ 鸡

产后食用老母鸡是民间常用的一种滋补方法。鸡肉和鸡的内脏中都含有丰富的营养素，尤其是蛋白质、脂肪、钙、铁以及维生素A等营养素的含量特别高。用老母鸡炖汤（小火长时间炖制），使鸡肉中的一些营养素分解，如蛋白质分解为氨基酸以及多肽，脂肪分解为脂肪酸，钙也可以从鸡骨中溶解出来。这种小分子的物质，人体能够直接吸收，或稍加消化后就可以吸收。这些小分子物质还能使鸡汤味醇、浓、鲜，如新妈妈的食欲不好，喝些汤也照样可以补充营养素，同时还能增加食欲；当然，对食欲好的新妈妈来说，吃些鸡肉能获得更多的营养素。

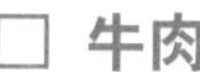

□ 牛肉

牛肉是人们经常食用的一种动物性食物，与其他畜类相比，牛瘦肉中蛋白质含量较高，脂肪含量较低，而铁含量较多，因此具有补铁的作用，特别是对于分娩过程中失血比较多的妈妈来说更加适合。中医认为，牛肉有益气血、健脾胃、补虚弱、强筋骨之功效，对产后新妈妈有滋补作用。但牛肉与猪肉相比，肌肉纤维较粗，结缔组织较厚，所以适合用小火焖的方法进行烹调，否则吃起来不容易嚼烂，也不利于吸收。

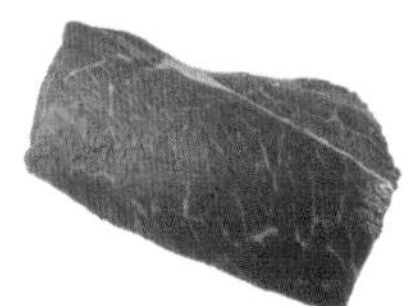

□ 山药

中医认为，山药具有补气健脾、养阴益肺、补肾固精的作用。山药含有碳水化合物、维生素等营养素，可以经常食用，无论是煮汤或煮粥，都有利于产后新妈妈的消化吸收。

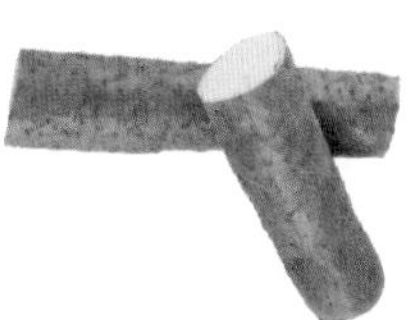

□ 黄鳝

黄鳝是人们经常食用的水产品，它含有丰富的蛋白质、维生素，特别是维生素B_2的含量高于其他鱼类。此外，钙、铁以及一些微量元素的含量也很丰富，营养价值比较高。中医认为，黄鳝是补益气血的养生佳品，经常食用可以补五脏、益气血，因此特别适合产后虚弱的新妈妈。黄鳝是一种美味的食物，无论是红烧还是炖汤，都十分可口。但要注意的是，在选择黄鳝时要选鲜活的，死黄鳝由于有大量的细菌生长，易腐烂变质，食用后对人体的健康不利，容易发生食物中毒。

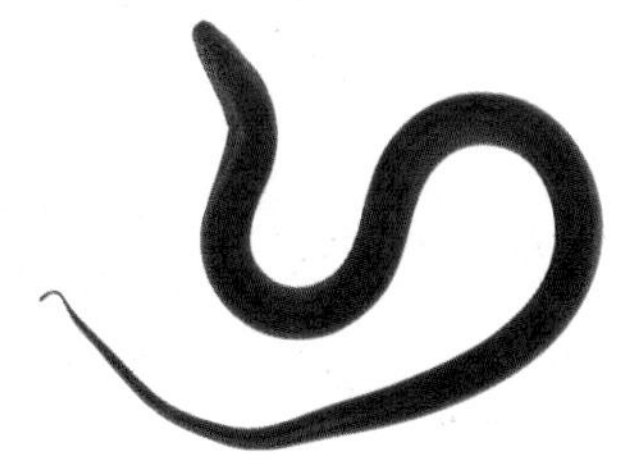

素食新妈妈的饮食原则

从营养学上来讲，我们还是主张营养摄取一定要均衡,但新妈妈如果因某些原因一时难以改掉长期形成的素食习惯，那么，就应该在营养专家的指导下制定一个科学的营养摄取方案,特别是在人生的特殊阶段，这样就会使你在食物的选料和烹饪上多用心些，使自己从植物类食物中摄取的营养素，可在一定程度上弥补素食带来的营养缺憾。一般来讲，应遵循以下的四个原则：

原则一：多豆少油

豆类富含蛋白质，是新妈妈产后恢复必不可少的营养素。另外，由于乳汁分泌的需要，新妈妈的身体对钙的需要量也很大，而豆类食品中含有更多的钙，所以膳食中要多补充豆类及豆制品。

但烹调用油一定要适量。炒菜时使用过量油脂，口味可能更浓厚些，但摄入过多的植物油脂一样会给身体造成负担，并造成产后肥胖。

素食新妈妈可以多吃一些坚果，如腰果、核桃、甜杏仁等，这些坚果内的油脂成分多样化，不易给身体造成负担，可以弥补不吃动物类脂肪的缺憾，而且还富含其他对身体有益的营养成分。

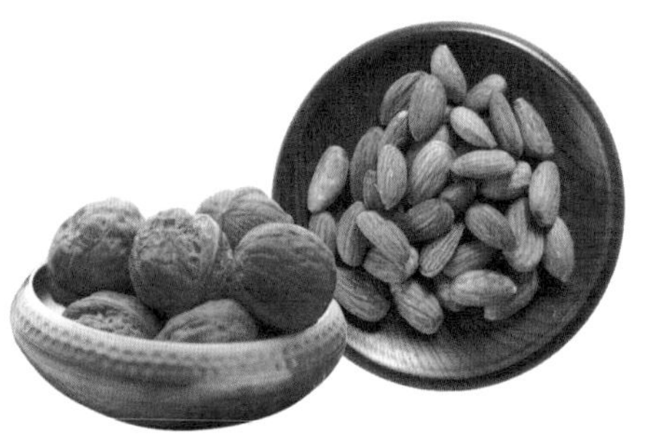

原则二：多粗少精

素食新妈妈的食谱更应该经常变换粮食的种类，比如在米饭内加五谷、燕麦等，吃全麦面包，这些都是均衡营养的好方法。

原则三：菜品多样

蔬菜是纤维素的主要来源，并且每一种蔬菜都有自己独特的营养，所以素食新妈妈每天应该至少吃3种以上的蔬菜，而且尽可能每天不同。不同颜色的蔬菜拥有不同的营养和食疗作用，如能搭配在每天的菜肴里会更健康。

□ 绿色蔬菜

如芥菜、菠菜等。含有丰富的维生素C、维生素B_1、维生素B_2、胡萝卜素及多种微量元素，对高血压及失眠有一定的治疗作用，并有益肝脏。

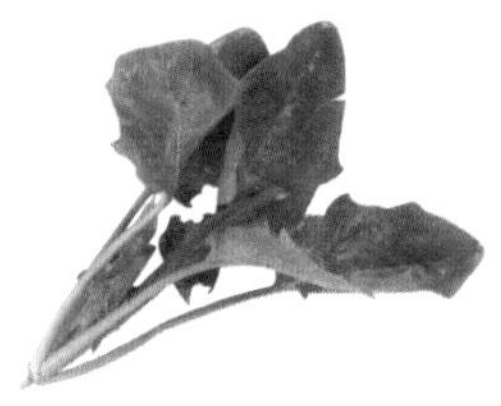

□ 黄色蔬菜

如蒜黄、南瓜、胡萝卜等。富含维生素E，能减少皮肤色斑，调节胃肠道消化功能，对脾、胰等脏器有益。

□ 红色蔬菜

如西红柿、红椒等。能提高食欲、刺激神经系统兴奋。

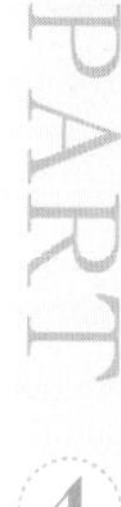

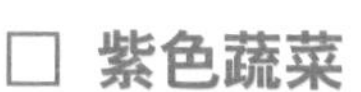

□ 紫色蔬菜

如紫茄子、紫扁豆等。有调节神经和增加肾上腺分泌的功效。

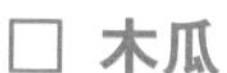

□ 白色蔬菜

如茭白、莲藕、竹笋、白萝卜等。可以调节视觉、安定情绪，对高血压和心脏病患者有一定的益处。

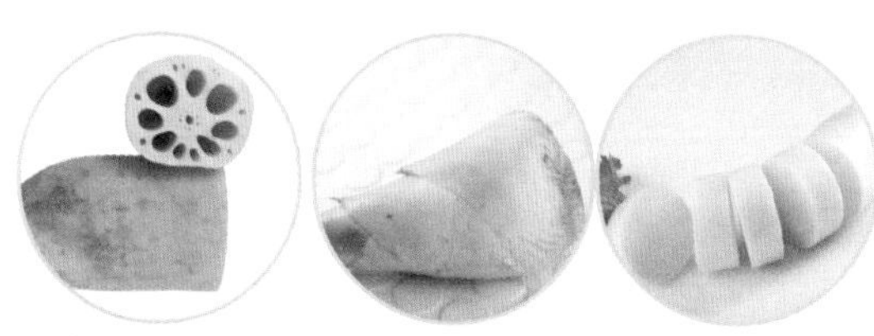

＊ 原则四：水果常新

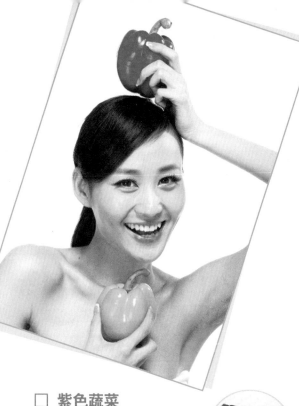

传统坐月子有“产妇不宜吃水果”的说法，因为水果大多偏凉性，容易使脾胃受凉，影响新妈妈身体恢复。但现在大多数新妈妈身体素质都很好，所以没必要那么“娇气”了。只要不是性质特别寒凉的水果，素食新妈妈应该换着花样吃，这样才能摄取更全面的营养，不过，刚刚生完宝宝胃肠功能还有些弱，注意一次不要吃太多。

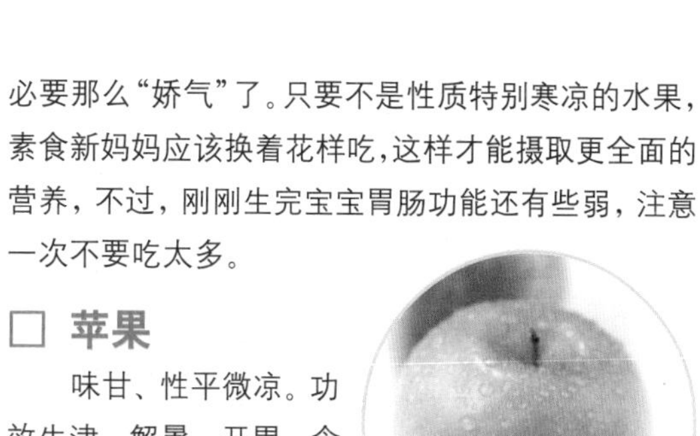

□ 苹果

味甘、性平微凉。功效生津、解暑、开胃，含有丰富纤维素，可促进消化和肠壁蠕动，减少便秘。

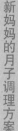

□ 香蕉

味甘、性微寒。有清热、润肠的功效。含有大量的纤维素和铁质，有通便补血的作用。新妈妈经常卧床休息，常常发生便秘。再加上产后失血较多，需要补血，而铁质是造血的主要原料之一，所以新妈妈吃一些香蕉能防止产后便秘和产后贫血。

□ 木瓜

味甘、性平。有舒筋活络、化湿和胃的功效，并可下乳。我国自古就有用木瓜来催乳的传统。营养成分主要有糖类、膳食纤维、蛋白质、维生素B、维生素C、钙、钾、铁等。

□ 桂圆

桂圆肉益心脾、补气血、安精神，是一种名贵的补品。产后体质虚弱的人，适当吃些新鲜的桂圆或干燥的桂圆肉，既能补脾胃之气，又能补心血不足。

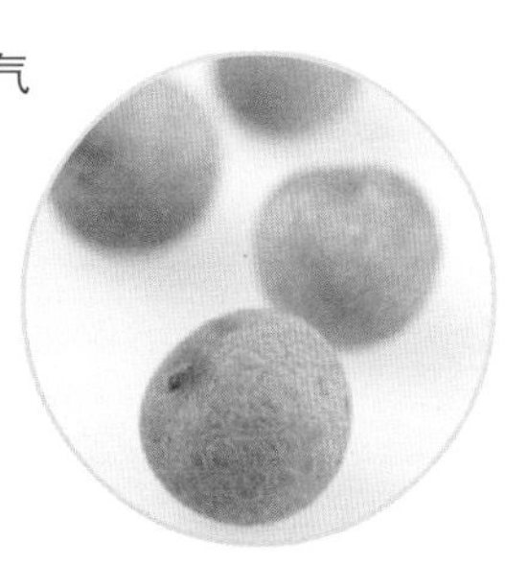

＊|膳食推荐

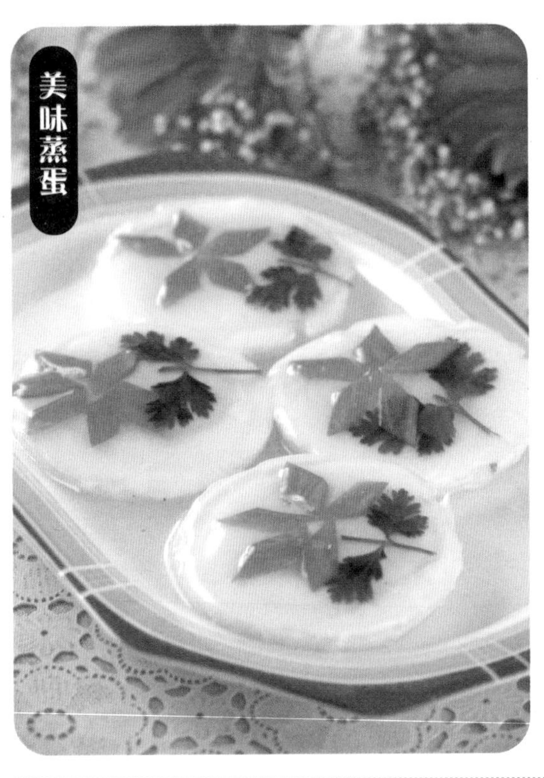

美味蒸蛋

□材料：鸡蛋5个，香菜叶少许，胡萝卜适量

□调料：盐适量，味精少许，水淀粉1大匙

□做法：

1.胡萝卜去皮，切成小菱形片。

2.鸡蛋打入5个小圆碟内，把香菜叶、胡萝卜片摆在鸡蛋黄上，用蒸笼蒸熟，取出摆入碟内。

3.锅置火上，放少许油，加入清汤、盐、味精，烧开，用水淀粉勾芡，淋在鸡蛋上面。

营养功效 鸡蛋有良好的养血生精、长肌壮体、补益脏腑之效，对产妇有良好的滋补之效。

洋葱炒猪肝

□材料：猪肝、洋葱各250克，葱末、姜末各适量

□调料：酱油、盐、鸡精、料酒、水淀粉、香油各适量

□做法：

1.猪肝切片，加少许盐、鸡精、料酒调味，再加淀粉拌均匀，下热油中，滑散滑透。

2.另起油锅烧热，葱末、姜末炝锅，放洋葱、盐、鸡精、酱油炒一下，再加猪肝速炒，用水淀粉勾芡，淋香油即可。

大枣羊骨粥

□材料：大枣15颗，羊腿骨500克，大米1杯

□调料：无

□做法：

1.大米洗净；羊腿骨斩成2段，洗净，放入锅中，加水用小火煮1小时。

2.捞出羊骨段，将骨髓剔于汤中，加入大米煮至八分熟，再放入大枣熬煮成粥。

营养功效 大枣与羊腿骨、大米制成的粥膳，对脾胃虚弱、体倦乏力、血虚萎黄等症均有辅助食疗作用。常食此粥可养血、止血，对新妈妈产后血亏的症状有很好的补益作用。

大枣莲子粥

□材料：红枣5颗，莲子、粳米各50克

□调料：红糖适量

□做法：

1.将大枣用热水泡开，去掉枣核。

2.粳米、莲子淘洗干净，备用。

3.将材料一同放入锅中，加足量清水，用大火煮开，再用小火煮烂。

4.最后加入红糖溶化即可。

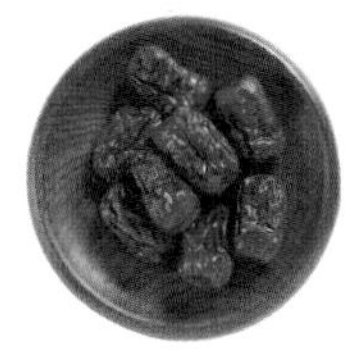

川芎白芷炖猪脑

□材料：猪脑1个，川芎、白芷各6克，姜适量

□调料：盐适量

□做法：

1.将猪脑红筋挑去，洗净，切开二三块后，放入炖盅内，加入姜。

2.川芎、白芷放入炖盅内，注入滚水至八成满，盖上盅盖，隔水炖至熟即可。

营养功效　猪脑不仅肉质细腻，鲜嫩可口，而且还含有钙、磷、铁等丰富的矿物质，食用后对人体大有裨益。新妈妈在此期间身体虚弱，吃猪脑补益效果极佳。

牡蛎豆腐汤

□材料：鲜牡蛎肉、嫩豆腐各200克，葱丝、蒜片各适量

□调料：盐、鸡精、水淀粉各适量

□做法：

1.牡蛎肉洗净，切成薄片；豆腐洗净切丁。

2.锅置火上，放入花生油烧热，下蒜片煸香，加水烧开，加入豆腐丁、盐烧开后，加入牡蛎肉、葱丝，用水淀粉勾芡，调入鸡精即成。

营养功效　牡蛎含有维生素B_{12}，这是一般食物所缺少的，维生素B_{12}中的钴元素是预防恶性贫血所不可缺少的物质，因而牡蛎又具有活跃造血功能的作用。对于大量失血的新妈妈来说，牡蛎是非常好的补益食品。

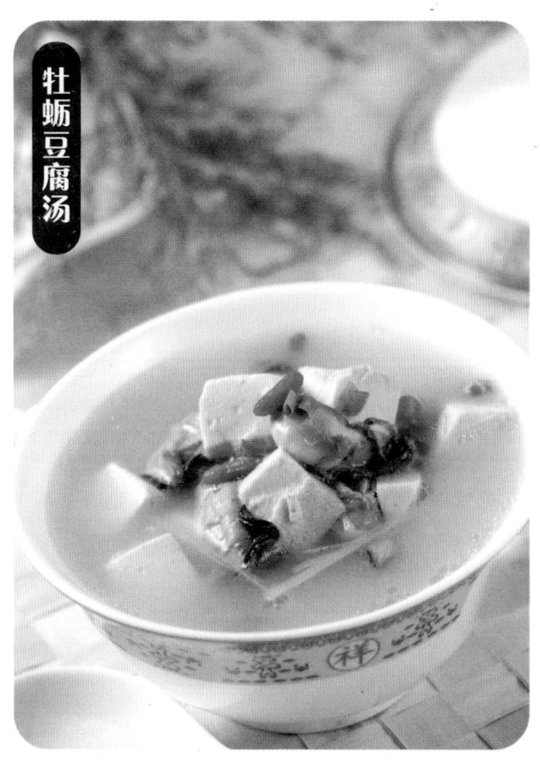

坐月子大补药材全公开

中医食疗是中国人健康体魄的“独门秘籍”，产后这个关键时期更有着丰富的食疗调补经验。但并不是所有的食疗用药都适合新妈妈，也不是某一种食疗用药适合所有的新妈妈，都需要辨证考虑适应症和适宜体质的问题。那么哪一种药物适合你用于食疗呢？

大补元气的人参

人参有悠久的历史，是最具知名度的名贵补药，东北人参以其显著的疗效驰名中外。一般分为红参和白参，红参是经过熟制的，药性偏温；白参则未经熟制，药性较平和。

□ 适应症

产前身体素质较差或分娩时损伤消耗较大；浑身无力、头晕昏沉、食欲不振、失眠多梦、心慌气短等气血虚症状明显的新妈妈适合服用。

□ 慎用提示

体质较盛，没有明显虚弱表现，尤其平时有便秘倾向；产后恶露排出困难或疼痛较剧烈；感冒发烧或感染发热的新妈妈要慎服，必要时在中医生的指导处方下服用。

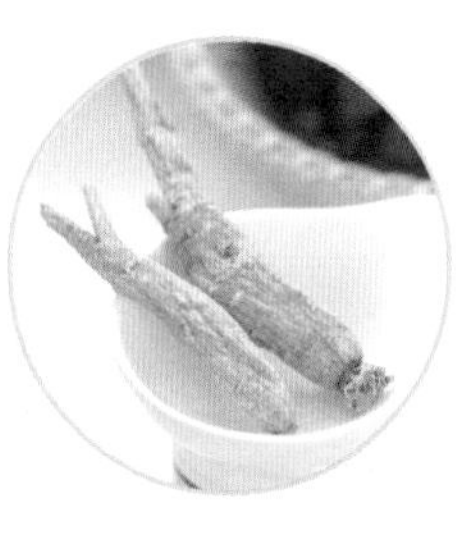

生津养血的党参

党参作用类似人参，但较人参作用弱，药性气阴平补，甜味浓厚，是价廉物美的药食两用品。

□ 适应症

脾胃虚弱，消化功能不足，大便偏稀，免疫力差容易感冒，并有口渴症况的新妈妈宜服。

□ 慎用提示

饮食停滞，大便干燥或感冒初起时不宜单独服用。

补气养阴的西洋参

来自北美洲的名贵参类中药，现在国内大量引种，价格已渐趋低廉。药性苦、微甘、寒，较人参寒凉。普遍认为，服用人参易上火的人可以改用西洋参。

□ 适应症

体质偏弱且有易上火倾向；有产后虚弱、心悸乏力、饮食无味、口干舌燥、口舌生疮等气阴两虚，虚火上炎症状的新妈妈适合服用。

□ 慎用提示

体内有寒或阳虚体质，表现为怕冷怕风、腹部冷痛、四肢不暖、大便稀溏、恶露不尽或感冒鼻塞流清涕、吐痰清稀的新妈妈要慎服。

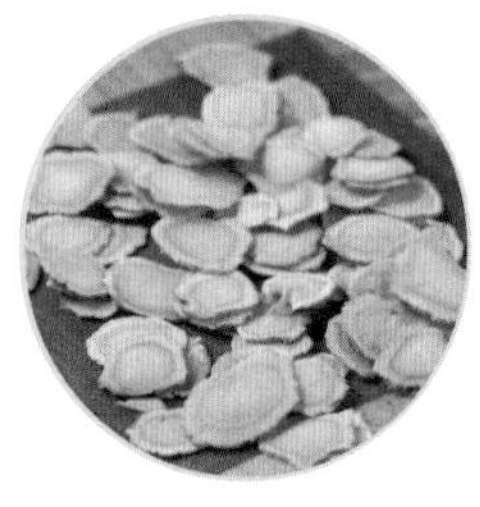

补血活血的当归

中医认为女性以“血”为本，血虚和血淤是妇科病首要的致病因素，而当归的补血和活血功效正好贴合了这两大主症治疗的需要。

□ 适应症

产后因失血造成血虚，包括头晕目眩、心悸失眠、夜间出汗、容易受惊吓、面色苍白或萎黄等现象；产伤或受凉所致的血淤不通，恶露过期不止，排出不畅，淋漓量少，色暗有块，小腹疼痛拒按，舌色紫暗或有淤点；产后津亏大便干燥难下的新妈妈，适合服用。

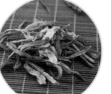

□ 慎用提示

脾胃薄弱，不思饮食或饮食不消化，大便偏稀的新妈妈不宜用。

* 固表止汗的白术

白术是传统的健脾药物，一般在健脾补气，增强消化功能和身体素质的食疗方中会用到。

□ 适应症

主要针对脾胃和气血虚弱的一些症状，如食欲不振，食量减少，恶露不止而量多色淡，兼有怠惰嗜卧，身体沉重，或者脾为湿困，消化能力差，进食后胃中胀满不适的。

□ 慎用提示

阴虚内热或津液亏耗燥渴的新妈妈慎用；气滞而表现为胸闷胀气的要慎用。

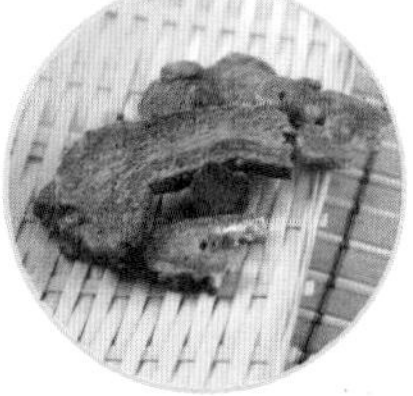

* 明目润肺的枸杞子

价廉物美的传统滋补药，又以其外观红艳可人，味道甘甜，多被用作食品菜肴的添加点缀。宁夏出产的枸杞子，肉厚色红、粒大少籽，质量最好，在明代就有作为朝廷贡品的记载。

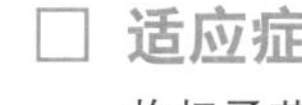

□ 适应症

枸杞子药性平和，当新妈妈有肝肾虚损的倾向，如腰酸腿软、眼目昏花、多泪等症状；肺肾阴虚的干咳久咳、口渴、便秘等症状，以及平时作保健食疗时皆可选用。

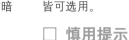

□ 慎用提示

脾虚虚寒，大便滑泄者不宜用。

* 养心安神的莲子

莲子可以说是一种最古老的食品和保健品，本品去芯，生用，药性甘、涩、平，性平力缓，为药食两用之佳品。

□ 适应症

新妈妈常见的心烦心悸、失眠多梦，服用莲子后都会有所改善。另外，胃肠虚寒引起大便多、泻下清稀也适用。

□ 慎用提示

便秘者慎用。因为莲子具有收涩的作用，所以在产后恶露未净之前不宜服。

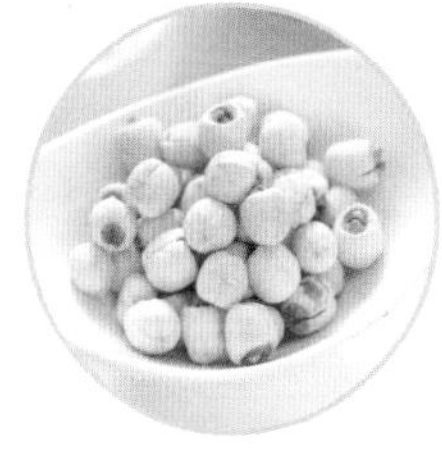

* 益气养阴的山药

山药别名“薯蓣”、“淮山”，是最常用的蔬菜和食疗两用佳品。本品药性甘平，为平补气阴之良药；根据加工方法分为毛山药和光山药。

□ 适应症

山药对产后体虚有广泛的适应性。对脾虚引起的消化问题，如不思食、食不消、大便稀等；肺虚引起的呼吸系统和皮肤问题，如慢性咳嗽久不愈，皮肤干燥脱屑等；肾虚引起的泌尿生殖系统和神经系统问题，如腰腹酸痛，全身浮肿，性欲减退，失眠多梦，脱发等，都有疗效。

□ 慎用提示

患有外感发热，感染性疾患，恶露不下或腹痛较剧的新妈妈慎服。

＊ 益气固表的黄芪

常用的补益中药，气味清淡微甜，但因其坚韧的纤维而不能直接食用，常用作食疗汤品。蜜炙黄芪突出了补中益气的功效，生黄芪主要用于固表止汗、利水消肿、托毒生肌之用。

□ 适应症

脾胃中气虚弱是很多产后不适的原因，如饮食减少、消化缓慢、精神不振、浑身乏力、乳汁自流而稀薄、头晕气喘甚至子宫脱垂等症状都适合服用黄芪。而初产后大小便不通、浮肿，汗出不止、夜间盗汗等也是黄芪的适应症。

□ 慎用提示

发热及平素身体素质较强，容易便秘上火的新妈妈慎用。

＊ 滋阴润燥的阿胶

阿胶又称“驴皮胶”，用驴皮熬制成的胶块，因传统产地山东的东阿县而得名。本品甘平，质地滋润，为补血、止血、滋阴之要药。

□ 适应症

产后血虚的头晕目眩、面色苍白、心悸失眠、小腹隐痛的新妈妈适合服用。产后恶露出血过期不止也是阿胶适应症。对产后咳嗽久不愈、大便秘结的新妈妈也可配合其他药物进行食疗。

□ 慎用提示

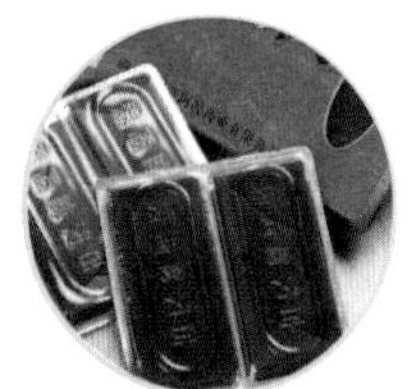

本品溶解后较黏腻，脾胃虚弱，消化不良和有呕吐倾向的新妈妈不宜服用。

＊ 养血安神的桂圆

桂圆别名龙眼，药用部位是剥皮后晒干的果肉，称龙眼肉。味道甘甜醇厚，是我国南方的名贵药用水果，有“北人参，南桂圆”之说。

□ 适应症

新妈妈常见的心脾两虚证，心慌、失眠、怕惊动、健忘等症状都适合食用和服用桂圆，即使没有此类明显症状也不妨将其当做保健品食用。

□ 慎用提示

甜味滋腻，内有郁火、腹部胀满、消化较慢的新妈妈慎用或少用，食用鲜果一次也不宜过多。

＊ 温通经脉的肉桂

肉桂又称“官桂”、“桂皮”，主产我国南方。以皮细肉厚、味甜而微辛辣者为好。肉桂是具有1800多年历史的传统温补中药，同时又是副食调味品。

□ 适应症

产后腹部冷痛、腰腿遇冷疼痛和其他骨节疼痛的，以及有虚寒体质的其他表现，如尿频尿多、大便稀溏、恶露不畅的新妈妈可以配合其他食疗药服用。

□ 慎用提示

阴虚火旺，口干口苦，大便秘结或恶露偏多、血色鲜红的新妈妈慎服。

膳食推荐

山药煲排骨

□**材料**：排骨500克，山药半根，葱段适量，姜数片，葱花少许，枸杞子数粒

□**调料**：盐半小匙，鸡精1小匙，料酒2大匙，大料2粒

□**做法**：

1.排骨切小块，洗净，汆烫后备用；锅内水烧开，加入葱段、姜片、料酒、大料，倒入排骨炖45分钟，加盐、鸡精调味，用小火将排骨炖至熟烂。

2.山药去皮切块，入锅内加清水、盐煮熟，捞出放入排骨锅中，同煲5分钟，起锅装碗，撒葱花、枸杞子即可。

桂圆姜汁粥

□**材料**：大米半杯，黑豆适量，姜25克，桂圆100克

□**调料**：蜂蜜1大匙

□**做法**：

1.桂圆、黑豆泡水洗净；鲜姜去皮，磨成姜汁备用。

2.大米淘洗干净，浸泡30分钟，捞出，沥干水分，放入饭锅中，加适量清水，以大火煮沸后转小火，加入桂圆、黑豆及调料，搅匀，煮至软烂，倒入姜汁，出锅装碗即可。

营养功效 此粥具有温胃、祛风、行气、止痛之功效，可治脾胃中寒、食滞不化等症，特别适合新妈妈用于食补。

莲子大枣银耳粥

□**材料**：米饭1碗，银耳25克，大枣2颗，莲子、枸杞子各适量

□**调料**：冰糖50克

□**做法**：

1.银耳用温水泡发至软，择洗干净；入大枣洗净，泡软去核；莲子、枸杞子分别洗净，泡软备用。

2.米饭放入开水锅中搅匀，下入银耳、大枣、莲子、枸杞子及调料，煮至黏稠即可。

营养功效 莲子营养丰富，对人体有很好的滋补作用。古人认为，常服莲子百病可祛，称它“享清芳之气，得稼穑之味，乃脾之果也”。莲子煮食后味微苦，芳香，可用于制作各种风味菜肴及羹汤。

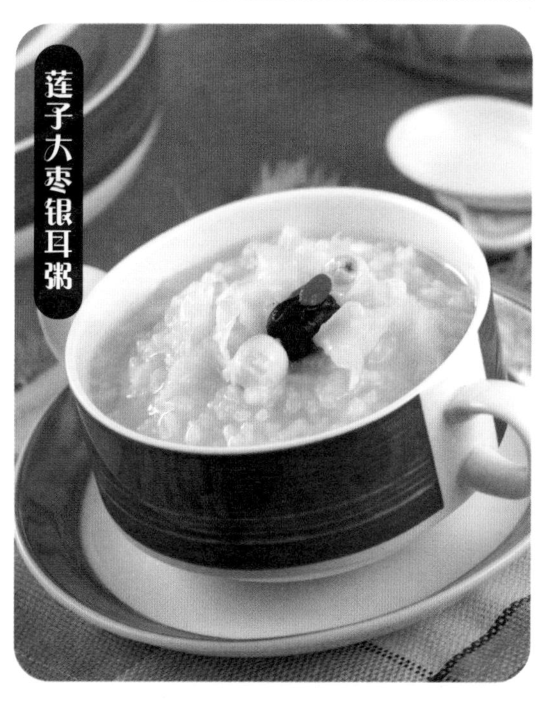

坐月子的膳食禁忌

忌食物单一

在各种天然食物中，至今还没有发现哪一种食物含有人体所需要的全部营养素。因此，妈妈在坐月子期间，为了尽早恢复身体各系统的功能，为了使乳汁分泌的量及乳汁中所含有的营养素能保证宝宝的需要，从食物的选择来说，就要考虑到尽可能食用各种食物。这里所说的各种食物，是指食物的种类要齐全。简单地说，就是要有荤有素，荤菜包括各种鱼、虾、肉、蛋、奶等，素菜包括各种叶类、茎类、花类、瓜类等，都可作为产后新妈妈的食物选择，当然，还不能忘记主食。

有些地区的风俗是产后新妈妈的食物选择比较单一，例如，月子里只吃红糖、鸡蛋、小米粥，或者每天喝老母鸡汤，或者每天喝鱼汤等。这样只吃单一的食物，使新妈妈无法获得充足的营养素，不但不利于新妈妈身体的恢复，也不利于新妈妈乳汁的分泌，还可能使新妈妈发生一些营养素的缺乏病。如果影响到乳汁中营养素的种类和含量，还可能不利于宝宝成长发育。

忌只荤不蔬

新妈妈的营养摄取应该是全面的，不但要注重蛋白质的补充，其他的营养素也很重要，对产后恢复都是必需的。

首先，人是一个整体，各个组织、器官之间互相作用，营养素在对人体发挥生理功能时，也是互相作用的。例如，水溶性维生素参与蛋白质、脂肪和碳水化合物的代谢过程，如果缺乏了水溶性维生素，它们的代谢就会受到影响，就不能正常发挥对人体的生理功能。要增加蛋白质和能量的供给，就必须增加水溶性维生素的供给。而水溶性维生素的最好来源就是各种蔬菜、水果。

其次，蔬菜和水果是人体膳食纤维的主要来源，如果只吃各种动物性食物的话，肠道会因缺乏膳食纤维而造成蠕动减慢，新妈妈容易患便秘。各种没有完全消化吸收的动物蛋白质、脂肪等，就会被肠道中的细菌分解，产生一些有毒的物质，这些物质不但会直接对肠道产生毒性作用，也可以通过吸收的方式进入人体，从而产生头痛、疲劳等不适的感觉，可直接危害新妈妈和宝宝的健康。

第三，水溶性维生素可以通过乳汁分泌，宝宝生长需要的水溶性维生素需要从妈妈的乳汁中获得，宝宝的惟一食物就是妈妈的乳汁，如果妈妈的膳食中蔬菜、水果摄入不足，乳汁中就会缺乏水溶性维生素，这样就可能引发各种新生儿的营养素缺乏问题。

忌大荤大补

许多人认为，怀孕和分娩让新妈妈大伤元气，因此要在坐月子期间大补，否则会影响新妈妈的健康。于是，每天吃鸡、鱼、肉、蛋，还要吃人参、甲鱼、桂圆、大枣等滋补品，总认为这样就能让新妈妈早日恢复，宝宝也能得到充足的乳汁。但往往事与愿违，许多新妈妈经过这样的大补以后，反而造成食欲下降或者体重剧增，乳汁依然不能满足宝宝需求；也有些妈妈的乳汁宝宝吃了不能消化，而导致腹泻；妈妈也由于乳汁残留在乳房中而引起肿痛、感染等。

忌节食减肥

产后新妈妈要恢复体形，节食并不是惟一的途径，还与其体力活动的多少，以及体内的内分泌激素状态有着十分密切的关系。因此，随着分娩后时间的延长，通过机体功能逐步调整，生活规律逐渐正常，适当进行锻炼，配合合理的膳食与营养，使体重恢复正常并不是一件困难的事。

忌只喝汤不吃肉

用炖、焖、煨等烹调方法做出来的汤，由于营养素的分解，使汤味浓、醇、鲜，也更容易被人体消化吸收，因此有些人认为汤更有营养，滋补效果更佳，所以就只喝汤，不吃肉。其实，这种认识比较片面。动物性食物经过长时间的炖、焖、煨后，由于一部分营养素的分解，使得汤液变得更加可口，也更加容易被人体吸收，但汤液中的营养素与肉中的营养素相比只是很少的一部分，大部分的营养素仍然存在于肉中。

忌生冷刺激

中医认为，新妈妈气血虚亏，吃了生冷的食物不利于气血的恢复，还容易导致脾胃阳气的损伤，同时不利于恶露的排出和淤血的去除。现代医学认为，新妈妈的各系统还处于恢复状态，过食生冷食物对消化系统的刺激较大，不利于新妈妈对营养素的消化吸收，甚至会引起消化不良、胃痛、胃胀等胃肠道疾病，特别是难产、剖宫产的新妈妈更要注意。

刺激性较强的食物，如各种辛辣之品，也是产后新妈妈要忌食的，这不仅是因为产后新妈妈身体比较虚弱，过于刺激的食物可引发消化系统疾病，而这些刺激性食物的一些成分还能通过乳汁分泌，使宝宝也被动地吸收，对宝宝尚未发育完全、娇嫩的消化道是极为不利的。因此，坐月子期间，新妈妈不但不宜过食生冷食物，同时，刺激性过强的食物也不宜多食。

忌多食少动

新妈妈坐月子时，有人认为就要多吃、多睡，甚至要求必须卧床休息，除了一些必不可少的生活需要外，这一个月都必须在床上度过，否则就会落下各种“月子病”。

坐月子期间，新妈妈不必将自己的活动范围限制在床上，特别生产1周后，当分娩造成的创伤基本复原时，就可以下床，做一些轻微的活动，如伸伸臂、踢踢腿，以不产生疲劳为度。合理的膳食、适度的运动，对于妈妈产后恢复是非常有利的。

忌食醋和麦芽

醋是一种调味品，对人体还有一些保健功能。有些妈妈平时有食醋的习惯，但在坐月子期间以及哺乳期就不宜食醋了，因为醋能减少乳汁的分泌。当新妈妈因为各种原因而不能哺乳时，常常用醋来回乳。

除了醋以外，麦芽也是一种回乳性食物。各种含有麦芽的食物以及用小麦酿造的各种食物，最好都不要食用，例如市场上出售的含有麦芽成分的麦乳精、奶粉伴侣及用麦芽发酵而成的啤酒等。

忌乱服药物

新妈妈在坐月子期间患病时，服用药物一定要慎重。许多药物可以通过乳汁分泌，进入宝宝体内，这样就会让健康的宝宝也受到影响。有些药物对人体有一定的毒性，特别是对于宝宝来说。新妈妈生病去医院就诊时，一定要告诉医生你正在哺乳，这样医生在使用药物时会进行选择。

Q&A 传统坐月子饮食

对于传统坐月子的风俗习惯，现代的女性有着很多的疑问。这样做真的好吗？有没有科学依据呢？为什么国外的新妈妈不用这样子呢？下面就来看一下专家的解答吧。

Q：新妈妈多吃鸡蛋好吗？

A：在我国，新妈妈都有在月子里吃鸡蛋的传统习俗，用以补养身体、促进乳汁分泌，这是有一定科学依据的。鸡蛋中含有大量的蛋白质、脂肪、卵磷脂、核黄素和钙、磷、铁及维生素A、维生素B_2、维生素B_6、维生素D等，还有人体必需的8种氨基酸，是营养素比较齐全的较好的营养品。并且由于鸡蛋蒸煮方便，且蛋白较鸭蛋嫩，故得到大多数新妈妈的喜爱。我国传统医学也认为：鸡蛋具有润肺止咳、清热解毒、补阴益血、除烦安神、补脾和胃的作用。所以，新妈妈吃鸡蛋对身体的恢复确实有不少益处。

但是，也不是吃得越多越好，尽管鸡蛋的营养成分比其他营养品齐全，但也并不包含所有营养素，比如维生素C和纤维素就不如其他食品含量高，甚至很贫乏。这样，鸡蛋吃多了，就会影响某些营养素的摄入。再有，吃过多鸡蛋也不易消化，营养素也不易被吸收。医学专家做过临床试验，一个新妈妈每天吃40个鸡蛋与每天吃3个鸡蛋，被身体吸收到的营养是一样的，而多吃的那部分不但不能被机体消化吸收，反而还会增加肠胃负担，时间长了还容易引起胃病。因此，新妈妈每天只要吃3个鸡蛋就可以了，营养足够，又能吸收，再吃些其他的食物，营养就更全面了。

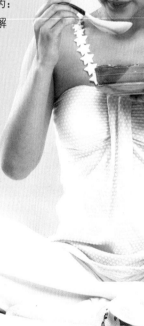

Q：产后喝红糖水有益吗？

A：产后喝红糖水对新妈妈是有益的。红糖是一种尚未提纯的粗制蔗糖，保存了很多对新妈妈有益的成分，其中含有大量的营养物质如铁、钙、核黄素、胡萝卜素，而且还含有丰富的锰、锌、硒等微量元素及维生素B_1、尼克酸等，并且易被人体吸收利用，具有益气补血、行血活血、健脾暖胃的功效，对产后子宫的复原、恶露排出以及促进乳汁的分泌都有一定作用。另外，红糖内含大量的葡萄糖有利尿作用，可使产妈妈排尿通畅，避免尿潴留。

喝红糖水虽好但也必须讲究科学性。一般来说，在产后10天内每天饮用1～2次红糖水比较适宜，此后偶尔喝1～2次即可，切不可经常饮用。因为红糖属于温热性食物，长时间过量食用则导致热盛生火，火热则伤胃肠。尤其在炎热的夏天，由于红糖热能较高，新妈妈出汗增多而带走了体内大量的水分以及钾、钠、氯等电解质，易出现电解质紊乱，新妈妈表现为口干、舌燥、疲倦无力、头晕目眩，也可引起便秘，并发痔疮或肛裂。另外，过多地饮用红糖水，由于其行血活血作用，可使新妈妈的恶露量增多，增加了阴道出血，使新妈妈处于慢性失血状态，影响身体健康。还要注意，由于红糖是一种粗制糖，里面含有许多对人体不利的杂质，所以应将红糖加水煮沸后饮用，不宜用开水冲红糖来喝。

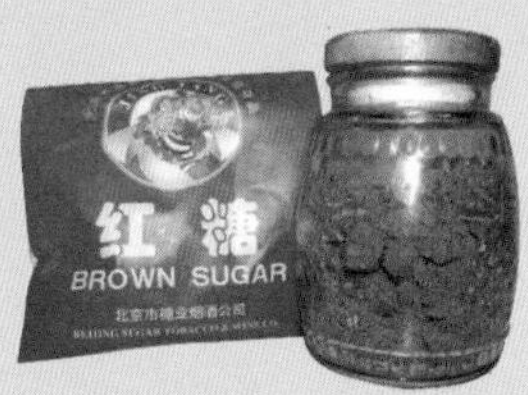

Q：新妈妈多吃鲫鱼好吗？

A：民间素有给体弱患者和新妈妈喝鲫鱼汤的习惯，这的确有道理。鲫鱼汤是高蛋白质、低脂肪的动物性食品，含有优质蛋白质、脂肪、钙、铁、磷、钠及维生素A、维生素B、维生素D，尤其是鲫鱼卵更易被人体吸收利用，钙的含量比一般的猪、牛、羊肉高出许多。鲫鱼肉味甘、性温，中医认为它具有益气健脾、清热解毒、清胃利尿的作用。

鲫鱼还有帮助排出恶露的作用。恶露的排出与子宫的收缩力关系密切，当子宫收缩时，肌纤维缩短，挤压血管，将子宫剥离面的毛细血管断端余血挤压出去，排入宫腔内；子宫收缩时又将残留的黏液，排出体外。若子宫收缩不良，则剥离面断端的血管开放以致宫腔积血，恶露增多，时间延长。

凡是有丰富营养的饮食，都能提高子宫的收缩力，帮助恶露的排出。鲫鱼营养丰富，当然就可以促进子宫收缩，促使恶露尽快排出。

新妈妈食用鲫鱼，不仅能帮助排出恶露，而且还具有催乳的作用，所以，新妈妈适量食用鲫鱼是很有好处的，不过注意不宜用煎炸的方法来烹调。

Q：新妈妈喝小米粥有利健康吗？

A：在我国北方地区，新妈妈素有喝红糖小米粥、大枣小米粥的传统习惯，这对产妈妈身体的恢复是很有帮助的。小米中含有丰富的脂肪、蛋白质、淀粉、糖、脂肪酸。蛋白质中有谷蛋白、醇溶蛋白、球蛋白等，其中胡萝卜素、铁、锌及核黄素含量比大米、面粉都要高，所以，就其营养价值来说，小米粥要远比大米粥高出许多。小米味甘，性微寒。中医很早就主张用小米粥来补养身体，认为它是有健脾胃、滋肾气、除湿热、安眠等作用，对脾胃虚热、反胃呕吐、女性带下、产后缺乳、产后口渴等病症有很好的效果。对于刚刚做了妈妈的女性来说，小米粥不仅是一种很好的补养品，还可以促进其乳汁的分泌。

小米粥虽然营养丰富，但产后也不宜长久地食用，因为长久地食用小米粥，必然会影响到其他食物的摄取，也就会造成营养摄取不均衡，这对母婴健康危害较大，所以产妈妈不宜长久食用小米粥。

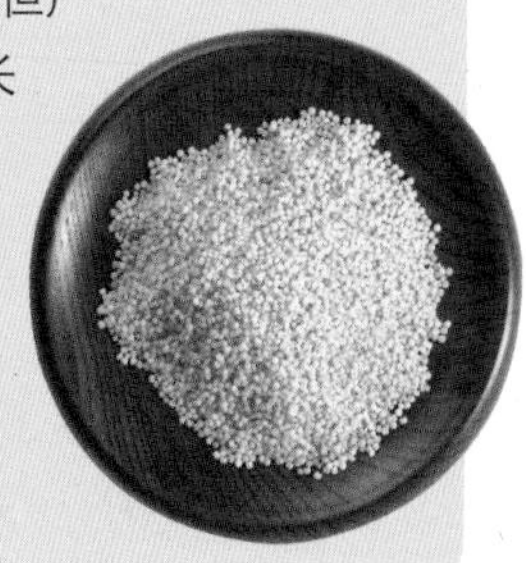

产后恶露不止

特别关注

恶露是胎宝宝娩出后，子宫内遗留的余血浊液，正常恶露应在产后3周排净，产后恶露持续20天以上仍淋漓不断者，称恶露不止，亦称恶露不尽或恶露不绝。

现代医学认为，恶露不止的原因主要是子宫复原不全，其次是剖宫产后切口愈合不良、术后感染、滋养细胞肿瘤或子宫黏膜下肌瘤等。

中医认为，产后恶露不止是由于气虚、血热或血淤，导致冲任气血运行失常所致。由于恶露不止，失血伤阴，日久可致血虚阴竭，变生他病。气虚者，可见恶露过期不止，量多，或淋漓不断，色淡红，质稀薄，无臭气，兼见小腹空坠，神倦懒言，面色苍白，舌淡，脉缓弱。血热者，可见恶露过期不止，量较多，色深红，质黏稠，有臭秽气，兼见面色潮红，口燥咽干，舌质红，脉虚细而数。血淤者，可见产后恶露淋漓，涩滞不爽，量少，色紫暗有块，小腹疼痛拒按，舌紫暗或边有紫点，脉弦涩或沉而有力。

调理解惑

对于产后恶露不止要注意以下几点：

- 室内空气要保持疏通，以利机体气血复原。
- 鼓励产妇早日起床活动，有助于气血运行，使积滞在子宫内的余淤尽快排出。
- 寒温要适宜，气虚者和血淤者要注意保暖，避免寒邪入侵。血热者衣被不宜过暖，以免加重症状。
- 保持会阴部清洁，每晚用温水或 1：5000 高锰酸钾溶液清洗。
- 饮食宜清淡而富于营养，气虚者可食鸡汤、桂圆汤、大枣汤等。血热者可适量食鲜藕、梨、黄瓜、西瓜、西红柿等水果。
- 禁食生冷、辛辣之物。

推荐食材

白菜、菜花、莴苣、西红柿、橘子、苹果、当归、人参、黄芪、鸡蛋等。

＊膳食推荐

三七藕蛋羹

□**材料**：三七粉3克，鲜藕汁50克，鸡蛋1个

□**调料**：无

□**做法**：

1.把鲜藕用榨汁机榨汁。

2.将鸡蛋打入碗中，把三七粉、藕汁加入调匀。

3.隔水蒸熟即可。

山楂银耳粥

□**材料**：山楂、银耳各10克，大米100克

□**调料**：冰糖50克

□**做法**：

1.把山楂洗净，切片；银耳用温水泡发，去蒂，洗净，撕成瓣状；大米淘洗干净。

2.把大米、山楂、银耳放入锅内，加入冰糖和适量清水，煲熟即成。

山药枸杞炖乌鸡

□**材料**：乌鸡1只(约650克)，山药200克，枸杞子20克，葱段、姜片各少许

□**调料**：盐、料酒各1小匙，鸡精、花椒粉各半小匙

□**做法**：

1.将乌鸡宰杀后洗涤整理干净，剁成大块，放入沸水中氽烫透，捞出沥干水分；山药去皮、洗净，切块备用。

2.坐锅点火，加油烧热，先下入葱段、姜片、鸡块煸炒片刻，再烹入料酒，添入适量清水，放入山药、枸杞子煲至汤味香浓，然后加入盐、鸡精、花椒粉调好口味，即可装碗上桌。

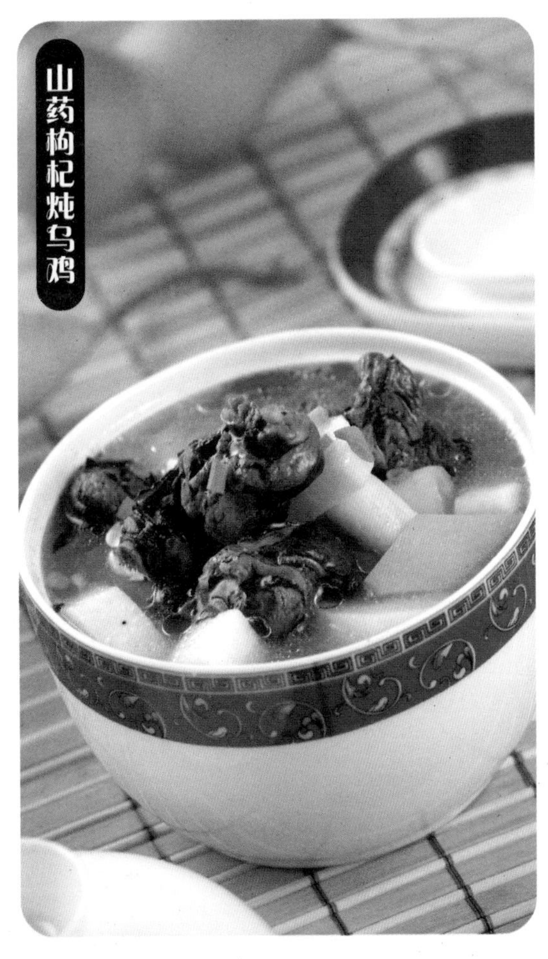

营养功效 乌鸡含有人体不可缺少的赖氨酸、蛋氨酸和组氨酸，有相当高的滋补药用价值，特别是富含滋补药用价值极高的黑色素，有滋阴、补肾、养血、益肝、退热、补虚作用。乌鸡虽是补益佳品，但多食能生痰助火，生热动风，故体肥及邪气亢盛，邪毒未清和患严重皮肤疾病者宜少食，患严重外感疾患时也不宜食用，同时还应忌辛辣油腻及烟酒等。

产后腹痛

特别关注

产后腹痛是指分娩后发生的小腹疼痛。包括腹痛和小腹痛，以小腹部疼痛最为常见。

一般来说，女性产后数小时或 1 ～ 2 天常会觉得下腹有一阵阵的疼痛感，只不过有些人痛得轻一些，甚至感觉不出来，有些人痛得重一些罢了。产妇下腹疼痛时，用手摸小腹，常可很清楚地摸到一个较硬“硬包”，这就是正在收缩的子宫，医学上称这种正常的子宫收缩为产后阵缩。

现代医学认为，产后腹痛是由于子宫收缩所引起的，故称为宫缩痛。此种疼痛多见于经产妈妈，特别在急产后。一般多发生于产后1～2天，哺乳时较明显。

中医认为，产后腹痛是由于产后血虚、胞脉失养，或寒凝血淤、气血运行不畅所致。血虚而痛者，临床可见产后小腹隐隐作痛，恶露量少色淡，伴眩晕耳鸣，便燥，舌质淡红，苔薄，脉虚细弱。寒凝血淤而痛者临床可见产后小腹疼痛，或得热稍减、恶露量少、涩滞不畅、色紫暗有块，或胸肋胀痛、面色青白、四肢不温、舌质黯、苔白滑、脉沉紧或沉弦而涩。

需要注意的是，初产妈妈因子宫纤维较为紧密，子宫收缩不甚强烈，易复原，且复原所需时间也较短，疼痛不明显。经产妈妈由于多次妊娠，子宫肌纤维多次牵拉，复原较难，疼痛时间相对延长，且疼痛也较初产妈妈剧烈些。

调理解惑

这种疼痛不需要使用止痛药，但也有极少数产妇会觉得很疼，用点止痛栓就行了。家人帮忙按摩是可以的，轻轻的按摩能促进子宫收缩。

推荐食材

菠菜、南瓜、土豆、扁豆、苹果、木瓜、鸡蛋、黄酒、肉桂等对于治疗产后腹痛都有很好的疗效。

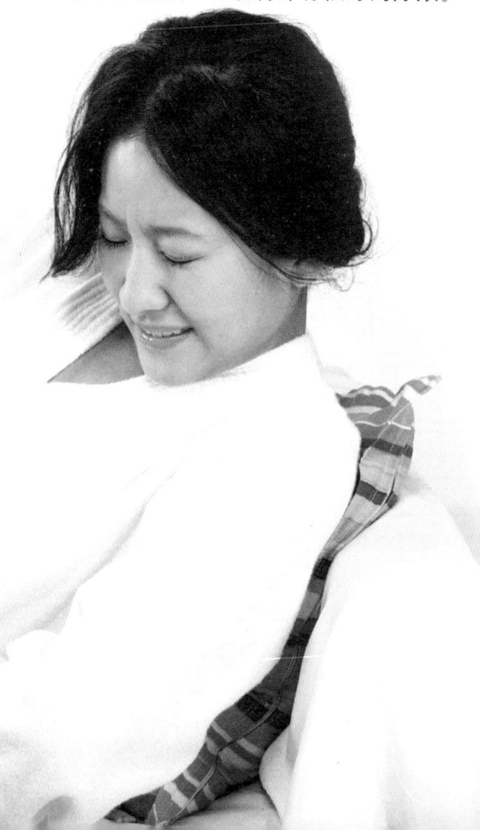

膳食推荐

蒜泥菠菜

□材料：菠菜200克，银耳10克，蒜50克，葱、姜各适量

□调料：盐少许

□做法：

1.将菠菜洗净；银耳泡发；蒜去皮，切末备用。

2.锅内放水烧开，下菠菜，氽烫后捞出，去根。

3.另起油锅烧热，放入银耳、葱、姜、蒜末稍炒，再下菠菜，炒匀后调入盐，拌炒均匀即可。

干煸扁豆

□材料：扁豆200克，牛肉100克，葱、姜各适量

□调料：盐、酱油、料酒、鸡精、糖各适量

□做法：

1.将扁豆去筋，洗净，滤干水分，切大段；葱、姜切成末；牛肉洗净剁成末。

2.油锅烧热，将肉末放入煸炒，炒至肉末水分渐干，再放入料酒、酱油、葱末、姜末、糖和盐炒匀，将扁豆下锅翻炒，加入鸡精拌匀即可。

南瓜红薯玉米粥

□材料：玉米粒100克，玉米粉200克，红薯、南瓜各200克

□调料：无

□做法：

1.将红薯和南瓜去皮、洗净，切成鸡蛋大小的块；玉米粒洗净备用。

2.锅置火上，加入适量清水，先放入玉米粒用大火煮约5分钟，再加入红薯块和南瓜块煮至将熟的时候，将玉米粉撒入粥中搅匀，再转小火煮至粥熟，即可出锅装碗。

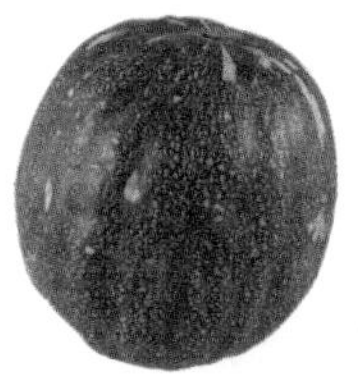

营养功效 此粥含有大量膳食纤维，有利于排除毒素，改善便秘，是女性减肥美容的良方。另外，产妇经常食用还可以缓解产后腹痛。

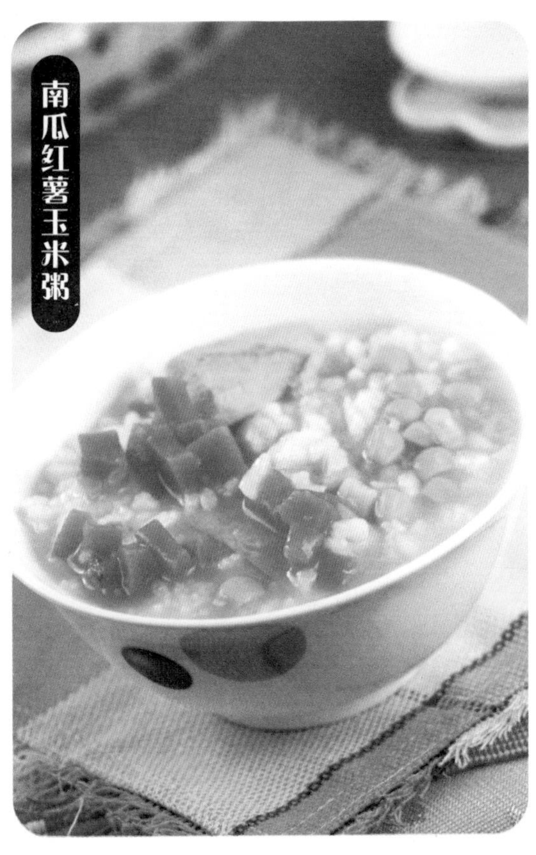

产后缺乳

＊ 特别关注

统计显示，真正做到母乳喂养的城市母亲如今只有20%。究其原因，现代妈妈除了工作压力大，没有时间以外，产后缺乳是导致喂养失败的最主要原因。导致产后缺乳的原因主要有以下三个方面：

□ 长期饮食结构不合理

年轻妈妈在没怀孕之前都怕胖，因而很多人长期偏食少食。结果导致脾胃虚弱、厌食，消化吸收功能减退，使乳腺发育受到阻碍。

□ 不良情绪

生了宝宝后，会使新妈妈体内的荷尔蒙水平发生改变，经常发生焦虑、忧伤、愤怒等情绪。再加上当了母亲后生活发生很多变化，一时心理上不适应，甚至患上产后抑郁症。而强烈或长时间的不良情绪，都会对分泌乳汁产生影响。从西医的角度称作“内分泌紊乱”，中医则概括为“肝郁气滞”。

□ 药物影响

有些妈妈在分娩前后使用某些抗生素或其他药物，使内分泌系统受影响，从而引起泌乳障碍。

＊ 调理解惑

□ 调整不合理的饮食结构

一旦决定要做母亲，就要千方百计把身体搞好，尤其在怀了孕之后，不要怕胖。要知道，适度的脂肪是上天送给每一个母亲的保护伞，分娩和哺乳是女性一生中最大的挑战，没有脂肪的话就会变得困难，而且会有一定危险呢！

□ 舒缓不良情绪

新妈妈先要学会自我调节情绪，没有任何一件事比哺育宝宝健康长大更重要，更有意义，为了宝宝也要尽量使自己快乐起来。哺育宝宝是母亲的专职和特权，在这个问题上，不要指望丈夫或者家人能够代替，他们也是代替不了的。

□ 规避不恰当用药

要谨慎地使用药物，因为很多药物都可以通过血液进入乳汁。在需要用药时，一定要告诉医生你在哺乳，或者仔细阅读药物使用说明，确认是否可在哺乳期安全使用。提醒一点，口服避孕药会造成内分泌紊乱，影响泌乳，妈妈要注意选择其他避孕方法。

＊ 推荐食材

催乳食材主要有芝麻、茭白、猪蹄、冬瓜、丝瓜、豆腐、赤豆、虾、鲫鱼、鲤鱼、瘦肉、骨头汤、牛奶、花生、南瓜子、桂圆、核桃、大枣、鸡蛋、家禽等。

膳食推荐

花生粥

□**材料**：当归 10 克，熟地 20 克，花生 50 克，黑米 100 克

□**调料**：冰糖少许

□**做法**：

1.当归、熟地洗净，加水煎汁，煎煮 30 分钟后取汁备用。

2.花生去壳洗净，加黑米、药汁及适量清水，大火煮沸后转小火熬煮 40 分钟，加冰糖调味即可。

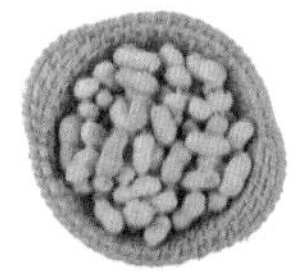

猪蹄银芽

□**材料**：猪蹄 2 个（约 1000 克），豆芽菜 100 克

□**调料**：冰糖 30 克

□**做法**：

1.猪蹄去毛，洗净，斩成小块；豆芽菜洗净备用。

2.将猪蹄放入沙锅内，加适量清水，用大火炖。

3.待猪蹄烂熟时加入洗净的豆芽菜，放冰糖，继续煮至菜熟即可。

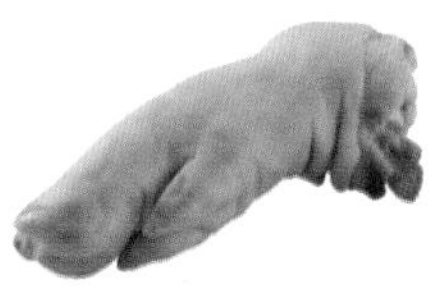

花生焖猪手

□**材料**：猪蹄 500 克，花生米 100 克，油菜 100 克，葱段、姜片各适量

□**调料**：盐、鸡精、白糖、料酒、老抽、大料、砂仁各适量

□**做法**：

1.将猪蹄浸泡后洗净，剁成块，放入沸水中汆烫一下备用。

2.锅中放入清水，加入大料、砂仁、盐、鸡精、白糖、老抽、葱段、姜片调好味，烧开煮出香味，放入猪蹄，小火烧至熟透取出。

3.把煮好的猪蹄皮朝下放入大碗中，花生米放在猪蹄上，加入葱、姜、料酒及适量原汤，上笼蒸熟烂，取出扣入盘中。

4.油菜洗净，入锅煸炒，加盐、鸡精调味，装盘即可。

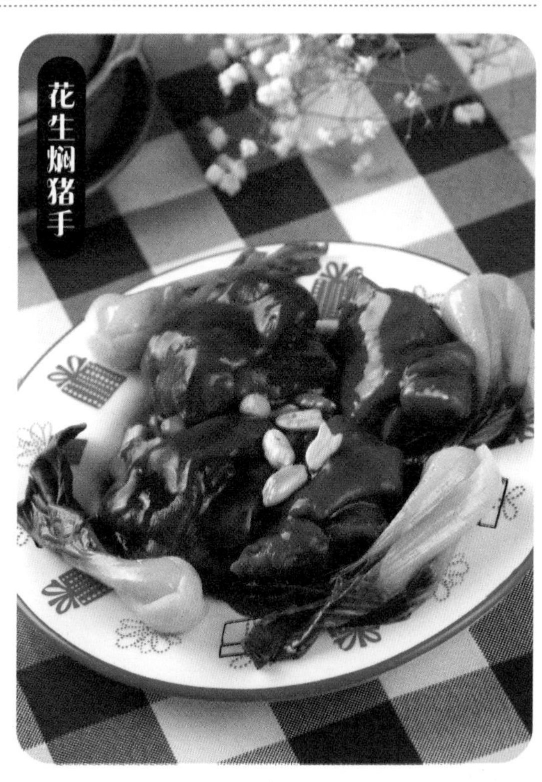

产后便秘

特别关注

产后大便艰涩不畅，或数日不解，或大便干结疼痛，难以便出的情况称为产后便秘。产后便秘对初产妇来说很常见。

引起便秘的原因是多种多样的：新妈妈在分娩前休息不好，临产时体力消耗过大；分娩后的头几天体力尚未恢复，身体虚弱；产褥期间卧床时间多，缺乏活动；分娩时流失了一些血液和体液（尤其是夏天，体液消耗更多）；饮食的种类多是汤水类和少渣，甚至无渣类食物；产后腹壁肌肉松弛，肠蠕动减弱等。这些原因综合起来，使大多数新妈妈在产后会发生不同程度的便秘现象。

中医认为产后便秘的原因是由于分娩失血、营血俱虚、肠道津液缺乏，不能濡润肠道所致。

便秘虽不是什么大病，但却十分痛苦，且可导致一些并发症，宿便堆积在肠道里，不断产生各种毒气、毒素，造成肠内环境恶化、肠胃功能紊乱、内分泌失调、新陈代谢紊乱、食欲及睡眠差、精神紧张。宿便压迫肠壁，使肠黏膜受伤，肠蠕动变慢，导致习惯性便秘和顽固性便秘，宿便产生的臭气导致口臭和臭屁，宿便产生22种毒素被肠道反复吸收，通过血液循环到达人体的各个部位，导致面色晦暗、皮肤粗糙、毛孔扩张、褐斑、痤疮、细小皱纹、肥胖、乏力、烦躁等不良症状。

调理解惑

新妈妈应多吃含纤维素较多的食品如油菜、芹菜、大白菜等，还可吃些粗粮如小米、玉米、高粱米等，多喝水，多吃水果，适当下床运动，每天坚持做孕妈妈体操等，都能预防及缓解便秘现象。

产妈妈在进行食疗的同时，还应养成定时排便的习惯，此外，还要注意腹肌的锻炼。酸奶对于治疗便秘也是非常有效的。而且注意摄取足量的碳水化合物对便秘也有好处。

推荐食材

对于便秘有很好疗效的食材莫过于含粗纤维的食材，比如说芹菜、油菜等。另外，我们知道具有通便效果的香蕉也有很好的疗效。另外，黄瓜、红薯、黑芝麻、蜂蜜、玉米以及鸡肉都可以治疗便秘。

膳食推荐

碎菜

□材料：油菜150克 调料：花椒粉、酱油各适量

□调料：无

□做法：

1.将油菜洗净，切碎待用。

2.锅内放油烧热，倒入酱油、花椒粉爆香，随即放入碎菜末，用大火急炒，待菜熟时起锅即可。

营养功效 油菜为低脂蔬菜，含有膳食纤维，能减少脂类的吸收，故可用来降脂通便。油菜中所含的植物激素能够增加酶的形成，对进入人体内的致癌物质有吸附排斥作用。油菜含有大量胡萝卜素和维生素C，有助于增强人体免疫能力。

芝麻海参煮大肠

□材料：海参200克，黑木耳50克，猪大肠200克，葱、姜、芝麻各适量

□调料：酱油、料酒各适量

□做法：

1.将海参用水发好，去肠肚切成条；木耳用水发好，洗净，切成条；猪大肠洗净，切10厘米长的段；芝麻用小火炒熟。

2.锅内放水烧开，将海参、大肠分别汆烫一下捞出，将大肠放入锅内加水煮至五分熟，放海参、葱、姜、料酒、酱油，煮至海参、大肠酥烂后加木耳，再煮至木耳熟时撒上熟芝麻即可。

双耳炝黄瓜

□材料：银耳、木耳各15克，黄瓜100克，葱丝、姜丝各适量

□调料：盐、鸡精各少许，香油1小匙

□做法：

1.将银耳、木耳泡软，黄瓜洗净切片，共入沸水中汆烫至熟，捞出沥干，装盘。

2.将姜丝、葱丝、香油、盐、鸡精一起拌匀，浇在双耳和黄瓜上，拌匀即可。

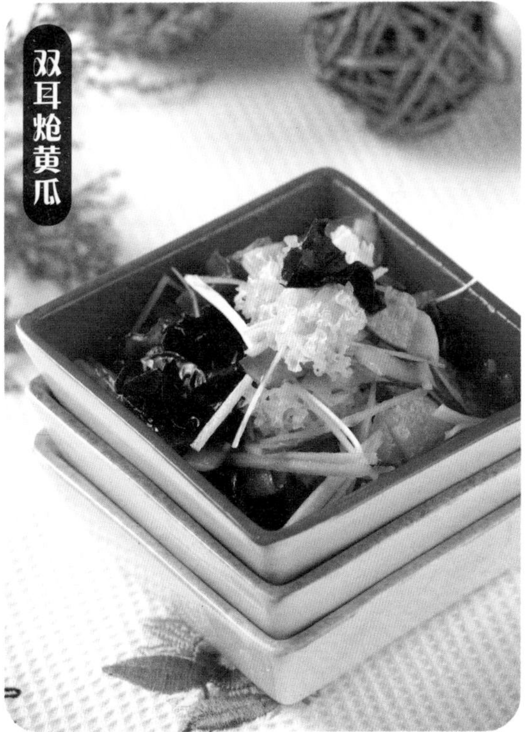

营养功效 养阴清火、益肠通便，对于产后阴血虚弱、虚火内灼、大便燥结者非常适用。

产后痛风

特别关注

新妈妈产褥期间，出现腰膝、足跟、关节甚至全身酸痛、麻木沉重，称产后身痛，也称产后痛风。还可能腰肩发凉、肌肉发紧、酸胀不适、僵硬，遇阴雨天，更加显著。这些症状可以同时出现，也可单独存在。本病特点是产后肢体酸痛、麻木，局部无红、肿、灼热，类似于风湿、类风湿引起的关节痛。中医认为本病因分娩时用力，出血过多，气血不足，筋脉失养，肾气虚弱，或因产后体虚，再感风寒，风寒乘虚而入，侵及关节、经络，使气血运行不畅所致。

□ 产后痛风的几种类型

血虚型

遍身关节疼痛，肢体酸楚、麻木，头晕心悸，舌淡红、少苔，脉细无力。

风寒型

周身关节疼痛；屈伸不利，或痛无定处，或疼痛剧烈，宛如锥刺，或体肿、麻木，步履艰难，得热则舒，舌淡、苔薄白，脉细缓。

肾虚型

产后腰肌酸痛，腿脚乏力，或足跟痛，舌淡红、苔薄，脉沉细。

调理解惑

□ 不同类型的调养方案

血虚型

治宜益气养血，温经通络。

风寒型

治宜养血祛风，散寒除湿。

肾虚型

治宜补肾，强腰，壮筋骨。要注意增加营养。

□ 注意科学饮食

分娩后，出血较多，身体耗损较大，抵抗力下降，需要积极增加含有脂肪、蛋白质的食品及富含维生素的新鲜蔬菜和水果等。同时也要注意饮食的多样性和科学性，要根据分娩后自身的情况来选择合适的食物，不可盲目进补。

□ 日常生活注意事项

产后新妈妈忌食寒凉、辛辣食物。注意保暖，使身体经常处于微微出汗的状态。注意头足保暖，不能赤足。可在室内进行适当的体育锻炼，不可过劳。要注意预防风寒，时刻注意天气的变化，避免邪风的侵入。室内要通风，但不可让风直接吹新妈妈，尤其夏天更要注意。室内注意保持干燥、卫生，避免潮湿。

推荐食材

应该多食用猪肝、牛肉、鱼、胡萝卜、西红柿、茄子、南瓜、黑木耳等食材。

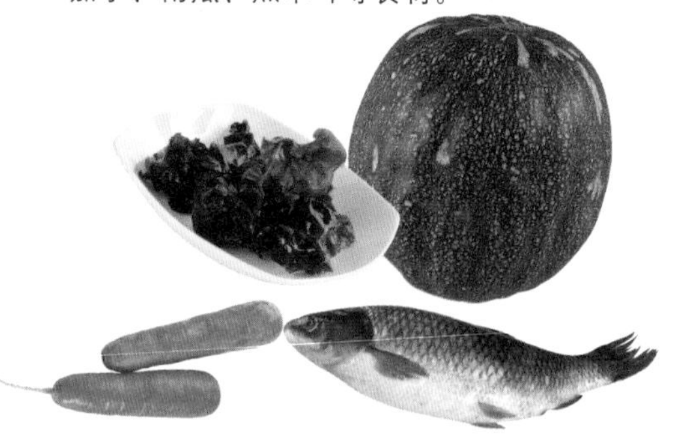

膳食推荐

羊腰杞子粥

□材料：羊腰1副，枸杞子50克，小米50克，葱适量

□调料：盐适量

□做法：

1.将羊腰洗净去内膜切细末，与枸杞子、小米、葱一起煮成粥。

2.小米煮烂后加入适量盐调味即可。

营养功效 此粥可补肾强骨，缓解产后关节痛，产后腰脊疼痛，下肢无力，心慌气短。

西红柿炒牛肉

□材料：西红柿250克，牛肉60克

□调料：姜、盐、白糖、鸡精、酱油、高汤、葱段、香油、料酒、水淀粉各适量

□做法：

1.将牛肉切成厚片，加入盐、料酒、姜片、葱段腌制半小时，拣去葱、姜；西红柿切成小片。

2.锅内倒油烧至七成热，放入牛肉片炸至变色，捞出沥油。

3.锅内留油烧至四成热，放入姜、葱爆香，放入西红柿翻炒入味，倒入高汤，放入牛肉，加盐、酱油烧沸，用水淀粉勾芡，加入白糖、鸡精、香油即可。

西红柿烧鱼

□材料：鲤鱼1条，西红柿300克，青蒜1头

□调料：盐半小匙，鸡精1小匙

□做法：

1.鱼洗净切小块，抹上少许盐腌渍；西红柿洗净去蒂，切块；青蒜蒜白与绿叶分开切细。

2.油锅烧热，放入鱼煎至表面呈微黄，加入西红柿及蒜白炒香，并加入1杯水拌匀。

3.以小火焖煮约10分钟，加入盐调味并撒上蒜叶即可。

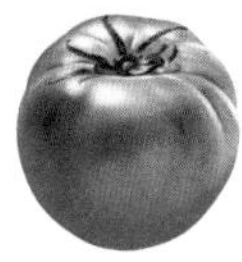

营养功效 此菜具有温经通络、补血益气的功效，对缓解产后关节痛、产后四肢抽筋、肢体酸楚麻木有很好的作用。

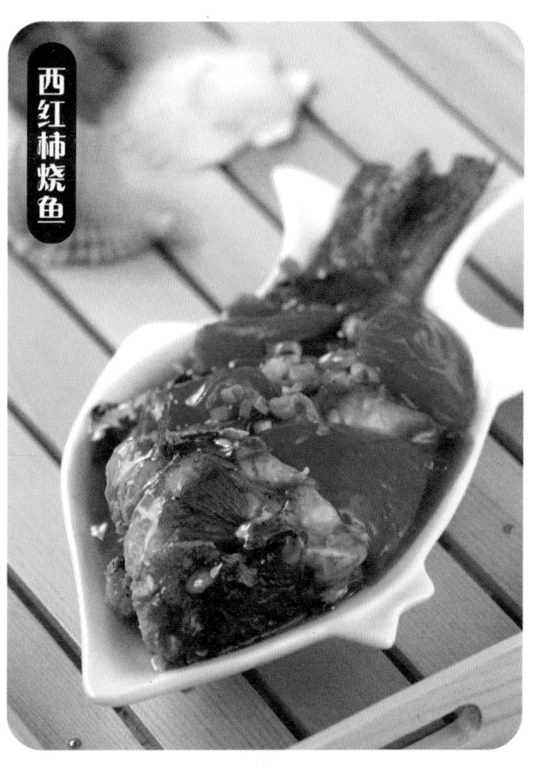

西红柿烧鱼

产后水肿

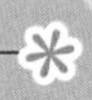

＊特别关注

人体内增加太多水分排不出去时，就会出现水肿。造成产后水肿的原因主要有以下几个方面：一是有些女性在怀孕后期，因子宫变大压迫下肢回流的静脉，影响了血液循环而出现水肿，这种症状延续到了产褥期还未消退；二是有一些新妈妈因内分泌系统受到怀孕的影响，身体代谢水分的功能发生变化，出于一种生理特殊需要，而保留部分多余的水分，表现为水肿，典型症状就是下肢水肿。

传统中医理论认为，产后水肿是因为某些脏腑的功能发生障碍造成的，一般会涉及肺、脾和肾三脏。怀孕期孕妈妈多吃少动，脏腑功能本身就被抑制，加上分娩后气血的伤损，运化水分的功能进一步下降，这时多余的水分就停留在体力不能被代谢出去。

＊调理解惑

治疗水肿应该以大补气血为主，然后使用膳食利水。

当产妇出现下肢甚至全身水肿，同时还伴有心悸、气短、四肢无力、尿少等不适症状时，要及时到医院就诊，同时配合相应的饮食进行调理。

产妇足部出现水肿，可能是因为摄食过多盐分或者饮用过多的水，假如休息后水肿仍不消失，就可选择食疗方法。食用些具有利水消肿作用的食材可以减轻产妇的足部水肿症状。

如果孕妇采取的是剖宫产分娩法，术后出现水肿现象应考虑是否有静脉血栓形成，并及时请医生帮忙。水肿的妈妈要牢记下面4点：

- 虽不必控制饮水，但是在睡前要少喝。
- 确保食物清淡。
- 补品不要吃太多，以免加重肾脏负担。
- 可多食脂肪较少的肉类或鱼类。

＊推荐食材

红豆、薏米、木瓜、冬瓜、茼蒿等食材都可以消除水肿。食用一些清热解毒的膳食也会有很好的效果。

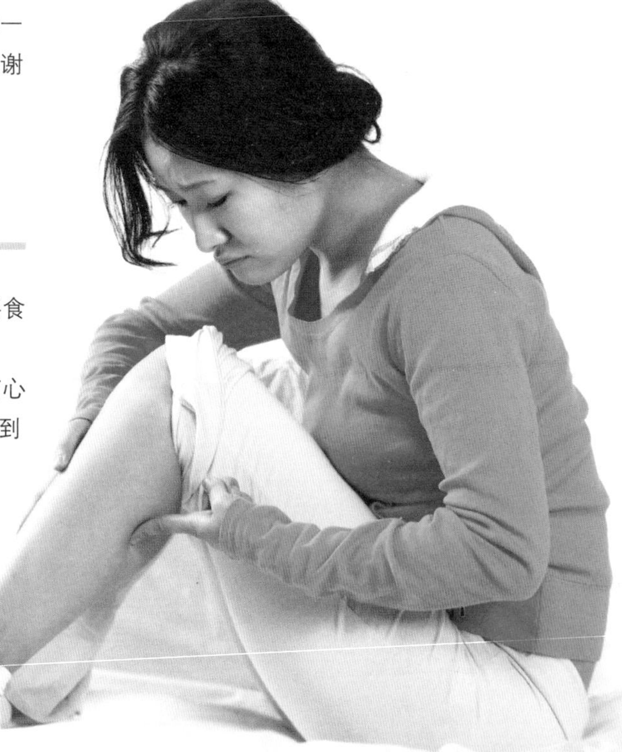

* | 膳食推荐

红豆薏米姜汤

□**材料**：红豆、薏米各50克，姜适量

□**调料**：无

□**做法**：

1.红豆和薏米用冷水浸泡3小时以上。

2.将姜与红豆、薏米同煮，大火煮开后转小火继续煮40分钟。

3.待红豆、薏米均煮熟软后即可。

营养功效　此汤具有补肾强骨，缓解产后关节痛、产后腰脊疼痛、下肢无力肿胀，心慌气短等症状的功效。

桂圆肉粥

□**材料**：桂圆肉30克，粳米60克

□**调料**：白糖适量

□**做法**：

1.桂圆肉洗净，去核切成小丁块。

2.粳米淘洗干净。

3.将桂圆肉、粳米放入锅中，加水约600克，置火上煮。

4.待米烂开花、粥汁黏稠时离火，再将白糖放入，搅匀即可。

美味三鲜

□**材料**：虾丸250克，冬瓜300克，虾仁20克

□**调料**：料酒、盐、鸡精各适量

□**做法**：

1.将冬瓜去皮、去子，洗净，切成长条。

2.将虾仁洗净，用料酒浸泡10分钟。

3.热锅下油，倒入虾丸翻炒，再倒入冬瓜、虾仁，加盐、鸡精和适量的水，加盖，大火焖2分钟后起锅装盘即可。

美味三鲜

营养功效　冬瓜是利水消肿的良药，对产后水肿具有很好的治疗作用。

给产妇好“面子”

＊ 特别关注

新妈妈常见的“面子”问题有以下几种：

□ 抹不去的黄褐斑虚赢

这是新妈妈最明显的皮肤变化，孕期因体内女性荷尔蒙的改变，大约有20%的女性怀孕后会在面颊部长出黄褐斑。有了宝宝后，家庭和工作压力常使妈咪处于不良情绪中。黄褐斑更加重不良情绪，久而久之使黄褐斑难以消褪。

□ 甩不掉的痘痘

因怀孕期间黄体激素的分泌，再加上照顾新生儿睡眠不好或生活压力等种种因素，许多新妈妈脸上会长青春痘。另外，也不能排除坐月子时恶补过头的因素。

□ 摆脱不掉的干燥

脸部散发的美丽神采与呈现的细致肌肤，很大程度是靠水来维系的。新妈妈每天忙于照顾小宝宝，忽视了对皮肤的保养。当皮肤中的水分缺乏时，就会呈现出粗糙脱皮、局部水肿等症状。

＊ 调理解惑

□ 淡化面部斑点的小建议

- 吃一些含有维生素C和维生素E的食品，比如卷心菜、番茄、柠檬。尽量远离油炸食品。
- 外出时一定要涂抹防晒的护肤品，保护皮肤，防止色斑加深。
- 选择适宜的口服避孕药。在医生指导下选用低含量雌激素或不含乙炔二醇的避孕药，并在晚上服用，保证体内循环的激素在日照时浓度最低。

□ 产后祛痘注意事项

- 产后要勤洗脸，同时要选择性质温和的洗面奶，还要注意用37℃左右的温水。
- 多喝开水，多吃水果蔬菜，注意肠胃是否排泄正常，保持睡眠充足。
- 三餐要注意饮食平衡，不要在产后进行“恶补”。

□ 应对面部粗糙的方法

- 先要活化肌肤、清除老废角质，同时让新鲜的角质细胞水分充盈，保持服帖。
- 可将热纯净水和清凉的乳液调和在一起，水和乳液的比例为2：1，将这种混合物轻轻拍在清洁后的肌肤上，直到皮肤吸收。
- 还可以随身准备一瓶保湿喷雾，每隔一段时间喷一下，给肌肤补补水。
- 正确的喝水习惯会使新妈妈的皮肤水润性迅速恢复。早上起床后，先喝一大杯温水，它可以刺激肠胃蠕动，使内脏进入工作状态。

＊ 推荐食材

蔬菜、水果应该适量食用。但是要注意，食用水果的时候尽量避免吃高糖类的水果。粗粮富含丰富的碳水化合物和矿物质，建议产妇尽量食用。

＊ | 膳食推荐

醪糟黑芝麻

□材料：黑芝麻15克

□调料：醪糟50克

□做法：

1.将黑芝麻炒香，研为细末。

2.醪糟放入锅内，加入适量清水，并将黑芝麻放入拌匀，在火上煮约15分钟即可。

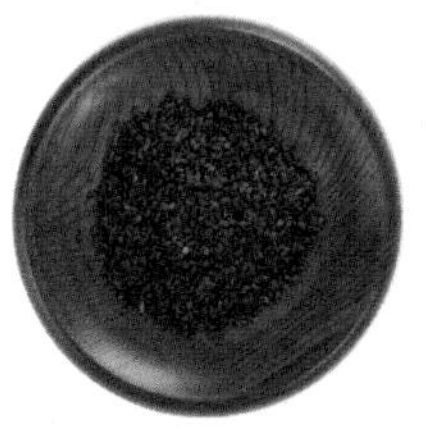

鸡丝苋菜

□材料：嫩苋菜250克，熟鸡丝、熟火腿丝各50克，蒜片适量

□调料：料酒、盐、水淀粉、熟鸡油、鲜汤各适量

□做法：

1.将苋菜择去老梗和黄叶，洗净，切成4厘米长的段，放入开水锅中氽烫一下，捞出用凉水过凉，挤干水备用。

2.油锅置火上烧至七成热，用蒜片炝锅，捞出蒜片不要，下入苋菜段煸炒几下，加入料酒、盐和少许鲜汤烧开。

3.待苋菜入味后用水淀粉勾芡，淋上熟鸡油，撒上熟鸡丝、熟火腿丝炒匀即可。

柠檬藕片

□材料：鲜藕300克

□调料：浓缩柠檬汁、白糖、盐各适量

□做法：

1.鲜藕刨皮，洗净后切片。

2.将藕片入沸水中氽烫后，放入用浓缩柠檬汁、白糖、盐、冷开水调成的柠檬汁中，浸泡10分钟以上即可。

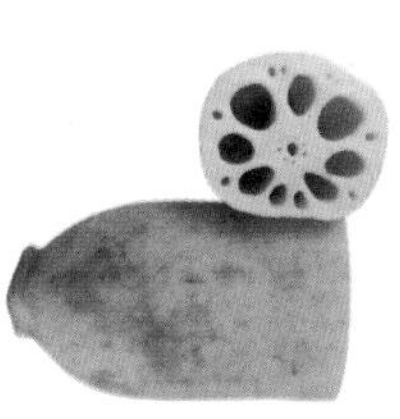

营养功效 色泽洁白，口感脆嫩。能清热除湿，补虚羸、通利二便，可以让产妈妈排出体内的宿便，排毒养颜。

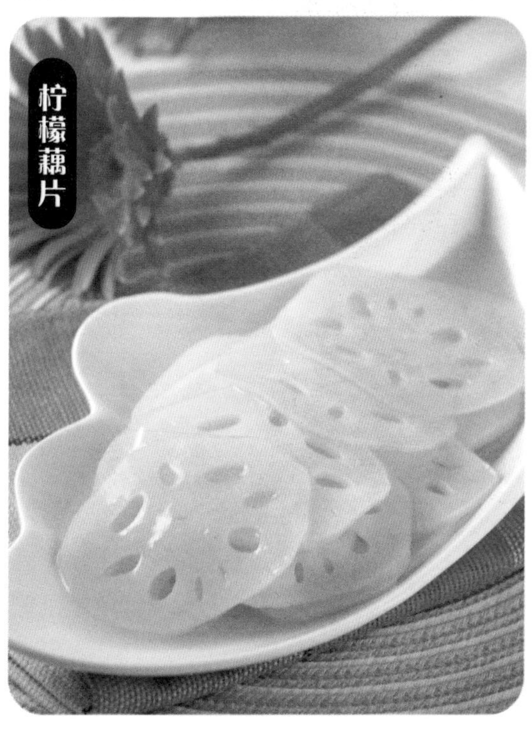

给产妇补血

特别关注

很多新妈妈都会在哺乳期的时候发生贫血。造成新妈妈贫血的原因主要有两个：一是产妇在分娩过程中出血过多；另外一个原因是产妇在怀孕时候的贫血症状未得到及时纠正，以至于延续到了产后。

贫血会使新妈妈感到食欲不振、全身乏力、头晕、胸闷、心慌等，抵抗力下降，容易导致产后感染，会阴或腹部伤口愈合缓慢。贫血可分为轻度贫血（血色素在90克/升以上）、中度贫血（血色素在60～90克/升）和重度贫血（血色素在60克/升以下）三种，根据贫血的不同程度，可实施不同的调理方案。

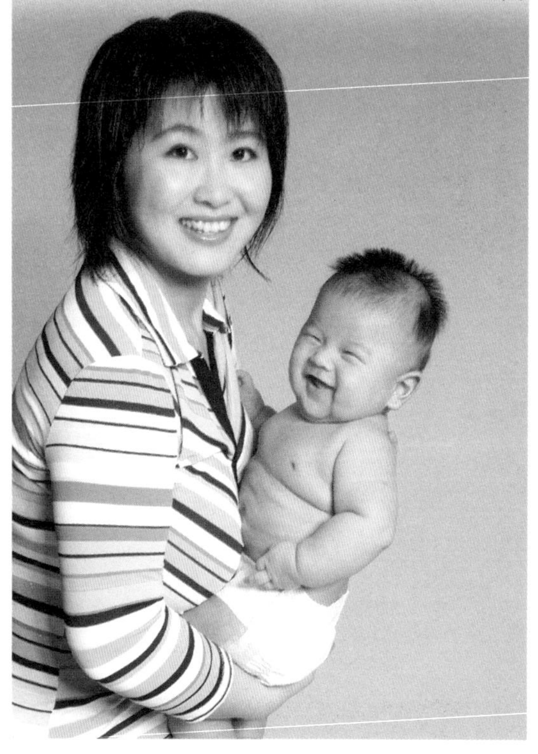

调理解惑

轻度贫血

通过调整饮食、补充营养来纠正，多吃一些含铁及叶酸的食物，如动物内脏 、鱼、虾、蛋、谷类、花生、红枣、绿色蔬菜等。

中度贫血

除了注意饮食调节外，应用抗贫血药物，如口服富血铁、叶酸、当归补血丸，肌注右旋糖酐铁等。

重度贫血

往往恢复较慢，可以按的医生医嘱，少量多次输血，使病人尽快恢复，以免遗留后遗症。

推荐食材

动物肝脏、动物血、瘦肉；红糖、干果、蛋、豆类；桃、梨、葡萄等水果以及黑木耳、菠菜等绿色蔬菜都是补铁的好食物。我们平时经常当零食的葡萄干也是补血的好食材。

好孕私房话

只吃枣能补血吗？

大枣本身虽具有补血的作用，但若只单吃大枣，效果是相当微弱的，若女性想借由食物来补血，建议可以用大枣搭配葡萄干、桂圆等食品一起吃，效果会比单吃大枣好得多。

长期服用大枣肚子会容易胀气，一个星期吃2～3次即可。

*｜膳食推荐

大枣牛肝汤

□材料：牛肝250克，大枣100克，姜片适量

□调料：盐、鸡精各适量

□做法：

1.牛肝洗净，切块；大枣去核，洗净。2.大枣与牛肝、姜片一块放入煲内，加适量的清水用大火煮开。3.再改用小火煲1～2小时，然后加盐、鸡精即可。

营养功效 大枣是营养丰富的食材之一，常吃可以起到养血安神的作用。而牛肝富含铁、锌，可加速抗体等蛋白质的合成及释放，增强身体的免疫力，具有养血、补肝、明目的功效。大枣和牛肝一起做汤，实在是孕妇补血的最佳选择。

羊骨红枣糯米粥

□材料：羊胫骨1根，糯米半杯，大枣10个

□调料：红糖少许

□做法：

1.将羊胫骨洗净，砸碎，以水煮，去渣取汤。

2.糯米、大枣均洗净，二者与羊骨汤碎一同放入锅中煮粥。

3.待熟后，加少许红糖调服即可。

营养功效 中医认为，羊胫骨具有补肾、强筋骨的作用，可用于血小板减少引发的疾病、再生不良性贫血、腰软乏力等病症的食疗。大枣、糯米均是补血养血的理想食物，能补虚、补血。这道粥能养肾、益气、养血，非常适合贫血的新妈妈食用。

猪皮枸杞大枣汤

□材料：猪皮300克，猪脊骨500克，瘦肉200克，枸杞子10克，大枣20克，姜适量

□调料：盐1大匙，鸡精2小匙

□做法：

1.先将猪皮去毛、切块，洗净；瘦肉切厚片；脊骨剁成块；姜去皮。

2.煲内烧水，待水沸时放入猪皮、脊骨、瘦肉煮去血水，用水冲净。

3.往煲内放入猪皮、脊骨、瘦肉、枸杞子、大枣、姜，加入清水，煲2小时，调入盐、鸡精即可。

营养功效 此汤养血益气，对因贫血引起的血虚、头晕眼花、心悸、面色苍白等症有良好功效。补益肝肾，益气养血，久食可以让产妇肌肤柔滑红润。

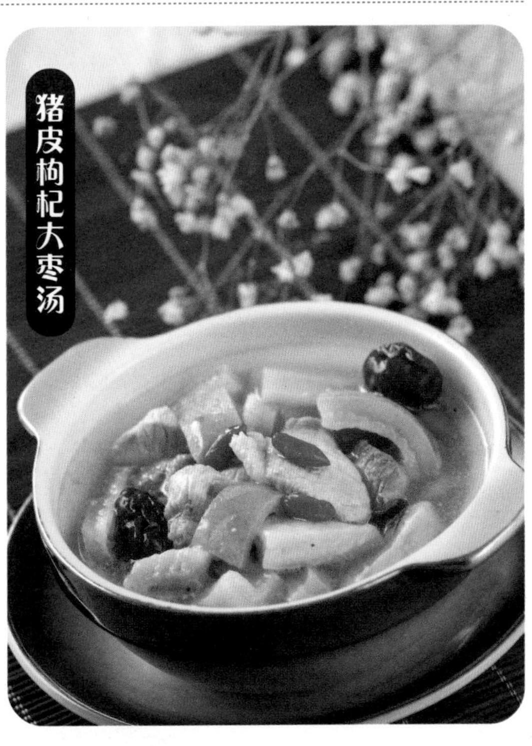

让产妇摆脱腰腿痛

特别关注

生过宝宝后，会经常出现腰腿痛的症状。这是因为什么呢？

从怀孕到哺乳，妈妈要为宝宝付出300克左右的钙，这些钙来源于妈妈的膳食。但如果妈妈的膳食不合理，摄入的钙不能满足需要，为了保证宝宝的生长，妈妈就会一点一点地分解自己的骨骼里的钙。

我们知道，人体骨骼的作用主要是维持体形、保护内脏器官，因此必须有一定的密度来保证它的硬度。如果骨骼被溶解了，就像被蛀虫蛀空的木头一样，硬度下降，这在人体不同部位和不同功能的骨骼会产生不同的后果。

比如说，下肢骨骼由于硬度下降，不能承受全身体重，脚跟受压明显，出现疼痛；椎骨的密度下降，一方面难以维持体形，另一方面还会使椎骨的形状产生一定的变化，从而压迫椎骨中的脊髓，而引起腰痛。因此，缺钙是造成产后腰腿疼痛的一大原因。

调理解惑

如果产妇腰腿痛的原因是由于缺钙而引起的，为了让她们远离腰腿痛的烦恼，应该特别注意补钙。

产妇在哺乳期内钙的需要量特别大，肠道对钙的消化吸收率也比平时要高得多，因此补钙的关键是要增加膳食中的钙。

当然，在哺乳期这一特殊时期，食用含钙量高的食物也并不意味着妈妈能吸收膳食中的全部钙，正确的做法是选择钙含量高、消化吸收率也高的食物，并减少膳食中不利于钙消化吸收的因素，才是补钙的关键。

另外在腰腿痛的情况下，还可以用温热的热水袋或者装满温盐的袋子进行热敷的方法。

推荐食材

奶和奶制品中钙含量丰富且吸收率也高。虾皮、芝麻酱、大豆及其制品、深绿色蔬菜、小鱼干及大骨汤都可以为身体补充钙质。

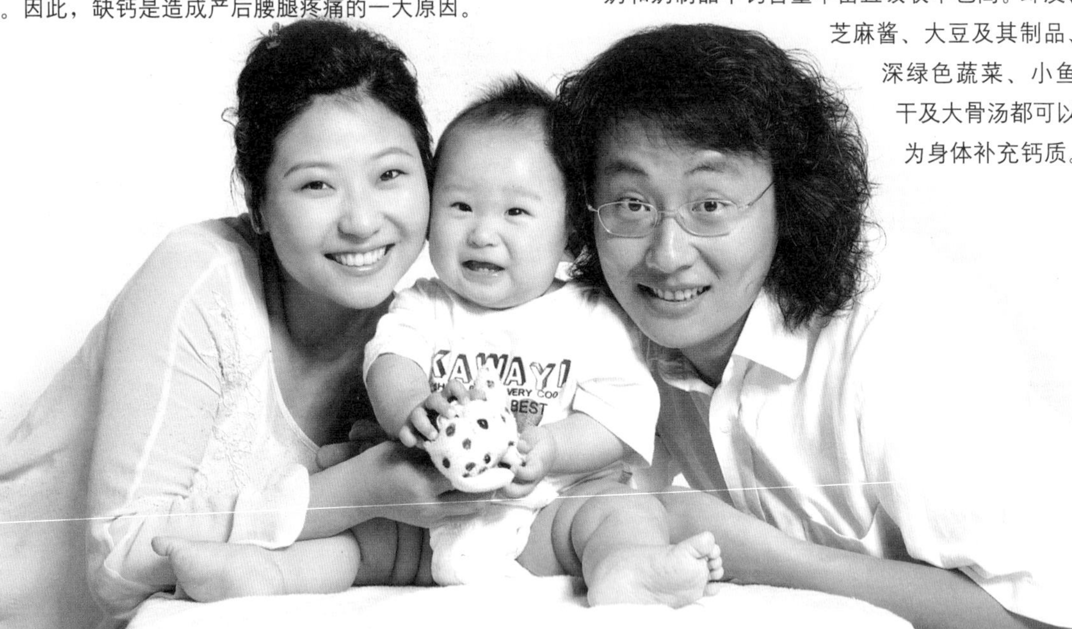

＊膳食推荐

四喜豆腐

□**材料**：豆腐150克，油菜、胡萝卜各100克，黑木耳、冬菇各10克，葱、姜各适量

□**调料**：酱油、水淀粉、香油、盐各适量

□**做法**：

1.豆腐放在碗内，加盐和水淀粉抓匀。

2.把油菜叶洗净，用开水汆烫，切成末；胡萝卜、黑木耳、冬菇都分别洗净切末，加油、盐、姜末拌成菜馅。

3.用豆腐包菜馅，做4个大丸子放在盘内上屉蒸熟。

4.沥出豆腐丸子中的汤汁，倒入锅中烧开。用水淀粉勾芡，浇在丸子上，淋香油即可。

牛肉蔬菜汤

□**材料**：牛肉、洋葱、土豆、菠菜、西红柿、牛骨、葱段、姜片各适量

□**调料**：盐、米酒各适量

□**做法**：

1.牛肉洗净切大丁，入滚水中汆烫后捞出。

2.洋葱去外膜并切除尾部；土豆去皮、切块；菠菜洗净切大段；西红柿去蒂，洗净备用。

3.锅中加水，放牛骨、葱段、姜片以大火煮开，将剩余材料及米酒一起放入锅中，待煮滚后改小火将牛肉煮至熟烂，加盐调味即可。

生炒蛤蜊

□**材料**：蛤蜊200克，大蒜3瓣，罗勒50克，姜2片，红椒少许

□**调料**：酱油3大匙，料酒1大匙，白糖半小匙，盐1小匙

□**做法**：

1.红椒洗净，切末；大蒜去皮，切末；姜去皮，切片；罗勒摘下嫩叶，洗净。

2.蛤蜊放入盐水中浸泡吐沙，捞出洗净，沥干备用。

3.油锅烧热，放入蒜末、姜片、红椒爆香，然后放入蛤蜊炒至壳开，再加入酱油，料酒、白糖、盐炒匀，下入罗勒炒香即可。

营养功效 蛤蜊不仅味道鲜美，而且它的营养也比较全面，实属物美价廉的海产品。其肉质鲜美无比，被称为“天下第一鲜”。它是一种低热能、高蛋白，能防治中老年人慢性病的理想食品。蛤蜊中富含钙质及多种营养，适合产妇食用。

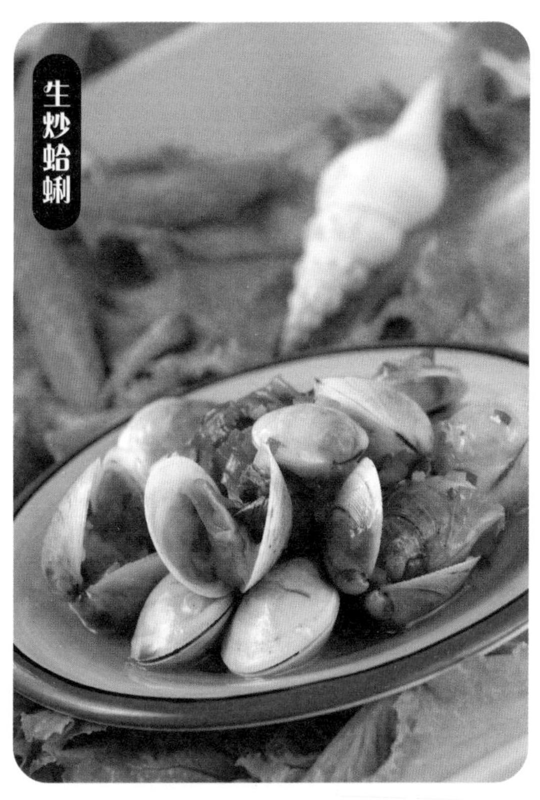

产后预防乳腺炎

特别关注

乳腺炎是指乳腺的急性化脓性感染，最常见于哺乳妇女，尤其是初产妇。哺乳期的任何时间均可发生，而哺乳的开始最为常见。造成乳腺炎的主要原因有：

- 乳汁排通不畅，淤积乳房内。
- 孕期忽视了乳头的保养，而使乳头皮肤表皮薄弱易损。由于初产妇的乳头皮肤抵抗力较弱，容易在宝贝的吸吮下造成损伤，使乳汁淤积，细菌侵入。
- 有些新妈咪的乳头发育不良，如乳头内陷，也有碍哺乳的进行。
- 初产妇的乳汁中含有比较多的脱落上皮细胞，更容易引起乳管的阻塞，使乳汁淤积加重。乳汁的淤积又往往使乳腺组织的活力降低，为入侵细菌的生长繁殖创造有利的条件，如不及时疏通极易发生乳腺炎。

调理解惑

□ 不戴有钢托的胸罩

新妈咪的乳汁会时常不经意地流出，加上因乳房有乳汁充盈造成乳房下垂，这时候新妈咪不要戴有钢托的胸罩，最好戴专门的哺乳胸罩，以防带有钢托的胸罩挤压乳腺管造成局部乳汁淤积，引起急性乳腺炎。

□ 乳房保持干净

哺乳前后对乳头、乳晕的清洁无庸多言，但乳房整体的清洁也很重要，也应用干净的热毛巾擦拭。

□ 喂奶时间要有规律

一般3～4小时喂一次（夜晚减少一次），应双侧乳房轮流哺喂，喂空一侧，再喂另一侧。

□ 注意排空乳房

每次喂奶尽量让宝贝吸空乳汁。如果未吸完，应轻轻按摩挤出，可防止局部乳汁淤滞而引发炎症。

□ 从孕期开始护理乳头

应在怀孕4～5个月后，常用温皂水和干而软的毛巾擦洗乳头，以增强表皮的坚韧性，可防哺乳时破裂。

□ 有问题及时就医

一旦发生乳汁淤积，应及时排空乳房，通过局部理疗进行疏通，再辅以手法挤奶，可迅速缓解乳胀，促使乳管通畅。自己挤奶有困难的新妈妈，应及早去医院就诊。

推荐食材

在保持饮食的丰富和多样性的同时，要有目的地吃一些具有通乳作用的食物，如猪蹄、鲫鱼、乌贼鱼、虾、黄花菜、丝瓜、红豆、花生、芝麻等，以促进乳汁分泌、防止乳汁郁积，达到预防乳腺炎的目的。

＊｜膳食推荐

人参炖鸡

□**材料**：鸡1只，人参10克，葱、姜、香菇各适量

□**调料**：料酒、盐各适量

□**做法**：

1.将鸡剁成小块，下沸水锅中汆烫，捞出洗净，放入砂锅中，加入人参、姜片、香菇、葱和料酒，再加清水没过材料。

2.砂锅置火上，大火烧沸，再用小火炖2小时，加盐调味即可。

营养功效 人参不宜多吃，但是可以给妈妈补充元气，一定注意量的把握，每周1次即可。

花生杏仁粥

□**材料**：大米240克，花生米50克，杏仁25克

□**调料**：白糖2大匙

□**做法**：

1.花生米浸泡至软；杏仁放入开水中汆烫备用。

2.大米淘洗干净，浸泡30分钟后捞出，沥干水分，放入饭锅中，加适量清水，用大火煮沸后转小火，放入花生米煮45分钟，再放入杏仁及白糖，搅拌均匀，煮15分钟后即可出锅装碗。

金菇玉米煲猪蹄

□**材料**：鲜金针菇、玉米粒各50克，猪蹄2只，胡萝卜100克，生姜、葱各适量

□**调料**：清汤、盐、鸡精、白糖各适量，料酒、花椒粉各少许

□**做法**：

1.鲜金针菇去根洗净；猪蹄烧净毛，洗净砍成块；胡萝卜去皮切块。

2.锅内烧水，待水开时投入猪蹄块、胡萝卜块，用中火烫4分钟，捞起冲净。

3.取瓦煲，加入猪蹄块、胡萝卜块、生姜、葱，注入清汤，调入花椒粉、料酒，用小火煲2小时，然后加入金针菇、玉米粒，调入盐、鸡精、白糖，继续煲3～5分钟，去掉葱即可食用。

营养功效 猪蹄历来被民间用作通乳的食物，具有补中益气、通乳的功效。适于产后乳汁不下、乳少者食用。

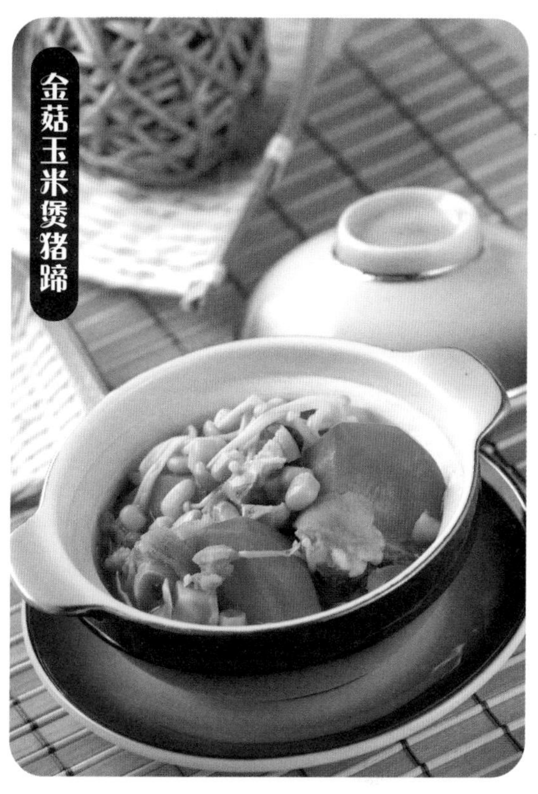

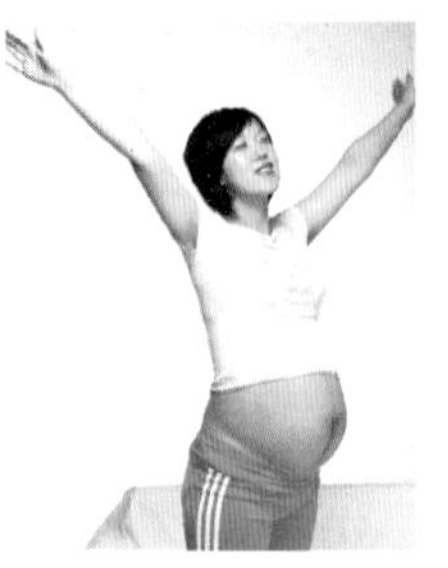

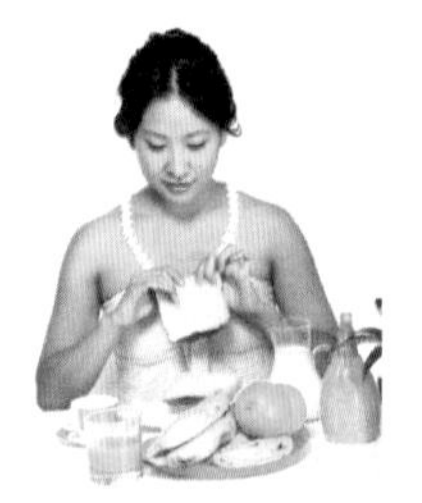

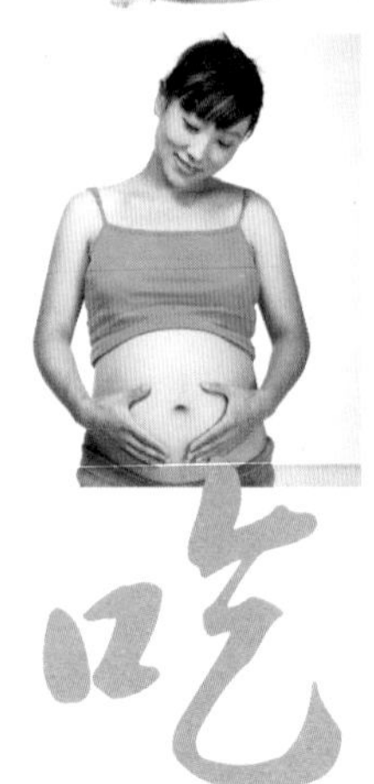

图书在版编目（CIP）数据

孕产妇怎么吃：孕育完美宝贝的营养方案/马方编著．北京：中国轻工业出版社，2012.9

ISBN 978-7-5019-6693-6

Ⅰ.孕…　Ⅱ.马…　Ⅲ.①孕妇-营养卫生②产妇-营养卫生　Ⅳ.R153.1

中国版本图书馆CIP数据核字（2008）第165048号

责任编辑：王恒中　王晓晨　　责任终审：唐是雯

装帧设计：刘金华　旭　晖　　美术编辑：冯　静

吃

出版发行：中国轻工业出版社（北京东长安街6号，邮编：100740）

印　　刷：北京博艺印刷包装有限公司

经　　销：各地新华书店

版　　次：2012年9月第1版第3次印刷

开　　本：635×965　1/12　　印张：20

字　　数：250千字

书　　号：ISBN 978-7-5019-6693-6　　定价：39.80元

读者服务部邮购热线电话：010-65241695　85111729　　传真：85111730

发行电话：010-85119845　65128898　　传真：85113293

网　　址：http://www.chlip.com.cn

Email：club@chlip.com.cn

如发现图书残缺请直接与我社读者服务部联系调换